Michael Passolt (Hrsg.)

Mototherapeutische Arbeit mit hyperaktiven Kindern

Mit Beiträgen von

Reiner Cherek, Juliane Deppisch, Horst Göbel,
Renate Greifenstein, Anke Groschyk, Ruth Haas,
Richard Hammer, Cornelia Hottinger, Birgit Jarosch,
Gudrun Kesper, Stephan Kuntz, Ursula Maisch,
Hillary Merman, Shlomit Naor-Yahel, Detlef Panten,
Michael Passolt, Melanie Voigt, Franz-Josef Wagner,
Michael Wendler, Renate Zimmer

33 Abbildungen

Ernst Reinhardt Verlag München Basel

Dipl.-Motologe *Michael Passolt*, Leiter des Instituts für Bewegungsbildung und Persönlichkeitsförderung ('I'B'P), München.

Die Deutsche Bibliothek – CIP-Einheitsaufnahme

Mototherapeutische Arbeit mit hyperaktiven Kindern / Michael Passolt (Hrsg.). Mit Beitr. von Reiner Cherek ... – München ; Basel : E. Reinhardt, 1996
ISBN 3-497-01372-2
NE: Passolt, Michael [Hrsg.]; Cherek, Reiner

Inhalt

5

Vorwort. Von *Michael Passolt* 7

Übergangslos überaktiv – Aktive Kinder auf der Suche nach
innerer und äußerer Balance. Von *Michael Passolt* 9

Die Bedeutung des Selbstkonzeptes für die Entwicklung
hyperaktiver Kinder. Von *Renate Zimmer* 29

Die Bedeutung des Raumes im therapeutischen Prozeß.
Von *Michael Wendler* 45

Diagnose und physiotherapeutische Behandlung des hyperaktiven
Kindes. Von *Shlomit Naor-Yahel* 57

Ein Konzept der Förderung motorisch unruhiger Kinder
nach den Prinzipien der Sensorischen Integration.
Von *Cornelia Hottinger* und *Gudrun Kesper* 85

Wahrnehmungstherapie nach Affolter bei hyperaktiven Kindern –
Erfahrungen, kritische Aspekte und Perspektiven.
Von *Stephan Kuntz* 110

Der weiße Hai: Ein „hyperkinetischer Junge" in den Netzen
der „Helfer". Von *Richard Hammer* 120

Die Bewegungsbaustelle – Gestaltung und Wirksamkeit frei
zugänglicher Bewegungsangebote für hyperaktive Kinder.
Von *Anke Groschyk* 143

Die Bewegungslandschaft – ein Beispiel für psychomotorische
Therapie bei bewegungsunruhigen und aufmerksamkeitsgestörten
Kindern. Von *Horst Göbel, Birgit Jarosch* und *Detlef Panten* 153

Das Pferd als Medium mototherapeutischer Intervention für
hyperaktive Kinder. Von *Juliane Deppisch* 167

Schwimmen und Wasser: Zur Arbeit mit hyperaktiven Kindern.
Von *Reiner Cherek* 194

Erlebnispädagogik als Chance für hyperaktive Kinder: natürliche
Wege aus dem Chaos. Von *Ruth Haas* und *Franz-Josef Wagner* . . . 200

Anwendung des Kestenberg-Bewegungsprofils in der Tanz-/
Bewegungstherapie bei hyperaktiven und
aufmerksamkeitsgestörten Kindern. Von *Hillary Merman* 212

Prinzipien der Orff-Musiktherapie in der Behandlung unruhiger
Kinder. Von *Melanie Voigt, Renate Greifenstein* und
Ursula Maisch 237

Die Autoren 244
Sachregister 246

Vorwort

„Der Mensch ist nichts Festes, Gewordenes und Fertiges,
nichts Einmaliges und Eindeutiges, sondern etwas Werdendes,
ein Versuch, eine Ahnung und Zukunft, Wurf und Sehnsucht
der Natur nach neuen Formen und Möglichkeiten." *(Hesse)*

Die Bedeutung bewegungstherapeutischer Ansätze in systemischen Zusammenhängen[1] steht immer mehr im Zentrum von Diskussionen und Veröffentlichungen zum „hyperaktiven Kind". Das einführende Buch „Hyperaktive Kinder: Psychomotorische Therapie" hat ein großes Interesse an einer bewegungstherapeutischen Arbeit mit hyperaktiven Kindern hervorgerufen. Mit dem vorliegenden Buch werden unterschiedliche Erfahrungen und Arbeitsweisen aus der mototherapeutischen Praxis vorgestellt.

Drei einleitende Beiträge geben die Grundgedanken mototherapeutischer Arbeit des Bandes wieder. Im Beitrag von *M. Passolt* geht es zum einen um den wissenschaftlichen Stand der Arbeit mit hyperaktiven Kindern (eine Art Zwischenbilanz der Diskussion um das Verstehen des hyperaktiven Kindes), zum anderen um den Stellenwert der Bewegung (besonders der Übergangsbewegungen) für die körperliche und seelische Entwicklung des Kindes. In diesem Zusammenhang fokussiert *R. Zimmer* die Bewegung als wesentlichen Teil von Lernprozessen des Kindes zur Entwicklung eines erfolgreichen Selbstkonzeptes als kompetent handelnde Persönlichkeit. *M. Wendler* verdeutlicht in seinem Beitrag die Bedeutung des Raumes und der Zeit im therapeutischen Prozeß. *Raum/Zeit, Psycho-Motorik, Entwicklung eines Selbstkonzepts* sind Basis der folgenden praxisorientierten Beiträge des Buches. Allgemeine Orientierungspunkte sind dabei:

– die *mototherapeutische Arbeitsweise,* wo notwendig, verdeutlicht am
– *Beispiel eines Kindes,* umrahmt von und in der
– historischen Kontinuität und Arbeitsauffassung einer *Einrichtung.*

S. Naor-Yahel (Israel) legt ihre krankengymnastisch, sensorisch und orthopädisch orientierte Arbeit einer *Neuroentwicklungs-Physiotherapie* dar; *C. Hottinger/G. Kesper* verfolgen ein Förderkonzept für motorisch unruhige Kinder nach Prinzipien der *Sensorischen Integration;* die Arbeit von *S. Kuntz* (Schweiz) bestimmt sich nach den Inhalten der *Wahrnehmungstherapie* nach Affolter. In einer *systemisch* ausgerichteten psychomotorischen Arbeit belegt *R. Hammer,* wie ein Kind sich in den Netzen von „Helfern" verfangen kann, wie Therapeuten aber auch sehr selbstkritisch ihre Arbeit betrachten und reflektieren können. Zwei methodisch unterschiedliche psychomotorische *Bewegungsangebote* stellen A. Groschyk (Bewegungsbaustelle) und B. *Jarosch/H. Göbel/D.* Panten (Bewegungslandschaft) praxisorientiert vor. J. *Deppisch* (die Arbeit mit dem *Pferd)* und R. *Cherek* (die Arbeit im *Wasser)* stellen ihre Arbeit mit hyperaktiven Kindern in den ihnen eigentümlichen Rahmenbedingungen dar. R. *Haas/ F.-J. Wagner* beschreiben ihre Arbeit im *erlebnispädagogischen Ansatz.* H. *Merman* (USA) verdeutlicht innerhalb der *Tanz-/Bewegungstherapie* ihr diagnostisches und therapeutisches Arbeiten; M. *Voigt/R. Greifenstein/ U. Maisch* runden mit Beispielen aus der *Orff-Musiktherapie* das Bild der rhythmisch-musikalischen Arbeit mit unruhigen Kindern ab.

Den Autoren möchte ich für die Offenlegung ihrer bewegungstherapeutischen Arbeit herzlich danken. Offenlegung bedeutet stets, eigene Arbeit zu reflektieren, zu dokumentieren und den Austausch zu führen. Diese Herangehensweise nützt zum einen der eigenen Arbeit, zum anderen aber auch dem Kind und der sozialen und gesellschaftlichen Umwelt. Daß in den Praxisberichten auch ausländische Arbeiten enthalten sind, spiegelt die länderübergreifende Thematik wider. Den Austausch national wie international zu suchen und zu führen und dabei der Motorik auch für die therapeutische Arbeit mehr Bedeutung zu geben, dafür danke ich den Autoren.

Der Titel des Buches ist dem Alltagsverständnis der Arbeit mit dem hyperaktiven Kind angelehnt. In der Formulierung des *„hyperaktiven"* Kindes wird meist das „Zuviel an Motorischem" im Kind bezeichnet. Ein aktiver Mensch jedoch (ich danke B. Aucouturier sehr für diesen Hinweis) nutzt seine vorhandenen Handlungsmöglichkeiten; er bemüht sich, seinen Spielraum und sein Leben in der Verfügung seiner Handlungsmöglichkeiten zu erweitern. Hyper-aktiv wäre in diesem Sinnzusammenhang ein eher positiv zu verstehender Zustand, der in Pädagogik und Therapie angestrebt werden sollte, da das Kind aktiv GestalterIn seiner/ihrer Lebens- und Handlungsprozesse ist. Ein *„hypermotorisches"* Kind dagegen ist in seinem Verhalten nicht aktiv, sondern eher defensiv Beteiligter; die Motorik und die kindlichen Handlungen sind dabei nicht zielgerichtet und aktiv eingesetzt. Der Begriff „hyperaktiv" sollte im Zusammenhang der Sinnhaftigkeit aktiven Verhaltens daher neu überdacht werden.

Michael Passolt

---

[1] Vgl. in diesem Zusammenhang auch die Ergebnisse des Projekts „Bewegungsorientierte Frühförderung mit Familien". Aus diesem Projektansatz wird ein Verständnis entwickelt, Störungen nicht einseitig, sondern als Störung zwischen Individuen, zwischen Systemen zu betrachten; der Blick wird mehr zur Wahrnehmung, zur Interaktion, zum Dialog zwischen Individuen gerichtet. Vgl. Walthes, R. (1993): Störung zwischen Dir und mir. Frühförderung interdisziplinär 12, Heft 4, 145–155.

Übergangslos überaktiv –
Aktive Kinder auf der Suche nach innerer und äußerer Balance

Von Michael Passolt

Nur wer Fragen stellt, erhält Antworten

Jeder kennt ihn – den Zappelphilipp, das motorisch unruhige, zappelige, unaufmerksame, konzentrationsgestörte Kind. Mit den dazugehörigen Begriffen und Stigmatisierungen: frühkindliche Hirnstörung, Hyperaktivität, Hyperkinetisches Syndrom, HKS, MCD ... Inhaltlich wird mit diesen Begriffen Aufmerksamkeitsstörung, Konzentrationsstörung, Impulsivität, Überaktivität u. v. a. m. verbunden.

Beim Punktewertverfahren im „Conners-Fragebogen für Hyperaktivität" ist bei über 15 Punkten der Verdacht auf Hyperaktivität gegeben; im „Diagnostischen und Statistischen Manual psychischer Störungen" (DSM-III-R) müssen zur Verdachtsdiagnose „Aufmerksamkeits- und Hyperaktivitätsstörung" 8 von 14 Kriterien zutreffen. „Die Durchsicht deutscher und englischer Literatur erbrachte gar 135 verschiedene Bezeichnungen für das beschriebene Krankheitsbild; in 139 wissenschaftlichen Arbeiten zum Thema fanden sich fast 500 geschilderte Symptome, und die Angaben über die Häufigkeit der Erkrankungen schwankten zwischen 0 und 40 %!" (Hartmann 1987, 48). Martinius (1986) beklagt die Unschärfe der Diagnose; Altherr (1993, 15) konstatiert: „Unser gesichertes medizinisches Wissen über die Ursache dieser Störung (nimmt sich) nicht besonders großartig aus." Trotz unserer anfänglichen Sicherheit, den Begriff HKS im Griff zu haben, entgleitet er uns aus den Händen. Je mehr wir wissen, desto weniger ist klar; auch auf der Seite der betroffenen, meist verunsicherten Eltern: In einer unausgelesenen Stichprobe waren 50 % der befragten Eltern der Meinung, ein hyperaktives Kind zu haben (Hocke 1993, 121).

Bei Störungen und pädagogisch-therapeutischen Interventionen sind dann die Spezialisten (Mediziner, Psychologen, Therapeuten, Pädagogen ...) gefragt. „Je intensiver die Betreuung mehrfachbehinderter Kinder in der Bundesrepublik Deutschland betrieben wird, um so mehr Fachdisziplinen scharen sich um deren Familien" (Rochel/Weber 1990, 779): Krankengymnasten, Beschäftigungstherapeuten, Logopäden, Psychomotoriker; Hippotherapie, Schwimmtherapie, Psychotherapie … Es sind die unterschiedlichen Sichtweisen, die eine Flut von Konzepten, Ideologien und Abgrenzungen nach sich ziehen: „Die Medizin hat den Anspruch, auf körperlicher Grundlage auf das Symptom einzuwirken, die verhaltensorientierte Psychologie versucht, konkrete Verhaltensweisen zu ändern, und die Pädagogik wendet sich in eher ganzheitlicher Manier an die Vernunft und Entscheidungsfähigkeit des Menschen. Daß die einzelnen Disziplinen meist ihre eigenen Ideen nur unzureichend in die Praxis umzusetzen vermögen, versteht sich von selbst" (Czerwenka 1994, 13).

Auch in der HKS-Thematik sind von allen Seiten Erklärungsversuche unternommen worden: organische Störungen (Stichwort: MCD/POS; „Hardware-Defekt"), der Einfluß genetischer Faktoren (Stichwort: Vererbung), zivilisatorische Einflüsse (Stichwort: Umwelt), Unverträglichkeit bestimmter Nahrungsmittelsubstanzen (Stichwort: diätetische Maßnahme; Phosphat), medikamentöse Maßnahmen (Stichwort: Psychopharmakotherapie; Ritalin), anthroposophische (Stichwort: ganzheitlich persönlichkeitsorientiert) und familiendynamische Ansätze (Stichwort: Psychodynamik), bewegungsorientierte Ansätze (Stichwort: Psychomotorik/Mototherapie) (vgl. Mattner 1988; Voß 1990, 1995; von Lüpke 1990; Altherr 1993; Berger 1993; Fischer 1993; Hocke 1993; Kiphard 1993; Mattner 1993; Passolt 1993; Schindler 1993; Stork 1993; Köhler 1994).

Die Argumente sind vielfältig und oft richtig und treffend. Natürlich leben wir in einer immer gestörteren, verbauten, verplanten, hektischeren, vom Terminkalender Erwachsener wie auch der Kinder bestimmten Lebensumwelt (Prenner 1989; Luckert 1993). Natürlich spielen zu viele Kinder „game-boy" und schauen zu oft Fernsehen. Anscheinend reicht die Häufung von Reizen heute nicht mehr aus, vieles spitzt sich immer mehr zu: „Das Problem ist nur, daß Kinder heute keine Sendung mehr zu Ende schauen. Sie zappen durchs Programm, suchen permanent grellere Reize, die dann nicht mehr aktiv verarbeitet werden können. Die Reizschwelle hat sich erhöht, die Qualität des Sehens gravierend verändert" (Groebel/Klinger 1994).

Konstatiert werden kann, daß sich unsere familiäre Lebensumwelt zunehmend verändert. Wenn z. B. in München in 52 % der Haushalte nur eine Person lebt – welche Rückwirkungen hat das z. B. auf den Wohnungsbau (Einzimmerappartements statt kindgerechter Wohnviertel) oder auf das Kulturniveau einer Stadt mit Spielanlagen für kindgerechte Entwicklung? Die veränderte Lebensumwelt hat Auswirkungen auf das Familiengefüge, denn immer mehr Kinder müssen die enormen Lasten fehlender Zuwendung, fehlender stabiler, verläßlicher und klarer, liebevoller Beziehungen tragen (Prekop 1991; Zangerle 1993). In Zeiten von Not und Druck (berufliche Absicherung, Arbeitslosigkeit) und gleichzeitiger Wünsche (Freizeit- und Konsumverhalten) werden schnelle Erfolge gesucht und erwünscht. Bieten sich da nicht geradezu unsere (verordneten) Pillenerfahrungen und der immer größer werdende Psycho-Markt-Boom an? Unter all den Vorzeichen – ist es da etwa verwunderlich, daß das „störende" Kind „nur" die „gestörte" Lebenswelt widerspiegelt (vgl. Voß 1993)? Es scheint, daß wir an einer Stufe angekommen sind, wo es auf komplexe Zusammenhänge und Fragen keine einfachen Antworten und Lösungen geben kann und darf. Es ist ähnlich wie mit einer Ohrfeige, die zwar direkt durch die zunächst eintretende Ruhe wirkt, doch das eigentliche Problem, den Vorlauf zum Ereignis, nicht berücksichtigt. Ähnliche Vorfälle können sich jederzeit wiederholen und sich neu, zugespitzter ereignen.

Zu dem vielschichtigen Problem der kindlichen Hyperaktivität – das haben die Diskussionen gezeigt – kam es meist mehr zu vereinfachten, monokausalen Vorgehensweisen denn zu kritischen, neuen Fragen, z. B.: Könnte Hyperaktivität denn nicht auch ein Selbstschutz sein?

„Die Bewegungsunruhe des hyperkinetischen Kindes ist keine Krankheit, sondern kann eine Reaktion auf Interaktionsstörungen, der Versuch einer Konfliktbewältigung durch gesteigerte Selbstwahrnehmung sein. Sie führt nicht zur Lösung des Konfliktes, doch kann sie als erfolgreiche Abwehr gegen schwerwiegende Störungen wie Psychosen und Depressionen angesehen werden. Sie ist eine psychisch gesündere Reaktion, da hier nicht resigniert, sondern gekämpft wird" (von Lüpke 1990, 68). Und „‚Hyperaktivität' ist, wie alle anderen auffälligen Verhaltensweisen von Kindern und Jugendlichen in den verschiedensten Erscheinungsformen bis hin zu psychischen, psychosomatischen oder körperlichen Erkrankungen, eine ‚gesunde' Reaktion auf eine ‚krankmachende' Lebenswelt. Sie ist eine aktive Ausdrucksform des Kindes, um sich handelnd mit einer problembeladenen, bedrückenden Lebenssituation auseinanderzusetzen. Sie ist als Problemlösungsversuch zu verstehen, der es den Kindern in konkreten, sozialen Situationen ermöglicht, die jeweilige Konfliktsituation zu überleben. Als Mittel der Problemlösung übernimmt sie zugleich eine vorbeugende Funktion, die das Kind vor schweren Störungen und Erkrankungen schützt. Diese Notsignale sind Botschaften, die von uns – zusammen mit dem Kind – zu decodieren und als gesellschaftliche und pädagogische Herausforderung anzunehmen sind" (Voß 1993, 18).

Hyperaktivität als eine „gesunde" Reaktion, als ein aktives und sinnvolles Verhalten des Kindes in einer gestörten Lebenswelt, ein dringender Hilferuf, um Schlimmeres zu verhindern (z. B. Drogen, Medikamentensucht, Suizide …) – das würde das Problem in einer neuen Sichtweise zeigen und auch unsere Arbeit in neuen Zusammenhängen strukturieren. Denn diese Herangehensweise bedeutet, die Hintergründe der Hyperaktivität in den Vordergrund zu stellen, abzukommen von traditionellen medizinisch-symptomorientierten Denkvorstellungen.

Zu hinterfragen wäre dann eine Entwicklungsdiagnostik, in der meist von „Meilensteinen der Entwicklung" die Rede ist, „Aktivitäten, die ein normales Kind in bestimmten chronologischen Stadien erreicht" (Bobath 1989, 4). „Meilensteine" sind an lineare Entwicklungslinien geknüpft. Entwicklung jedoch verläuft in Phasen und Prozessen, ist berechenbar wie chaotisch, aber in den wenigsten Fällen linear.

„Die Entwicklung geht jedoch nicht in einer linearen Folge einzelner ‚Meilensteine‘ voran. In jedem Stadium einer Entwicklung, so, wenn das Kind einen spezifischen ‚Meilenstein‘ erreicht hat, erlangt es auch viele andere und gleichwertige Fertigkeiten, die zu demselben Stadium gehören. Ein Säugling gewinnt bestimmte Grundfähigkeiten wie Kopf- und Rumpfkontrolle, Armstützfunktionen und Gleichgewicht, d. h. mehr und mehr Haltungskontrolle gegen die Schwerkraft. Diese Fähigkeiten drücken sich in einer Anzahl verwandter Aktivitäten aus und nicht in ‚Meilensteinen‘. Einige Stadien dieser Entwicklung (…) markieren die Erlangung bestimmter Fähigkeiten, die das Kind auf neue und komplexere Aktivitäten vorbereiten und deshalb einige Bedeutung haben" (Bobath 1989, 4; vgl. Largo 1994).

Kinder, die mit Verdachtsmomenten bei Ärzten und Therapeuten vorstellig werden und (Früh-)Therapien erhalten, werden oft an diesen „Meilensteinen", die auch in Entwicklungstabellen enthalten sind, gemessen und mit Therapievorschlägen belegt. Therapiemöglichkeiten werden dann meist von medizinisch-krankengymnastischer Seite eingeleitet; gegenüber festgelegten Methoden unterstützt der Neuropädiater Straßburg einen mehrdimensionalen Ansatz:

„Bewegungsauffälligkeiten, Verhaltens- und Lernprobleme im Kindergarten- und Schulalter sind häufig. Sie sind nach unserem heutigen Kenntnisstand überwiegend nicht, bzw. nicht allein durch hirnorganische Veränderungen zu erklären, obwohl diese mit berücksichtigt werden müssen. (…) Die Effizienz früher therapeutischer Interventionen nach festgelegten Methoden, insbesondere auch im Bereich der Krankengymnastik muß in jedem Einzelfall kritisch bewertet werden. (…) Bis heute existiert keine befriedigende, statistisch eindeutig abgesicherte Untersuchung, die zweifelsfrei den entwicklungsfördernden Effekt nur einer bestimmten krankengymnastischen Methode aufweist. (…) Allein auf der Basis der Berücksichtigung von anamnestischen Risikofaktoren, einer reflexorientierten neurologischen Untersuchung und der Darstellung der Hirnstrukturen ist eine allgemeine gültige Aussage zur Prognose eines Säuglings oder Kleinkindes unzureichend und unsinnig. (…) Die Gesamtentwicklung eines Kindes findet immer auf verschiedenen Ebenen statt, die monokausal nicht miteinander verknüpft sind. Neben der Bewertung organischer Faktoren müssen psychosoziale Einflüsse mit berücksichtigt werden. (…) Offensichtlich sind wesentliche Parameter für eine möglichst positive Entwicklung des Kindes eine Vermeidung von Verunsicherungen, ein natürlicher emotionaler Austausch zwischen dem Kind und seinen Bezugspersonen, eine selbständige Bewegungserfahrung, eine ausreichende Förderung aller Sinneseindrücke und ein Wechsel von Aktivität und Ruhe, um einen eigenen Rhythmus finden zu können" (Straßburg 1994, 69; vgl. auch Rochel/Weber 1992).

Zu einem mehrdimensionalen Ansatz gehört zudem, daß auch in Zukunft Medikamentisierung und diätetische Maßnahmen ihren Stellenwert innerhalb einer Therapie haben können.

„Die zentrale Bedeutung der Position des Beobachters muß zu der Konsequenz führen, daß jedes Entwicklungskonzept mit der daraus resultierenden Bewertung eine Zuschreibung ist, bedingt durch Positionen und Interessen des Beobachters. ,Alternativ' kann in diesem Zusammenhang nur bedeuten, von der Meta-Ebene aus zu versuchen, die unkoordiniert – in der Regel konkurrierend – nebeneinander existierenden Konzepte als eine mehrdimensionale Gesamtheit wechselseitig sich ergänzender Elemente zu sehen. In diesem Kontext hatte das andere Modewort ,Ganzheitlichkeit' einen präzisen Sinn. Auf der Basis solcher Überlegungen kommt es darauf an, die vielfältigen bereits praktizierenden Ansätze zusammenzuführen und in den praktischen Konsequenzen von Entwicklungsdiagnostik und Therapie die Unterschiedlichkeit der Ansätze zum konstituierenden Element zu machen" (von Lüpke/Voß 1994 a, 5; vgl. auch: von Lüpke 1988; Voß 1994; von Lüpke/Voß 1994 b).

Interventionsstrategien sind dann nicht einseitig auf das Kind bezogen zu sehen:

„Jede einengende, für den Gesamtzusammenhang blinde Sichtweise zerreißt das reale Kind in unzusammenhängende Fragmente, die kein geschlossenes Bild mehr von ihm enthalten. So schafft sie ein eindimensionales Bild: den Schatten eines nicht existierenden Kindes. Ziel unserer Bemühungen bei der Arbeit ist es daher, eine Haltung zu finden, welche die Zukunft der Person in ihrer Gesamtheit und mit ihren persönlichen und sozialen Bezügen im Blick hat; die einzige Haltung, die sich des realen Kindes voll bewußt ist" (Milani Comparetti 1986, 40; vgl. auch Voß 1993, 19).

Diese Vorgehensweise eines geöffneten Blicks hätte den wesentlichen Vorteil darin, nicht mehr so sehr auf das Kind und die „Defizite" zu starren, sondern in einem Konzept ganzheitlicher Gesundheitsförderung mehr kindliche Fähigkeiten, ihre „guten Anteile" innerhalb ihrer Lebenssituation in den Mittelpunkt der Arbeit zu stellen, um anhand der guten Anteile eine Prognose abgeben zu können, was das Kind leisten können wird und wie Eltern und Therapeuten Unterstützung geben können. Es ist ein Konzept, das sich sehr auf die Arbeit und den Ansatz von Milani Comparetti bezieht (Aly/Aly/Tumler 1983; Milani Comparetti 1986; Schöler 1987; Gidoni 1995; Höhne 1991; Gidoni/von Lüpke 1994; Aly 1994).

Das Kind und seine soziale Umgebung werden dabei als untrennbare Einheit gesehen. Diese Ganzheit ist wichtigster Orientierungspunkt für die Förderarbeit. Der Therapeut wäre mehr Mittler bestimmter fachlicher Kenntnisse zur Förderung der je eigenen Möglichkeiten des Kindes, u. a. zur Entwicklung von Autonomie und Integration, zur Verhinderung einer Ausgrenzung aus dem alltäglichen Leben (vgl. Janssen in Milani-Comparetti-Dokumentation 1986, 3). Dabei kann es in einer verantwortungsvollen therapeutischen Arbeit nicht um eine Übertherapierung von Kindern nach dem Prinzip: „Mehr Therapie hilft auch mehr!" gehen; es schließt sich auch ein Prinzip „Alles hängt mit allem zusammen" aus, denn „wo Praxis, Tätigkeit und Handeln erkennender Subjekte ausscheidet, gerät das System zum Akteur" (Hörmann 1994, 2). Vielmehr sollten bisherige Erfahrungen in einen mehrdimensionalen Ansatz im Sinne einer Vernetzung eingebracht werden, um Kindern und Eltern den Irrweg durch medizinische, psychosoziale und pädagogische Institutionen vermeiden zu helfen.

In den Sozialwissenschaften und der Psychologie finden tiefgreifende Veränderungen statt, die unter dem Schlagwort des Paradigmenwechsels gekennzeichnet sind (allgemein ein Wechsel der Sichtweise vom Individuum zum Kontext, vom Defizit zur Kompetenz, vom „Macher" zum Team; vgl. Bruder 1993; Voß 1993, 18). Auch auf medizinischer Seite erfolgt seit einiger Zeit ein Umdenken von rein hirnorganisch orientierten Erklärungen mit funktionaler Therapie zu mehrdimensionalen Konzepten (z. B. die Diskussion um die konduktive Förderung cerebral geschädigter Kinder/Petö-System; vgl. Schleicher 1989; Rochel/Weber 1990, 1992; Feldkamp 1990 a, 1990 b; ein Umdenken in der Arbeit mit Frühgeburten z. B. bei der Wiener Ärztin M. Markovich; vgl. Langbein 1994).

Von der Urlust der Kinder: Sich aus dem und ins Gleichgewicht bringen
Die Bedeutung von Übergangsbewegungen

Untersuchungen zur Säuglingsforschung belegen, daß Säuglinge nicht auf trieb- und reflexbezogene Wesen reduziert bleiben dürfen (Pachler/Straßburg 1989; Gidoni 1995; Papoušek 1991; Dornes 1993; Petzold 1993; Stern 1994; von Hofacker et al. 1993; Largo 1994; Straßburg 1994). Die neuere Säuglingsforschung spricht mehr vom „lernbegierigen" (Papoušek) und „kompetenten" (Dornes) Säugling. Mit einem neuen Entwicklungsblick beschreibt Schrader den „kompetenten Säugling" als ein aktives Kind mit verblüffenden Fähigkeiten, wachen Sinnen und ausgeprägten Vorlieben.

„Vom ersten Schrei an verspürt das Neugeborene nicht nur den Drang nach sozialen Kontakten, es hat auch die Gabe, diese anzuknüpfen, aufrechtzuerhalten und zu beenden. Zudem bringt das Baby ein Grundverständnis der Welt mit und erweitert sein Wissen unablässig, indem es Hypothesen über seine Umgebung bildet, diese mit der Realität vergleicht – und sich sichtbar freut, wenn seine Erwartungen erfüllt werden" (Schrader 1993, 29).

Es lernt um so schneller, je häufiger es bereits Erfahrungen mit ähnlichen Lernsituationen hatte (Papoušek 1991). Zahlreiche Beobachtungen mit Kindern, die „Neues" tun, zeigen, mit welcher Ausdauer das Kind übt und immer wieder übt, motorisch vor- und rückwärtsschreitend ausprobiert, um Sicherheit zu erlangen, über eine lange Zeit konzentriert arbeitet und in dieser sensiblen Phase mit der Kraft und Tiefe des „absorbierenden Geistes" (Montessori 1972) sich Wissen und „die Welt" aneignet. Mit den größten Anstrengungen wird gelernt, frühere Aktivitäten werden zeitweise ausgesetzt, mit dem Erwerb neuer Fertigkeiten dann wieder aufgenommen. Schließlich scheint eine „intuitive elterliche Fürsorge" wie das Puzzleteil zu sein, das die Entwicklungsförderung des Säuglings passend macht: das Kind von Geburt an als autonomen Partner zu behandeln und dessen Selbstwahrnehmung zu unterstützen (Papoušek in Schrader 1993, 35).

Kindesentwicklung ist von Beginn an eine Entwicklung zum Gleichgewicht, ein Streben nach Balance und Wohlbefinden. Es ist die Herstellung möglichst konstanter Bedingungen mit einer Tendenz zum Ausgleich. Es ist das Prinzip der Homöostase, das Bestreben, einen Gleichgewichtszustand im optimalen Austausch und Funktionieren zellulärer Elemente, Gewebe, Organe eines Organismus, neuronaler Strukturen u. a. herzustellen (Wolf 1988, 182 f.). Es ist der Kampf des Kindes gegen die Schwerkraft. In Nuancen von Bewegungen wird immer wieder gegen die Schwerkraft geübt, ausprobiert, gelernt. Es ist ein Streben nach äußerem Gleichgewicht (Haltungskontrolle gegen die Schwerkraft) und innerer psychisch-seelischer Balance. Wachstum und Reife des Säuglings/Kindes gehen in einem schrittweisen Entfalten der Fähigkeiten des Kindes vor sich (Ayres 1984; Pikler 1988; Bobath 1989; Zeitler 1991; Zimmer 1993). Gerade für ein Kind im Prozeß des Findens ist der Ausgleich, die innere und äußere Balance von größter Bedeutung. Charlotte Selver verdeutlicht die Außen-Innen-Wirkung: „Wenn jemand sich in seinem ‚körperlichen' Gleichgewicht veränderte, gewann er auch als Mensch mehr Gleichgewicht. Wenn jemand seine ‚körperlichen' Übertreibungen aufgeben konnte, wurde er auch innerlich ruhiger und offener. Mit anderen Worten, es gab nichts, das sich nicht ganzheitlich auswirkte" (in Zeitler 1991, 74).

Im Prozeß des Findens von innerer und äußerer Balance können wir das Kind beobachten, z. B. auf dem Spielplatz, beim immer und immer wiederkehrenden Klettern, Rutschen, Schwingen … Oder ein Kind, das eine Treppe entdeckt hat: Da werden immer und immer wieder Stufen gestiegen und dann eine, zwei, drei … Stufen herabgesprungen. Das Kind übt, verfeinert, nimmt den Gegenstand und sich in Besitz. Bewegungsfähigkeit wird zur Bewegungsfertigkeit, die selbständige Bewegungsentwicklung wird Grundlage der Persönlichkeitsentfaltung. Das Beste, was wir dem Kind in solcher Situation antun können, ist, das Kind gewähren zu lassen, ihm Zeit zu geben. Autoren wie Bobath, Ayres, Gindler, Jacoby, Hengstenberg, Pikler, Tardos, Aly, Brooks, Selver u. a. weisen auf den dringlichen Aspekt der sensitiv-gleichgewichtsregulierenden Entwicklung hin: Der Säugling/ das Kleinkind erprobt in immer neuen Übergangssituationen (vgl. zu Übergangsobjekten und Übergangsphänomenen auch Winnicott 1988, 300 ff.) sein Gleichgewicht. „Die geringste Lageveränderung stellt für den Säugling eine Gleichgewichtsaufgabe dar. Daher übt er sein Gleichgewicht lange in allen neuen Positionen, anfangs nur selten, allmählich immer häufiger, und erst, wenn er sich darin sicher und beweglich fühlt, spielt er auch in dieser Position"(Aly in Pikler 1988, 13). Das Kind experimentiert in den Übergangs-Bewegungsformen, die „das Sich-vom-Rücken-auf-die-Seite-und-zurück-Drehen, das Sich-auf-den-Bauch-und-zurück-Drehen, das Spielen auf dem Bauch, das Wälzen, das Rollen, das Kriechen auf dem Bauch und das Krabbeln auf Knien und Händen sowie die Übergangsformen des Sich-Aufsetzens und Sich-Niederlassens" (Pikler 1988, 70) sein können. Die Funktion der Übergänge ist, mehr Gleichgewichtserfahrung und Beweglichkeitssicherheit zu erhalten. Gleichgewicht erhält eine immense Bedeutung von Erfahrungshandlung und Umweltgewinnung, basierend auf dem Vertrauen in den eigenen Körper und zu seinen Bewegungen. Nur auf dieser Basis kann sich der Mensch seiner Umwelt sicherer zuwenden und auch Zeit zum Lernen haben. Forschen mit Gegenständen, experimentieren kann er jedoch nur in einer Umgebung, die ihm auch vertraut ist und der er sich anvertrauen kann. „Ein Säugling und Kleinkind, das in der Lage ist, über längere Zeit etwas zu erforschen oder auch zu experimentieren, zeigt, daß es auch über eine Sicherheit in der Beziehung zu seinen Eltern verfügt. Es kann sich in Ruhe einer Sache zuwenden, ohne Sorgen zu haben, etwas zu verpassen. Die Übergänge und Übergangsbewegungen können viel fließender und geschmeidiger sein, weil der Säugling sich jedes Schrittes gewiß ist" (Aly 1994, 111). Auch Straub argumentiert ähnlich aufgrund ihrer sensitiven Arbeit, denn

„solange sich das Kleinkind der notwendigen Geborgenheit durch den Erwachsenen sicher ist, kann es bei der selbständigen Suche nach dem Gleichgewicht, in der Auseinandersetzung mit der Anziehungskraft der Erde, den Grund dazu legen, auch sein inneres Gleichgewicht zu finden. (…) So wie das Kleinkind in vielfältigen Übergangssituationen immer von neuem sein Gleichgewicht erprobt und riskiert, stellen größere Kinder beim Balancieren und Klettern ihre Fähigkeiten auf die Probe, wo immer sie Gelegenheit dazu finden. Jede Situation, in der das Gleichgewicht auf dem Spiel steht, erfordert ein waches Dabeisein, das ordnend zurückwirkt" (in Hengstenberg 1993, 8).

Den Ausführungen Gewicht zu geben, kann nur bedeuten, Kinder nicht daran zu hindern, Übergangsbewegungen auszuführen, sondern sie sich ihren eigenen Gesetzen gemäß entwickeln zu lassen; sie nicht gegen ihren Willen auf den Bauch zu drehen, sie hinzusetzen oder frühzeitig auf die Beine zu stellen und an den Händen zu führen, damit sie gehen lernen (Pikler 1982). Kindern wird vielfach nicht die Zeit gelassen, ihren eigenen Rhythmus zu finden, ihre Umwelt aufgrund eigener Interaktionen und Initiativen zu erforschen. Wird das Kind nicht auch oft sehr schnell unter dem Vorwand der „Selbständigkeit" in eine soziale Eingliederung geführt, um unser Leben „einfacher" zu organisieren? Werden die Kinder nicht zu schnell mit den Vorstellungen von Tagesablauf, Schlafen, Essen, Sitzen, Stehen, Laufen, Sauberkeit konfrontiert? Legen wir nicht Wert auf Selbständigkeit, Frustrationstoleranz, Kompromißbereitschaft und Kontaktfreude, wo wir es brauchen? „Wir erwarten nicht mehr Bitte- und Danke-Sagen, Diener und Knicks, aber wir fördern dennoch die möglichst schnelle Eingliederung eines möglichst in allen Anpassungsbereichen völlig unauffälligen Kindes. Fördern wir damit nicht die möglichst schnelle Abwicklung der Phase Kindheit, weil wir in dieser Zeit besonders gefordert, allzuoft überfordert sind" (Haug-Schnabel 1994, 98)? Der Säugling/das Kind entwickelt sich nicht losgelöst von den gesellschaftlichen Bedingungen und Phantasien der Eltern. „Er ist Teil ihrer Orientierung auf die Zukunft hin, gehört zu ihrem ‚Projekt'. Von ihm wird Kompetenz erwartet, vorweggenommen, gewünscht, aber auch gefürchtet" (Gidoni/von Lüpke 1994, 78). Aber gerade die erwünschte/gefürchtete Selbständigkeit, eigene Entwicklung, sich selbst zu spüren, selbst Positionen, Bewegungen, Haltungen, die Balance im Gleichgewicht zu spüren, zu variieren, zu finden und für sich zu speichern, erlaubt es erst, Selbstkontrolle und Selbstsicherheit zu erlangen; Vertrauen in den eigenen Körper und zu sich selbst zu finden.

Die ungarische Kinderärztin Emmi Pikler fordert aufgrund ihrer langen praktischen Erfahrung, mehr die Säuglinge und Kinder zu beobachten und sich der Fähigkeiten der Kinder bewußt zu werden – und damit die Selbständigkeit der Kinder zu unterstützen. Ihre Beobachtungen belegen, wie Kinder sich diese Fähigkeiten aneignen:

„Für einen gesunden Säugling (bedeuten) seine eigenen Bewegungen, die Entwicklung dieser Bewegungen, jede Einzelheit der Entwicklung andauernde Freude. Der Säugling – läßt man ihn in Frieden – erlernt das Drehen, sich Rollen, das Kriechen auf dem Bauch, auf allen vieren, das Stehen, Sitzen, Gehen nicht mühevoll, unter Zwang, sondern aus eigenem Ansporn selbständig, freudig, mit Stolz auf seine Leistung. (…) Gleichzeitig beobachtet der Säugling seine eigenen Bewegungen mit unerhörtem Interesse und erstaunlicher Ausdauer. Er studiert aufmerksam unzählige Male eine Bewegung. Ruhig, sich Zeit lassend, experimentierend, sich darin vertiefend, genießt er und macht sich vertraut mit jeder kleinen Einzelheit, jeder Nuance der Bewegungen. (…) Jede (Bewegung) hat ihre eigene Entwicklungsgeschichte. Eine baut sich auf der anderen auf. Behutsam, vorsichtig macht es Fortschritte. Es hat Zeit. (…) Jedoch wichtiger als das Resultat ist die Methode. Dieser Prozeß des Lernens spielt eine sehr wichtige Rolle im ganzen späteren Leben des Menschen. Durch diese Art der Entwicklung gelangt der Säugling selbständig, mit geduldiger, ausdauernder Arbeit, mit Sammlung seiner Aufmerksamkeit zu seinem Können. (…) Er lernt auch das Lernen. Er lernt, sich selbständig mit etwas zu beschäftigen, an etwas Interesse zu finden, zu probieren, zu experimentieren. Er lernt, Schwierigkeiten zu überwinden. Er lernt die Freude und Zufriedenheit kennen, die der Erfolg – das Resultat seiner geduldigen, selbständigen Ausdauer – für ihn bedeutet" (Pikler 1982, 34 f.).

Übergangsbewegungen erhalten aus dieser Darstellung die Bedeutung, daß das Kind Zeit hat, nicht bedrängt zu werden und gedrängt handeln zu müssen, sondern im eigenen Rhythmus Bewegungsaktivitäten zu erarbeiten, in sicherer Umgebung, in freier Initiative. Bewegungsqualität ist daher auch Ausdruck vielfältiger oder mangelnder Übergangsbewegungen:

„Die unruhigen Kinder ‚schießen' von einer Bewegungsposition in die nächste: Es gleicht oft einer Explosion. Bei diesen oft unberechenbaren schnellen Bewegungsabläufen registriert der Beobachter lediglich eine allgemeine Ungeschicklichkeit und Unfallträchtigkeit. Man kann sehen, daß die Kinder sich etwas ‚eckig' bewegen, aber eine große Bewegungslust zu haben scheinen. Bei einem ängstlichen und langsamen Kind dagegen fällt das Bewegungsproblem mehr ins Auge, da es länger in einer Position bleibt und auch länger braucht, diese zu verändern" (Aly 1994, 111).

Diese zuletzt beschriebenen Kinder benötigen sehr lange, um adäquate Bewegungen zur Lösung von Bewegungshandlungen zu finden. Um Positionen zu verändern und Bewegungen auszuführen, fehlt es ihnen an der Sicherheit des Bewegungsvollzugs; es scheint, daß sie mehr darüber nachdenken, welche Bewegung sie ausführen (können), denn adäquate, schnelle Bewegungsantworten auf Handlungen geben können.

Wie wichtig Übergänge sind und wie eng Bewegungsentwicklung, Selbstvertrauen und Bewegungsaktivität zusammenliegen, verdeutlicht Aly:

„Jede größere Bewegungsveränderung erfordert vom Säugling eine Auseinandersetzung mit der Schwerkraft und bringt ihn in unsichere Situationen. Das Wagnis, eine andere Position einzunehmen, setzt viele Entscheidungen voraus: Ein unruhiger, hastiger Säugling, der wenig von seinem Körper wahrnimmt, wird sich aus Unsicherheit in etwas Neues stürzen, wird aber dort nicht bleiben können, da ihm die Ruhephasen für das Wahrnehmen seiner eigenen Fähigkeiten fehlen. Der Säugling kann diese ‚Entdeckungsreise' gar nicht genießen, da er kein Vertrauen zu sich hat und auch nicht zu seiner Umgebung" (S. 112).

Wie der Vollzug von Übergangsbewegungen auch behindert werden kann, beschreibt Pikler:

„Der Erwachsene, der zeitweise das Kind auf den Bauch legt, aufsetzt, aufstellt und an der Hand führt, unterdrückt das Erscheinen sowie das Üben der Übergangsbewegungen noch nicht vollständig, er macht diese Bewegungen nur für die Zeit unmöglich, während er das Kind in diesen Positionen hält bzw. mit ihm Positionen und Bewegungen übt, die es ohne Hilfe einzunehmen bzw. auszuführen noch nicht fähig ist" (1988, 70).

Hyperaktive Kinder in Familie, Schule, Gesellschaft

Kindesentwicklung ist subjektive Lebensgeschichte im Kontext sozialer und gesellschaftlicher Lebensumwelt. Es ist eine Entwicklung, die sich in kleinen und kleinsten Schritten vollzieht, die von seiten der Erwachsenen viel Toleranz und Geduld erfordert, um auch das jeweilige Tempo eines Kindes ernst zu nehmen und zu respektieren (Brunner 1994, 136; Kautter 1993). Entwicklung ist auch an Erwartungen geknüpft, die Eltern, Pädagogen, Psychologen, Mediziner von außen an das Kind herantragen; diese Erwartungen bestimmen das Entwicklungstempo *der* Kinder, nicht das Entwicklungstempo *des* Kindes. Werden an das Kind von außen zu hohe Erwartungen herangetragen, wie verhält sich dann das Subjekt zu dem Widerspruch von angestrebter Selbstbestimmung und gespürter Fremdbestimmung?

Kindliche Entwicklung ist auch in der Schule stets mit der Entwicklung von Selbstwertgefühl verbunden (Brunner 1994; Voß/Kirchhoff 1994). Erziehung erfolgt zunächst mit dem Ziel, die Autonomie des Menschen (auch durch fremde, legitimierte Steuerungsinstanzen über Kindergarten, Vorschule, Schule) zu ermöglichen. Aber:

„Kann eine Person eigentlich später die Fähigkeiten zu angemessener Selbststeuerung erlangen, wenn sie in ihrer Entwicklung schon hat ‚lernen' müssen, daß ihre Selbststeuerung vorläufig nicht nur nicht möglich, sondern vielmehr gar nicht erwünscht ist, weil sie ihr von zahlreichen anderen Personen und Institutionen – natürlich in bester Absicht und nur zwischenzeitlich – geradezu abgenommen wird? (…)
Nun ist aber gerade dieses pädagogische Legitimationsmodell heute zunehmend in die Krise geraten, weil sich herausstellt, daß die pädagogischen Steuerungsinstanzen der Moderne – Schule, Unterricht, pädagogische Institutionen aller Art –, die doch zunächst nur begleitende Hilfe zur besseren Entwicklung leisten wollten, mit gleichsam wachsender Steuerungswut und Eingriffsgier zu Werke gingen: Sie selbst bestimmen jetzt die Normen und Maßstäbe der Entwicklung, die ihnen Anvertrauten haben keinen Raum und keine Zeit mehr, in denen sie sich selbst nach eigenen Maßstäben entwickeln könnten, sondern über ihre Entwicklung wird immer schon

von außen und durch vorgegebene Maßstäbe verfügt: Die Stoffpläne, die Intelligenzquotienten, die Mindestnoten, die zu erreichen sind und vorausgesetzt werden, stehen immer schon fest, bevor sich irgendein Kind selber entwickeln kann, und sie werden darüber bestimmen, ob die Pädagogen eine Entwicklung als erfolgreich ansehen können" (Huschke-Rhein 1994, 23 f.).

In den gesellschaftlichen Widerspruch, einerseits die Selbstbestimmung, Autonomie, Selbststeuerung des Subjektes zu ermöglichen und zu verwirklichen, andererseits das Kind durch legitimierte Instanzen und Aufträge gerade daran zu hindern: sie zu kontrollieren, zu hierarchisieren, zu disziplinieren, zu entsubjektivieren (Holzkamp 1993, 339 ff.), werden Kinder in der Grundschule kanalisiert und gesteuert: „Erst dadurch werden Kinder zu Schülern, werden kindliche ‚amorphe Massen' mit heterogenen Interessen zu kalkulierbaren Größen, zu Lern-Objekten, die möglichst keine als die curricular vorgeschriebenen Erfahrungen machen sollen" (Mattner 1993, 37).

Gefordert sind Eltern, Erwachsene, Lehrer: Unterstützen sie das Kind im Bemühen um Verfügungs- und Handlungserweiterung, oder halten sie das Kind in seinen (normativen) Abhängigkeiten? Fördern sie es bei der Suche nach Autonomie und Selbständigkeit? Kämpft das Kind um (neue) Handlungsräume und Unterstützung (bei Eltern, Familie, Pädagogen, Schule …) und wird es dabei nicht in seinem Bemühen unterstützt, dann kann es restriktiv handlungsfähig werden: Es verzichtet auf Verfügungserweiterung und nimmt bewußt Bedingungen in Kauf, die es in seiner Entwicklung behindern oder isolieren (Holzkamp 1983; Passolt 1989). Ein Kind z. B., das sich lieber aus Bequemlichkeit (z. B. umsorgt sein, behütet sein) in Übereinstimmung mit der Mutter oder den Eltern in Abhängigkeit beläßt – und damit eigene Handlungs- und Verfügungserweiterung ausschließt. Entwicklungsstörungen können auch ein Indiz für eine gestörte Familienbeziehung sein.

„Zeigt ein Kind auffälliges Verhalten (…) so kann dies Symptom beispielsweise einen verdeckten Elternkonflikt widerspiegeln; der eigentliche Konflikt wird dann nicht direkt ausgetragen, sondern quasi (über das Kind) umgeleitet" (Brunner 1994, 140).
„Bleibt das Kind in seiner schulischen Entwicklung zurück, so kann es angezeigt sein, auch die Familiendynamik in Rechnung zu stellen, die möglicherweise einen Teufelskreis ganz eigener Art aufrechterhält. Das Kind kann über sein ‚Sich-dumm-Stellen' (oder Hyperaktiv-Sein, M. P.) die zerstrittenen Eltern in Schach halten (sie beschäftigen sich gemeinsam mit dem ‚lerngestörten' Kind), um damit das Familienleben zu retten. Übernimmt ein Kind eine solche Funktion, ist es aber in der Dynamik dieses Kreislaufes gefangen: es darf sich dann nicht in der Schule verbessern, sonst müßte es diese Art von Kontrolle über seine Eltern aufgeben" (S. 140).

Wenn das Kind aber in Elternhaus und Schule den entwicklungshindernden Widerspruch von Selbstbestimmung und normativ-abhängigkeitsbe-

wußter Fremdbestimmung spürt – könnte dies nicht dann auch eine Erklärung für den sogenannten „Zappelphilipp" sein, der sein Gleichgewicht
in der Ungeduld des Widerspruchs von Autonomiebestreben und Fremd-
bestimmtheit motorisch sucht und auslebt? Der so im Zappeln sein „Aus-
der-Balance-geworfen-Sein", seine seelische Isoliertheit, sein Nicht-ange-
nommen-Sein zeigt? (Könnte Hoffmanns „Zappelphilipp" nicht auch so
interpretiert werden? vgl. Berger 1993).

In Untersuchungen und Publikationen wird der Mutter-Kind-Bindung ein
erheblicher Stellenwert in der Entwicklung des Kindes zugeschrieben. Ein
Symposion zum Thema „Frühkindliches Verhalten im Kulturvergleich"
kam zum Ergebnis:

„Je mehr und früher Erwachsene – wie bei uns – Kinder in die Unabhängigkeit drän-
gen, desto unsicherer sind die Kleinen und desto länger bleiben sie unselbständig.
Je zuverlässiger dagegen ihre frühen Bindungsbedürfnisse und ihr Streben nach
Eigeninitiative erfüllt werden, desto schneller wächst ihre Autonomie" (Zimmer
1992).

Aus Untersuchungen resümiert Schrader, daß

„das Verhalten jedes Kindes beherrscht (wird) vom feinen Wechselspiel zwischen
dem Bedürfnis, sich seiner Bindung rückzuversichern, und dem Drang, seine Umwelt zu erkunden. Eine unsichere Beziehung zu Eltern stört die Balance. (…) Kinder, die mit einem Jahr sicher gebunden gewesen waren, konnten sich im Schnitt
doppelt so lang konzentrieren und waren in Streitsituationen sozial kompetenter"
(1993, 35).

Die Bedeutung resultiert aus dem Wechselspiel des Kindes, aus dem Bedürfnis, sich seiner Bindung zu versichern, und dem Explorationsbedürf-
nis, die Umwelt zu erforschen und zu begreifen. Die Bindung an eine Bezugsperson hat eine wesentliche Bedeutung für die Entwicklung des Kindes, in Beziehung zu seinen Gefühlen wie auch zu seiner Selbständigkeit.
Eine unsichere Bindung zur Mutter/zu den Eltern würde eine Balance erheblich stören (Zimmer 1992; Schrader 1993; Fremmer-Bombik/Gross-
mann 1993).

In therapeutischen Prozessen ist es vielfach wichtig, den Kreislauf von
Schuldzuschreibungen zu durchbrechen. Dabei ist das Modell des Passungs-
konzepts sinnvoll, um nicht auf eine Pathologie der Eltern und auch nicht
auf eine Störung des Kindes zu verweisen, vielmehr auf eine Unverein-
barkeit von beiden. Passung meint,

„daß eine optimale Entwicklung am ehesten dann zustande kommt, wenn eine Kon-
sonanz zwischen dem Temperament, ebenso wie Motivation und Fertigkeiten des
Kindes einerseits und den Erwartungen, Anforderungen und Möglichkeiten der Umwelt andererseits besteht" (Zentner 1993, 169).

Den interaktiven Zusammenhang von Zusammenleben und Hyperaktivität verdeutlicht ein Beispiel:

„Wir alle können nachvollziehen, daß der Verhaltensstil eines Kindes, der für eine Familie unerträglich ist, für die andere kein Problem darstellt. Ein sehr aktives, impulsives, leicht reizbares fünfjähriges Mädchen wird auf einem Bauernhof unter ihren vier älteren Brüdern kaum auffallen. Dasselbe Mädchen würde aber in einer engen Stadtwohnung, die mit zerbrechlichen Gegenständen angefüllt ist, von ängstlichen Eltern unschwer als ‚gestört' wahrgenommen werden und die entsprechende Diagnose (z. B. einer Hyperaktivitätsstörung) riskieren" (S. 170).

Kinder, die besonders schwierig sind, erfordern einen besonderen Zugang. Eine Passung ist dann schwieriger zu erzielen: z. B. bei Scheidung, Umzug, wenn Druck ausgeübt wird, sich schnell anzupassen, ohne schrittweise Anpassung an eine neue Situation, wie es dem Temperament des Kindes entspricht. Schon bei kleinen Bedingungen, wie den Anforderungen beim Wechsel der Kindergruppe, beim Spielen auf dem Kindergeburtstag oder auf dem Spielplatz, kann ein Kind sich den Erwartungen nicht gewachsen fühlen (schlecht passen), Gefühle von Unzulänglichkeiten entwickeln, Rückzugstendenzen verstärken und Reaktionen zeigen, evtl. auch zappelig werden. Therapeutische Aspekte wären, ein Passungskonzept mit dem Ziel abzustimmen, keine Schuldigen auszumachen, sondern kindliches Temperament und elterliche Erwartungen abzustimmen.

Die Hilfe für das hyperaktive Kind ist auch der Tragfähigkeit eines sozialen Netzwerks anvertraut. Das Kind braucht den Bindungskontakt zur Mutter und zur Familie, zu seinen Freunden, es benötigt die gewohnte Umgebung, das Umsorgtsein durch die Familie, die Nachbarschaftskontakte, die Freunde. Gerade bei auffälligen Kindern bildet sich ein Netz von „Helfern", das Kind positiv zu beeinflussen. Je mehr aber ein Kind behindert ist, um so mehr wird es in die Obhut von Spezialisten geschickt, so daß sich eine isolierte, funktionale Förderung ergibt.

Dabei belegen die Ergebnisse zahlreicher Longitudinalstudien, daß mit hinreichenden protektiven Einflüssen über kürzere oder längere Zeit wirksam gewordene Deprivationen und Schädigungen ganz oder teilweise ausgeglichen werden können (Petzold et al. 1993). In der Arbeit mit hyperaktiven Kindern könnten über eine motorische Arbeit hinaus z. B. auch Paten und Nachbarn angesprochen werden, die dem Kind Kontakt, Aussprache, Rückzug/Schutz und Beachtung schenken können. Die Eltern können entlastet werden. Sie können wieder familienbezogene Arbeit leisten, die gute Seite von Eltern und Familien wird gestützt (sie sind keine Therapeuten mehr), protektive Momente werden gefördert. Wichtige, stützende Erwachsene und/oder Jugendliche oder gesellschaftliche Träger, wie Vereine, kirchliche Einrichtungen etc., als protektive Faktoren könnten ein Gegengewicht sein, um die innere und äußere Balance des Kindes (wieder-)herzustellen. Es gilt, bei Familien hyperaktiver Kinder „die naturwüchsigen Ressourcen von Familien und ihrer Umgebung (Freunde, Nachbarschaften etc.) zu mobilisieren und Selbsthilfefähigkeit besser zu nutzen" (Petzold et al. 1993, 428).

Auch die Psychomotorik hat ihren Beitrag zur therapeutischen, prozeßorientierten Arbeit mit hyperaktiven Kindern geleistet (Zimmer 1988; Kiphard 1993; Schindler 1993; Passolt 1993 a; Miedzinski 1994). Es hat aber den Anschein, daß bisher eher der Motorik der Vorzug gegeben wurde als der Psycho-Motorik, der subjektorientierten Sichtweise individueller Bedeutungen von Bewegungshandlungen in Einbettung in systemische Zusammenhänge als lebensweltbezogene Entwicklungsförderung, einer „Entwicklung im Kontext" (Bronfenbrenner 1989). Dabei ist oft und frühzeitig auf diesen Zusammenhang verwiesen worden (z. B. Schulke-Vandre 1982; Hölter 1984; Prechtl 1986); Untersuchungen und Studien stimmen darin überein, daß motorische Entwicklungsstörungen selten allein auftreten, sondern im allgemeinen der Teil eines komplexen Bildes von anderen Schwierigkeiten sind, wie z. B. von Familienproblemen (vgl. Brunner 1994, 140; Hölter, 1984) und gestörten Familienbeziehungen (Eggert 1994, 58). Die komplexe Sichtweise interagierender Faktoren begreift Eggert daher auch als „systemische Psychomotorik" (systemisches Denken und Handeln in der Psychomotorik). Wenn Therapie in aufbauenden Schritten erfolgt, dann kann und muß Psychomotorik sich auch verstärkt den gesellschaftlichen Lebensbedingungen des Kindes stellen. Psychomotorik könnte dann mehr den Blick auf die Bedeutung lebensgeschichtlicher Zusammenhänge richten (Seewald 1992, 1993) und auch Familie, Lehrer, Nachbarschaft, Verein, Kirche etc. mehr dialogisierend einbeziehen. Die gesellschaftlichen Rahmenbedingungen, die individuelle Verfügungserweiterung behindern oder ausschließen (wie z. B. Arbeitslosigkeit, Umzug, Trennungen), könnten thematisch-mototherapeutisch einbezogen werden. Über eine zielgerichtete psychomotorische Förderung mit Erwerb selbständiger Bewegungserfahrungen, der Förderung von Kommunikation, des Selbstwertgefühls und des Selbstkonzepts, der Steigerung von Eigenaktivität und Verantwortung würde der Arbeit inhaltlich über die Psychomotorik hinaus eine Struktur und Richtung gegeben werden, um handelnd die Möglichkeiten gesellschaftlicher Verfügungserweiterung zu nutzen. Denn eine Entwicklung und positive Veränderung von Persönlichkeit – allein über das Medium Bewegung – reichen nicht aus. Vielmehr geht es auch in der Psychomotorik um die Erschließung subjektiver Handlungsräume zum Menschsein, um

24   Michael Passolt

Unzufriedenheit, Angst, Ausgeliefertsein und mangelnder Umweltaneignung wirksam zu begegnen (Holzkamp 1983; Ulmann 1987; Passolt 1989).

Literatur

Altherr, P. (1993): Das Hyperkinetische Syndrom des Kindesalters aus kinderpsychiatrischer Sicht: Diagnostik und Therapiemöglichkeiten im Überblick. In: Passolt (1993), 11-23

Aly, M.; Aly, G.; Tumler, M. (1983): Kopfkorrektur oder der Zwang, gesund zu sein. Ein behindertes Kind zwischen Therapie und Alltag. Rotbuch, Berlin

– (1994): Verzögerte Entwicklung – Überlegungen zur therapeutischen Begleitung und Behandlung von Kindern mit leichten Entwicklungsstörungen. In: Lüpke/Voß (1994 b), 109-120

Ayres, A. J. (1984): Bausteine der kindlichen Entwicklung. Die Bedeutung der Integration der Sinne für die Entwicklung des Kindes. Springer, Berlin/Heidelberg/New York/Tokyo

Berger, M. (1993): „Und die Mutter blickte stumm auf dem ganzen Tisch herum." Anmerkungen zur Diskussion über das Hyperkinetische Syndrom. Kinderanalyse. Zeitschrift für die Anwendung in Psychotherapie und Psychiatrie des Kindes- und Jugendalters 2 (1), 131-147

Bobath, B.; Bobath, K. (1989): Die motorische Entwicklung bei Zerebralparesen. Thieme, Stuttgart/New York

Bronfenbrenner, U. (1989): Die Ökologie der menschlichen Entwicklung. Fischer, Frankfurt/M.

Bruder, K.-J. (1993): Konditionierung als Metapher. Zum Paradigmenwechsel in der Lernpsychologie. In: Zygowski, H. (Hrsg.): Kritik an der Mainstream-Psychologie. Bessau, Münster, 45-57

Brunner, E. J. (1994): Ein dynamisches Entwicklungsmodell zum Verständnis schulischer Lernprozesse. In: Lüpke/Voß (1994 b), 132-141

Czerwenka, K. (Hrsg.) (1994): Das hyperaktive Kind. Ursachenforschung – Pädagogische Ansätze – Didaktische Konzepte. Beltz, Weinheim/Basel

Dornes, M. (1993): Der kompetente Säugling. Die präverbale Entwicklung des Menschen. Fischer, Frankfurt/M.

Eggert, D. (1994): Theorie und Praxis psychomotorischer Förderung. Textband modernes lernen, Dortmund

Feldkamp, M. (1990 a): Bewegungspädagogik nach Petö: Neue oder alte Wege in der Behandlung der Zerebralparese? Krankengymnastik 3, 286-288

– (1990 b): Das Petö-Institut Budapest. Eindrücke eines Besuchs des Petö-Instituts für motorisch Behinderte in Budapest im Oktober 1989. Der Kinderarzt 4, 631-636

Fischer, K. (1993): Hyperaktivität im frühen Kindesalter aus entwicklungstheoretischer Sicht. In: Passolt (1993 b), 47-61

Fremmer-Bombik, E.; Grossmann, K. E. (1993): Über die lebenslange Bedeutung früher Bindungserfahrung. In: Petzold (1993), 83-110

Gidoni, E. A. (1995): Fetale Identität. Eine Herausforderung an Entwicklungsmodelle. In: Voß (1995), 42- 55

–; Lüpke, H. v. (1994): Fetale Bewegungen und Ruhe – Konsequenzen für Entwicklungsmodelle. In: Lüpke/Voß (1994 b), 72-81

Groebel, J.; Klinger, W. (1994): Her mit den Reizen! Wie Kinder im Osten und Westen Deutschlands den Fernseher nutzen – eine Untersuchung von Jo Groebel und Walter Klinger. Süddeutsche Zeitung, Nr. 289, 16. Dez.

Hartmann, J. (1987): Zappelphilipp im Teufelskreis. Hyperaktive Kinder stoßen in unserer Gesellschaft allzu häufig auf Unverständnis. Die Zeit, Nr. 53, 25. Dez., S. 48

Haug-Schnabel, G. (1994): Kindliche Entwicklung und interprofessionelle Kooperation im Kontext der Lebenswelt. In: Lüpke/Voß (1994 b), 96-108

Hengstenberg, E. (1993): Entfaltungen. Bilder und Schilderungen aus meiner Arbeit mit Kindern. Arbor, Freiamt

Hocke, R. (1993): Zur Problematik des Hyperkinetischen Syndroms, Kinderanalyse. Zeitschrift für die Anwendung in Psychotherapie und Psychiatrie des Kindes- und Jugendalters 2 (1), 118-131

Höhne, S. (1991): Das pädiatrische Förderkonzept von A. Milani Comparetti und seine Bedeutung für die Psychomotorik. Motorik 2 (14), 70-77

Hölter, G. (1984): „Balancieren ist nicht immer genug." Überlegungen zu einer erweiterten Sichtweise von Bewegungsstörungen in der Schule. Motorik 4 (7), 167-171

Hörmann, G. (Hrsg.) (1994): Im System gefangen. Zur Kritik systematischer Konzepte in den Sozialwissenschaften. Bessau, Münster

Hofacker, N. v.; Sarimski, K.; Papoušek, M. (1993): Früherkennung von Störungen der Eltern-Kind-Kommunikation. Konzeptionelle Grundlagen und diagnostische Möglichkeiten. In: Früherkennung von Entwicklungsrisiken. Dokumentation des 7. Symposiums Frühförderung Tübingen 1993. E. Reinhardt, München/ Basel, 111-117

Holzkamp, K. (1983): Grundlegung der Psychologie. Campus, Frankfurt/M./New York

– (1993): Lernen. Subjektwissenschaftliche Grundlegung. Campus, Frankfurt/M./ New York

Huschke-Rhein, R. (1994): Entwicklung als Aufgabe ökosystemischer Selbststeuerung. In: Lüpke/Voß (1994 b), 22-41

Kautter, H. (1993): Das „Thema" des Kindes erkennen. Eine psychologisch-diagnostische Aufgabe für die Frühförderung. In: Früherkennung von Entwicklungsrisiken. Dokumentation des 7. Symposiums Frühförderung Tübingen 1993. E. Reinhardt, München/Basel, 13-23

Kiphard, E. J. (1993): Das hyperaktive Kind aus psychomotorischer Sicht. In: Passolt (1993 b), 64-85

Köhler, H. (1994): Von ängstlichen, traurigen und unruhigen Kindern. Grundlagen einer spirituellen Erziehungspraxis. 2. Aufl. Freies Geistesleben, Stuttgart

Langbein, K. (1994): Die sanfte Rebellin. Der Fall Marina Marcovich: Die Wiener Ärztin wurde kaltgestellt, weil sie Erfolg hatte. Jetzt interveniert sogar der Justizminister. Die Woche, 11. August, S. 25

Largo, R. H. (1994): Babyjahre. Carlsen, Hamburg

Luckert, H. (1993): Hyperaktivität als Zivilisationsstörung. In: Passolt (1993 b), 24-34

Lüpke, H. v. (1988): „Kinder, die nicht tun, was sie können". Motorische Entwicklungsverzögerungen unter psychodynamischen Aspekten. In: Hölter, G. (Hrsg.): Bewegung und Therapie – interdisziplinär betrachtet. modernes lernen, Dortmund, 24-33

– (1990): Der Zappelphilipp. Bemerkungen zum hyperkinetischen Kind. In: Voß (1990), 57-79

–; Voß, R. (1994 a): Entwicklung im Netzwerk – im Netzwerk der Entwicklung. In: Lüpke, H. v.; Voß, R. (1994 b), 1-11

–; Voß, R. (Hrsg.) (1994 b): Entwicklung im Netzwerk. Systemisches Denken und professionsübergreifendes Handeln in der Entwicklungsförderung. Centaurus Verlagsgesellschaft, Pfaffenweiler

Martinius, J. (1986): Hyperkinetisches Syndrom. Medikamentöse Therapie notwendig? In: Helmchen, H.; Hippius, H. (Hrsg.): Psychiatrie für die Praxis, 3. Medizin Verlag, München, 16-21

Mattner, D. (1988): Minimale Cerebrale Dysfunktion – Abschied von einem bewährten Konzept? Motorik 2 (11), 64-73

– (1993): Vom Sinn des Zappelns – das Hyperkinetische Syndrom verstehen. In: Passolt (1993 b), 34-47

Miedzinski, K. (1994): Spiel und Bewegung – Hilfen für das hyperkinetische Kind. In: Czerwenka (1994), 79-91

Milani Comparetti, A. (1986): In: Milani Comparetti Dokumentation „Von der Behandlung der Krankheit zur Sorge um Gesundheit ...". Fachtagung des Paritätischen Bildungswerks, Frankfurt/M.

Montessori, M. (1972): Das kreative Kind. Der absorbierende Geist. Herder, Freiburg

Pachler, M. J.; Straßburg, H.-M. (1989): Der unruhige Säugling. Hanseatisches Verlagskontor, Lübeck

Papoušek, H. (1991): Frühe menschliche Kommunikation: Biologisches Erbe und Entwicklungspotential. In: Viebrock, H.; Holste, U. (Hrsg.): Therapie. Anspruch und Widerspruch. Bremische Evangelische Kirche, Selbstverlag, Bremen, 70-84

Passolt, M. (1989): Handlungsmöglichkeiten. Thesen für eine Pädagogik und Therapie unter den Bedingungen der Entwicklung zur Handlungsfähigkeit. In: Irmischer, T.; Fischer, K. (Hrsg.): Psychomotorik in der Entwicklung. 61-68, Hofmann, Schorndorf

– (1993 a): Mit Luftballon und Fliegenklatsche. Eine mototherapeutische Praxiseinheit für hyperaktive Kinder. In: Passolt (1993 b), 96-106

– (Hrsg.) (1993 b): Hyperaktive Kinder: Psychomotorische Therapie. E. Reinhardt, München/Basel

Petzold, H. G. (1993): Frühe Schädigung – späte Folgen? Psychotherapie & Babyforschung, 1. Junfermann, Paderborn

–; Goffin, J. J. M.; Oudhof, L. (1993): Protektive Faktoren und Prozesse. Die „positive" Perspektive in der longitudinalen, „klinischen Entwicklungspsychologie" und ihre Umsetzung in die Praxis der Integrativen Therapie. In: Petzold (1993), 345-498

Pikler, E. (1982): Friedliche Babys – zufriedene Mütter. Pädagogische Ratschläge einer Kinderärztin. Herder, Freiburg/Basel/Wien

– (1988): Laß mir Zeit. Die selbständige Bewegungsentwicklung des Kindes bis zum freien Gehen. Pflaum, München

Prechtl, S. (1986): Kommt der Aspekt des subjektiven Bewegungserlebens in der Theorie der Motopädagogik zu kurz? Motorik 4, 120-126

Prekop, J. (1991): Der kleine Tyrann. Welchen Halt brauchen Kinder? Kösel, München

Prenner, K. (1989): Zum sozialen Wandel von Kindheit und Bewegungswelt. In:

Irmischer, T.; Fischer, K. (Red.), Psychomotorik in der Entwicklung. 39-55, Hofmann, Schorndorf

Rochel, M.; Weber, K. S. (1990): Konduktive Förderung nach Petö. Das ungarische Konzept der Entwicklungsförderung nach Petö für bewegungsbehinderte Kinder. Der Kinderarzt 5, 779-783

–; – (1992): Konduktive Förderung für cerebral geschädigte Kinder. Forschungsbericht 224, Sozialforschung des Bundesministeriums für Arbeit und Sozialordnung, o. O.

Schindler, J. (1993): „Ich kann meinen Motor einfach nicht ausschalten!" Hyperaktive Kinder verstehen lernen im psychomotorischen Spiel. In: Passolt (1993 b), 85-96

Schleicher, L. (1989): Dominique lernt laufen. Das Budapester Petö-Zentrum hilft bewegungsbehinderten Kindern. Frankfurter Rundschau, 6. Mai, S. M12

Schöler, J. (1987): Die Arbeit von Milani Comparetti und ihre Bedeutung für Nicht-Aussonderung behinderter Kinder in Italien und in der Bundesrepublik Deutschland. Behindertenpädagogik 1, 2-16

Schrader, Ch. (1993): Die geborenen Experten. Geo Wissen. Kindheit und Jugend, Nr. 2, 26-35

Schulke-Vandre, J. (1982): Grundlagen der psychomotorischen Erziehung. Pahl-Rugenstein, Köln

Seewald, J. (1992): Vorläufiges zu einer „Verstehenden Motologie". Motorik 4, 204-221

– (1993): Entwicklungen in der Psychomotorik. Praxis der Psychomotorik 4, 188-193

Stern, D. N. (1994): Die Lebenserfahrung des Säuglings. 4. Aufl. Klett-Cotta, Stuttgart

Stork, J. (1993): Über die psychischen Hintergründe des hyperkinetischen Verhaltens. Kinderanalyse 2, 203-230

Straßburg, H.-M. (1994): Von einer reflexorientierten zu einer mehrdimensionalen Entwicklungsbeurteilung. In: Lüpke/Voß (1994 b), 58-71

Ulman, G. (1987): Über den Umgang mit Kindern. Orientierungshilfen für den Erziehungsalltag. Campus, Frankfurt/M./New York

Voß, R. (Hrsg.) (1990): Pillen für den Störenfried? Absage an eine medikamentöse Behandlung abweichender Verhaltensweisen bei Kindern und Jugendlichen. 2. Aufl. E. Reinhardt, München/Basel

– (1993): Das „hyperaktive" Kind: Sinn-volles Handeln verstehen. Behinderte in Familie, Schule und Gesellschaft 5, 17-23

– (1994): Der andere Weg: Perspektiven professionsübergreifender Verständigung und Zusammenarbeit. In: Lüpke, H. v.; Voß, R. (1994 b), 41-55

–; Kirchhoff, J. (1994): „Störende Schulkinder"? – Entwicklungsfördernde Arbeit mit auffälligen Kindern im Grundschulalter. In: Lüpke/Voß (1994 b), 162-176

– (Hrsg.) (1995): Das Recht des Kindes auf Eigensinn. Die Paradoxien von Störung und Gesundheit. 2. Aufl. E. Reinhardt, München/Basel

Winnicott, D. W. (1988): Von der Kinderheilkunde zur Psychoanalyse. Fischer, Frankfurt/M.

Wolf, G. (1988): Neurobiologie. Bibliographisches Institut, Leipzig

Zangerle, H. (1993): Tröpfchen, Kügelchen, Krabbelübungen – und Philipp zappelt nicht mehr? Behinderte in Familie, Schule und Gesellschaft 5, 71-75

Zeitler, P. (Hrsg.) (1991): Erinnerungen an Elsa Gindler. Aus den Schriften der Sensory Awareness Foundation. Selbstverlag, München

Zentner, M. R. (1993): Passung: Eine neue Sichtweise psychischer Entwicklung. In: Petzold (1993), 157-194

Zimmer, K. (1992): Gute Bindungen machen selbständig. Die Zeit, Nr. 40, 25. Sept., S. 39

– (1993): Die Schule der Sinne. Gleichgewicht. Geo Wissen. Kindheit und Jugend, Nr. 2, 37-39

Zimmer, R. (1988): Hyperaktive Kinder: bewegungsfreudig oder verhaltensauffällig? Grundschule 3, 13-16

Die Bedeutung des Selbstkonzeptes für die Entwicklung hyperaktiver Kinder

Von Renate Zimmer

Bewegungsfreude ist ein Kennzeichen der Entwicklungsphase Kindheit. Kinder brauchen Bewegung, um die Welt und sich selber kennenzulernen. Aber: Ist da ein Zuviel an Bewegungslust, sind die Bewegungshandlungen ungesteuert, zu wenig kontrollierbar, dann wird aus dem Quell der Freude schnell eine Belastung – für die Umwelt und in der Folge auch für die Kinder selbst.

Hyperaktivität bereitet Kindern oft bereits früh in ihrer Entwicklung Probleme. In der Familie wird ihr Verhalten als Störung empfunden, im Kindergarten ecken sie aufgrund ihrer Impulsivität bei anderen Kindern an, in der Schule fallen ihnen das Stillsitzen, die Konzentration und die Anpassung an soziale Regeln schwer.

Ihre mangelnde Impulskontrolle gerade im grobmotorischen Bereich läßt sie oft auch bei den Mitschülern anecken. Trotz ihrer Bewegungsfreude erfahren sie sich selbst bei motorischen Anforderungen, bei Bewegungsspielen auf dem Schulhof und auch im Sportunterricht als wenig erfolgreich. Die Folgen sind gravierend:

Das Gefühl, von anderen nicht akzeptiert zu werden, ihnen z. T. sogar zur Last zu fallen, stellt für die Kinder eine emotionale Belastung dar. Ständige Ermahnungen und Maßregelungen lassen das Vertrauen in die eigenen Fähigkeiten sinken. Selbst offensichtlich kaum etwas an der Ungeschicklichkeit und Unruhe ändern zu können, weckt in ihnen die Vorstellung, hilflos ihrem Schicksal ausgeliefert zu sein.

Die Ablehnung durch die soziale Umwelt läßt die Gefahr entstehen, daß die zunächst auf einzelne Bereiche beschränkten negativen Erfahrungen generalisiert werden. Ein ungesteuertes Bewegungsverhalten, das zudem mit der Erfahrung verknüpft ist, in der Gruppe der Gleichaltrigen nicht akzeptiert zu sein, wirkt sich in hohem Maße negativ auf die Selbstwahrnehmung eines Kindes aus.

Wo auch immer die Ursache hyperaktiven Verhaltens liegen mag und wie verschiedenartig das Erscheinungsbild der betroffenen Kinder auch ist, in fast allen Fällen zählt ein Mangel an Selbstbewußtsein, ein geringes Selbstwertgefühl zu den gravierenden Problemen, die den Lebensalltag der Kinder und ihrer Familien belasten. Offensichtlich sind mit den Primärsymptomen Bewegungsunruhe, Aufmerksamkeitsstörung, mangelnde Impulskontrolle so viele Mißerfolgserlebnisse und Frustrationen verbunden, daß die Kinder ein negatives Bild über die Fähigkeiten und Leistungen, ja allgemein über ihre Wertigkeit entwickeln.

Berücksichtigt man, daß gerade in den ersten Lebensjahren Körper- und Bewegungserfahrungen die Basis der Identitätsentwicklung darstellen, dann ist es verständlich, daß die meisten hyperaktiven Kinder auch Probleme mit der Akzeptanz ihrer Person haben. Ein negatives Selbstkonzept entsteht leicht als Sekundärstörung aus der Erfahrung der Ablehnung der körperlich-motorischen Besonderheiten. Das Selbstkonzept entwickelt sich aus den Erfahrungen, die das Kind im Hinblick auf seine körperlichen Fähigkeiten und Handlungen in den ersten Lebensjahren macht. Körpererfahrungen können als früheste Stufe der Selbstentwicklung angesehen werden.

Bei allen therapeutischen und pädagogischen Bemühungen um die Förderung und Unterstützung hyperaktiver Kinder muß daher dem Aufbau eines positiven Selbstkonzeptes eine besondere Bedeutung beigemessen werden. Diese Überlegungen bilden den Ausgangspunkt aller Maßnahmen im Rahmen psychomotorischer Förderung. Insbesondere die „Kindzentrierte Psychomotorische Therapie" – wie sie von uns an anderer Stelle (Volkamer/Zimmer 1986; Zimmer 1994 b) benannt worden ist – verfolgt das Ziel, die Grundlagen für ein stabiles positives Selbstkonzept zu legen.

Entwicklung des „Selbst"

Über die Erfahrungen, die das Kind mit seinem Körper macht, entwickelt es ein Bild von den eigenen Fähigkeiten, es erhält eine Vorstellung von seinem „Selbst" (Filipp 1984; Paulus 1986). Es macht die Erfahrung von Können und Nichtkönnen, von Erfolg und Mißerfolg, von seiner Leistungsfähigkeit und seinen Grenzen.

Kinder erleben durch ihre körperlichen Aktivitäten, daß sie selbst imstande sind, etwas zu leisten, ein Werk zu vollbringen, daß sie mit ihren Handlungen etwas bewirken können. Bereits im Kleinkindalter äußert sich das Bemühen um Selbständigkeit am deutlichsten in körperlich-motorischen Handlungen. Sich alleine anziehen, ohne fremde Hilfe laufen, auf eine Mauer klettern und wieder hinunterspringen – dies sind körperliche Errungenschaften, die dem Kind (und auch seinen Eltern und Bezugspersonen) schrittweise die zunehmende Unabhängigkeit beweisen. Der Aufbau des „Selbst" ist beim Kind wesentlich geprägt von den Körpererfahrungen, die es in den ersten Lebensjahren macht. Die über Körper und Bewegung gemachten Erfahrungen können damit auch als Grundlage der kindlichen Identitätsentwicklung angesehen werden. Neubauer (1976) betrachtet Körpermerkmale und körperliche Fähigkeiten als „Ankervariablen" für die Entwicklung des Selbstkonzeptes. Unter Selbstkonzept wird dabei das Bild, das ein Kind sich von seiner Person macht, verstanden.

Bedeutung des Selbstkonzeptes

Ob sich ein Kind für „stark" oder „schwach" hält, welche Eigenschaften es sich zuschreibt, wie es sich einschätzt und welche Erwartungen es an sich stellt – dies alles hängt eng zusammen mit dem Bild, das ein Kind von sich selbst hat. Im Selbstbild spiegeln sich die Erfahrungen wider, die ein Kind mit seiner physikalischen und materialen Umwelt gewonnen hat, ebenso aber auch die Erwartungen, die von der Umwelt an das Kind herangetragen worden sind. So entwickelt jeder Mensch im Laufe seiner Biographie ein System von Annahmen über seine Person, er gibt sich quasi eine Antwort auf die Frage „Wer bin ich?". Um zu einer solchen „Theorie" über sich selbst zu kommen, stehen ihm unterschiedliche Informationsquellen zur Verfügung (vgl. Zimmer 1994 a):

– Informationen über die sensorischen Systeme,
– Erfahrungen der Wirksamkeit des eigenen Verhaltens,
– Vergleichen und Sichmessen mit anderen,
– Zuordnung von Eigenschaften durch andere.

Das „Körperselbst"

Die ersten Erfahrungen über die eigene Existenz macht das Kind über seine sensorischen Systeme und seinen Körper. Der Körper gilt als eines der elementarsten und wichtigsten Experimentiergebiete des Menschen zum Aufbau des „Selbst": „Die ersten entscheidenden Eindrücke zur Differenzierung zwischen dem eigenen Körper als Gegenstand und den übrigen Gegenständen setzen schon sehr früh ein. Von besonderer Bedeutung ist dabei die beginnende Unterscheidung zwischen dem eigenen Körper und den übrigen Gegenständen, die Körperempfindungen hervorrufen (z. B. Schmerz, Kälte, Wärme)" (Neubauer 1976, 72). Die Erfahrungen, die das Kind in den ersten Lebenswochen über seine sensorischen Systeme macht, führen zur ersten Stufe in der Entwicklung des Selbst, dem „Körperselbst". Das Kind macht sich ein Bild von seinem Körper, seiner Stimme, den Körpergrenzen und seiner Lage im Raum.

Das Körperselbst bildet die Basis für das Bewußtsein der eigenen Person. Durch die Wahrnehmung des Körpers ist dem Säugling und dem Kleinkind die Unterscheidung von Ich und Umwelt möglich. Der Körper ist das Bindeglied zwischen dem Selbst und der Umwelt, er vermittelt zwischen „innen" und „außen". Das Kind wird zum Objekt seiner eigenen Wahrnehmung – zu beobachten ist dies z. B. beim Spiel des Kleinkindes, wenn es taktil den eigenen Körper untersucht.

Die Wirksamkeit der eigenen Handlungen erfahren

Gerade in Bewegungshandlungen erleben Kinder, daß sie Ursache bestimmter Effekte sind. Im Umgang mit Dingen, Spielsituationen und Bewegungsaufgaben rufen sie eine Wirkung hervor und führen diese auf sich selbst zurück. Das Handlungsergebnis verbinden sie mit dem eigenen Können – und so entsteht ein erstes Konzept eigener Fähigkeiten. Sie lernen im Experimentieren und Ausprobieren: Ich habe eine Aufgabe geschafft, ich kann etwas – und dieses Gefühl stellt die Basis für das Selbstvertrauen bei Leistungsanforderungen dar. Das „Konzept" von Fähigkeiten, Begabungen und dem eigenen Können muß nicht immer auch ein genaues Abbild der tatsächlichen Fähigkeiten sein. Es entsteht vielmehr aus der Bewertung der eigenen Handlungen und Leistungen und dem Vergleich mit anderen.

Vergleichen und Sichmessen mit anderen

Mit einer Bewertung der eigenen Fähigkeiten durch andere Personen wird das Kind außerhalb der Familie vor allem im Kindergarten und in der Schule konfrontiert. Hier bahnt sich ein Vergleich mit anderen Gruppenmitgliedern an: Das Kind sieht, ob es schneller oder langsamer als andere ist, ob es in seiner Geschicklichkeit mit anderen mithalten kann. In solchen Situationen ist es wichtig, die Aufmerksamkeit des Kindes auf die eigenen Fähigkeiten und ihre Weiterentwicklung zu lenken, damit anstelle des interindividuellen Vergleichs der intraindividuelle Leistungsfortschritt wahrgenommen wird.

Zuordnung von Eigenschaften durch andere

Entscheidend für die Selbstbewertung ist auch das Bild, das sich andere nach den eigenen Vorstellungen von einem machen. So sieht das Kind sich selbst oft im Spiegel seiner Spiel- und Klassenkameraden. Obwohl es objektiv vielleicht gar nicht ungeschickt oder unbeholfen ist, schätzt es sich doch selbst so ein, wenn es von den Eltern, der Erzieherin, den Lehrern oder anderen Kindern so beurteilt wird. So bestimmen nicht nur die objektiven Leistungen und körperlichen Fähigkeiten das kindliche Verhalten, sondern auch die Annahme, wie andere es einschätzen (Mrazek 1986). Die unterschiedlichen Wertschätzungen, die das Kind wahrnimmt, können dazu führen, daß es fremde Wertmaßstäbe übernimmt und die eigene Bewertung des Selbst danach ausrichtet.

Unter Berücksichtigung dieser Überlegungen ist zu bedenken, daß das Selbstkonzept zur „Sich selbst erfüllenden Prophezeiung" werden kann. Besonders deutlich wird dies bei Kindern, die körperliche und motorische Schwächen haben: Spiel und Bewegung stellen für Kinder bedeutsame Situationen dar, in denen Anerkennung und Prestige häufig über körperliche und motorische Fähigkeiten und Leistungen erreicht werden.

In einem Alter, in dem Geschicklichkeit, körperliche Leistung und motorische Fähigkeiten sehr hoch im Kurs stehen, wirkt sich die Erfahrung körperlicher Unterlegenheit, Ängstlichkeit und Unsicherheit schnell auf das Selbstbild des Kindes und ebenso auf den sozialen Status und die Position in der Gruppe aus.

Bei hyperaktiven Kindern besteht die Gefahr, daß durch häufige Mißerfolgserlebnisse oft unbewußt ein negatives Selbstkonzept aufgebaut worden ist. Ein Kind, das von seinen Spielkameraden oder auch von den Erwachsenen als Tolpatsch oder Schwächling eingestuft wird, von dem Leistungen und Fertigkeiten erst gar nicht erwartet werden, fühlt sich auch selbst als Versager. Einige dieser Kinder reagieren mit Resignation und Rückzug, andere wiederum versuchen, das Gefühl der eigenen Minderwertigkeit zu kompensieren, indem sie aggressiv werden und ihre motorische Unterlegenheit durch körperliche Angriffe auf andere zu verdecken suchen. Motorische Anforderungen werden aus Angst vor neuen Mißerfolgserlebnissen gemieden, durch mangelnde Übung wird schließlich der Leistungsabstand zu den Gleichaltrigen noch größer – ein Teufelskreis, aus dem es ohne Hilfe von außen meist kein Entrinnen gibt.

Auswirkungen des Selbstkonzeptes auf die Selbstwahrnehmung

Kinder wie Erwachsene werden in ihrem gesamten Verhalten sehr von ihrem Selbstkonzept beeinflußt. Ihre Zufriedenheit, ihre Ausgeglichenheit, die Art und Weise, mit Problemen umzugehen oder sich mit neuen Situationen auseinanderzusetzen ist davon abhängig, wie sie sich selbst wahrnehmen, einschätzen und bewerten. So erleben Kinder mit einem eher negativen Selbstkonzept unbekannte Situationen und neue Anforderungen häufiger als bedrohlich, sie fühlen sich ihnen nicht gewachsen und geben leichter auf; auf Kritik und Mißerfolg reagieren sie unangemessen empfindlich und besitzen eine nur geringe Frustrationstoleranz. Kinder mit positivem Selbstkonzept gehen dagegen mit geringerer Ängstlichkeit und größerer Energie an neue Aufgaben heran und sind auch bei Mißerfolgen nicht so leicht zu entmutigen. Besonders schwerwiegend ist, daß das Selbstkonzept meist sehr stabil und änderungsresistent ist. Die meisten Menschen tendieren dazu, eine gewisse Grundeinstellung sich selbst gegenüber beizubehalten und spätere Erfahrungen so zu steuern, daß eine Übereinstimmung zwischen dem Selbstkonzept, dem eigenen Verhalten und den Erwartungen von seiten anderer besteht, sie versuchen also „mit sich selbst identisch zu bleiben". Zudem sind Einstellungen, die bereits in der frühen Kindheit erworben wurden, am schwierigsten zu ändern (Epstein 1984).

Kindheitserfahrungen sind auch deswegen von besonderer Bedeutung, weil Kinder unangemessene Generalisierungen vornehmen. Negative Erfahrungen, die sie z. B. aufgrund ihrer körperlichen Fähigkeiten machen, übertragen sie leicht auch auf andere Gebiete. So befürchten sie schließlich nicht nur bei Bewegungsspielen, von den anderen nicht anerkannt zu werden, sondern ziehen sich auch bei anderen Aktivitäten in der Gruppe zurück oder reagieren – wie oben beschrieben – mit Aggressivität und störendem Verhalten, um so die Anerkennung der anderen zu erhalten.

Vor allem die Ursachen für Erfolg und Mißerfolg werden unterschiedlich erklärt: Kinder mit positivem Selbstkonzept sehen Erfolge als Resultat ihrer eigenen Anstrengung und als Bestätigung ihrer Leistungsfähigkeit. Mißerfolg erklären sie eher mit „Zufall" oder „Pech" und betrachten ihn nicht als repräsentativ für ihre Fähigkeiten. Im Gegensatz dazu relativieren Kinder mit negativem Selbstkonzept – wenn sie tatsächlich einmal Erfolg haben – die Schwierigkeit einer Aufgabe, machen Glück oder Zufall dafür verantwortlich und schreiben ihn weniger sich selbst zu; Mißerfolg interpretieren sie als Beweis für das eigene Unvermögen; sie führen ihn oft auf mangelnde Begabung zurück. Bei niedrigem Selbstkonzept ist die Erfolgserwartung des Kindes in der Regel niedriger als bei hohem Selbstkonzept, was wiederum Konsequenzen für die Erwartungshaltung von seiten der sozialen Umwelt hat, denn wer sich selbst nichts zutraut, dem trauen auch andere nicht viel zu (Zimmer 1994 a).

Hilfen zum Aufbau einer positiven Selbstwahrnehmung

Eine wesentliche Vorbedingung für die Entwicklung eines positiven Selbstwertgefühls ist das Bereitstellen von Situationen, in denen das Kind selbst aktiv werden kann. Für ein Kind ist es wichtig zu erfahren, daß seine Motive und Handlungsimpulse in ein (aus seiner Sicht) sinnvolles Verhalten umgesetzt werden können. Selbständigkeit, Entscheidungsfähigkeit und Planung des eigenen Verhaltens können von einem Kind nur dann gelernt werden, wenn ihm ein entsprechender Handlungsspielraum zu Verfügung steht (Neubauer 1976). Dies heißt allerdings nicht, daß man das Kind im Sinne eines „Laisser-faire" einfach sich selber überlassen sollte. Eine völlig offene Situation, die weder durch konkrete Aufgabenstellungen noch durch äußere Grenzen eingeengt ist, überfordert das Kind. Ein möglichst großer Handlungsspielraum innerhalb einsichtiger und sinnvoller Grenzen, die z. B. vom Material, von strukturierten Angeboten und den Anregungen des Erwachsenen und der anderen Kindern ausgehen können, gibt ihm dagegen die Freiheit der Entscheidung, aber auch Hilfen für die selbständige Bewältigung der Situation.

Welcher Schwierigkeitsgrad gewählt wird, wie sich das Kind in ein Spiel einbringt, welche Rollen es übernimmt – diese Handlungen sind beeinflußt von der Sicherheit, die das Kind über seine motorischen Fähigkeiten errungen hat. Das Erfahren von Kompetenz und Selbstwirksamkeit löst beim Kind eine Veränderung der Selbstwahrnehmung aus.

Psychomotorische Förderung

Körper- und Bewegungserfahrungen stellen aus der Sicht der Psychomotorik für das Kind nicht nur wichtige Medien der Aneignung der Wirklichkeit dar, sie werden auch als Grundlage der Identitätsentwicklung angesehen. Psychomotorische Förderung verfolgt das Ziel, über Bewegungserlebnisse zur Stabilisierung der Persönlichkeit des Kindes beizutragen, also eine Verbesserung des Selbstwertgefühls und eine Stärkung des Selbstvertrauens zu erreichen. Darüber hinaus soll jedoch auch der Ausgleich und die Bewältigung motorischer Schwächen und Störungen ermöglicht werden. Das primäre Bestreben ist dabei, beim Kind – so wie es in einer klientenzentrierten Therapie angestrebt wird – Selbstheilungskräfte freizusetzen (Schmidtchen 1991) und dadurch mehr Autonomie, Selbstakzeptanz und bewußtes Erleben zu entwickeln.

Hier unterscheidet sich die Psychomotorische Therapie von anderen Therapierichtungen wie z. B. der Verhaltenstherapie, die stärker mit Mitteln der Fremdsteuerung arbeitet. Bewegung und Spiel gehören zu den unmittelbaren Äußerungsformen des Kindes und unterstützen daher das selbständige Tun und die Eigenaktivität. Das Kind hat hier – anders als in vielen anderen, verbal orientierten Therapierichtungen – die Chance, auf der Basis des eigenen Handelns zu lernen.

In der Psychomotorik wird das Kind als handelndes Subjekt verstanden, das Verantwortung übernehmen und auch für sich selbst entscheiden kann. Aus dieser Sicht ist das Kind ein sich selbst gestaltendes Wesen, das fähig ist, sich selbst zu regulieren. Damit wird selbstbestimmtes und eigenverantwortliches Handeln nicht nur Ziel, sondern auch Methode der Fördermaßnahme.

Wenn Kinder also nicht als Träger bestimmter Bewegungsstörungen oder Verhaltensauffälligkeiten gesehen werden, sondern als individuelle Personen mit einer eigenen Lebensgeschichte und spezifischen Bedürfnissen, Hoffnungen und Ängsten, ergeben sich daraus auch ganz konkrete Konsequenzen für pädagogische bzw. therapeutische Maßnahmen.

Im Mittelpunkt steht die Frage, wie der Pädagoge und Therapeut dem Kind helfen kann, damit es sich seinen Möglichkeiten entsprechend mit vorhandenen Problemen besser zurechtfinden, seine Handlungskompetenz erweitern und sie richtig einsetzen kann. An die Stelle einer Behandlung tritt die Befähigung zum möglichst selbständigen Handeln, und zwar sowohl auf motorischer wie auch auf sozial-emotionaler und kognitiver Ebene. Durch die Bevorzugung des Mediums Bewegung, die Orientierung an der kindlichen Erlebnisfähigkeit und die Unterstützung der Eigenaktivität des Kindes wird die Förderung eher als Spiel denn als „Behandlung" wahrgenommen.

So nimmt denn auch das Spiel in der Psychomotorischen Therapie einen besonderen Stellenwert ein. Das Spiel fordert die Eigenaktivität des Kindes heraus; je jünger Kinder sind, um so mehr ist ihr Spielen mit Bewegung verbunden. Spiel ist Bewegung – immer innere, zumeist auch äußerlich sichtbare Bewegung. Sich Bewegen und Spielen ist für Kinder meist eine Sache. Spiel und Bewegung sind immer auch ein Erproben der eigenen Fähigkeiten und Kräfte. Das Kind übt seine Geschicklichkeit, es erlebt Erfolg und Mißerfolg und macht so die Erfahrung des Selber-Ursache-Seins. Indem es die Wirkung seiner Handlungen unmittelbar erfährt, erlebt das Kind sie als selbst bewirkt; Erfolg und Mißerfolg können auf die eigene Person zurückgeführt werden. Je häufiger ein Kind die Erfahrung macht, daß seine Handlungen etwas bewirken und Konsequenzen nach sich ziehen, um so eher wird es Vertrauen in sich selbst gewinnen und damit auch ein positives Bild von sich selbst entwickeln.

Vor einer unreflektierten Idealisierung der Einflüsse von Spiel und Bewegung muß allerdings gewarnt werden: Spiel und Bewegung *können* Erfolgserlebnisse, eine Erhöhung des Selbstwertgefühls und des Selbstvertrauens bedeuten, aber auch genau das Gegenteil zur Folge haben, also Mißerfolgserlebnisse mit sich bringen und zur Selbstwertverletzung, zum Verlust des Vertrauens in die eigenen Fähigkeiten führen.

Bei Spiel und Bewegung handelt es sich also um elementare kindliche Ausdrucksformen, die jedoch nicht schon automatisch wünschenswerte pädagogische bzw. therapeutische Wirkungen haben; diese erhalten sie vielmehr erst dann, wenn bestimmte Rahmenbedingungen eingehalten werden:

Merkmale des Spiels in der psychomotorischen Therapie

1. Individuelle Sinngebung und Bedeutungsoffenheit

Im Spiel werden häufig fiktive Situationen geschaffen, die für das Kind eine symbolische Bedeutung haben. Dabei spielen Erlebnisse des Kindes, Erinnerungen und auch Vorstellungen eine wesentliche Rolle. Handlungen erhalten eine Bedeutung, die seine Umgebung in einen neuen Sinnzusammenhang stellen. Das Kind spielt Realsituationen nach, arbeitet dabei Erlebtes auf.

Andererseits geben die Symbol- und Rollenspiele auch die Gelegenheit, Handlungsalternativen auszuprobieren: Die Kinder ahmen nicht nur die Rollen ihrer Bezugspersonen oder von bestimmten Tieren nach, sie identifizieren sich auch mit der übernommenen Rolle: Sie *sind* wilde Löwen, ein Polizist, Kung Fu oder Batman. Diese Rollen und Situationen werden in Bewegung dargestellt, mit körperlichen und gestischen Mitteln zum Ausdruck gebracht (dramatisierende Spiele), und bieten so die Gelegenheit zum Erproben von Verhaltensweisen, die in der Realität kaum erreichbar erscheinen.

2. Umkehrung üblicher Einfluß- und Machtbeziehungen

Im Spiel können sich Ereignisse und Rollen umkehren, sie können entsprechend den Absichten und Vorstellungen des Kindes behandelt werden und nicht so, wie sie sich normalerweise ereignen. Damit wird dem Kind das Erproben neuer Verhaltensmuster möglich, ohne die fatalen Folgen, die ihre Anwendung im Ernstfall haben kann. So ermöglicht die Darstellung von Tieren dem Kind, in die Rolle des Stärkeren, aber auch des Schwächeren zu schlüpfen. Spielt es z. B. ein aggressives, unbesiegbares Tier, können in ihm Fähigkeiten (z. B. Durchsetzungsvermögen) geweckt werden, die es sich selbst im Alltag kaum zutrauen würde. Oft übernimmt es auch die Rolle dessen, vor dem es sich im Alltag fürchtet. Es spielt einen bösen Hund, eine Hexe oder einen Räuber. Mit der Reproduktion und auch der Vorwegnahme von angstbesetzten Situationen kann das Kind Spannungen abbauen, Aggressionen abreagieren, unerfüllte und unerlaubte Wünsche in konkreter und symbolischer Form realisieren und so sein seelisches Gleichgewicht stabilisieren (Zimmer 1992).

3. Entscheidungsfreiheit und Freiwilligkeit

Zum Spielen kann man kein Kind zwingen. Spielen geschieht grundsätzlich freiwillig, und dieser Grundsatz der Entscheidungsfreiheit sollte auch in der Psychomotorischen Therapie beachtet werden. Einen freien Willen haben und diesen auch einsetzen zu können, gibt dem Kind die Gewißheit, daß es ernstgenommen wird, daß nicht der Erwachsene für es Entscheidungen trifft, sondern daß es selber über das, was sein Leben betrifft, mitbestimmen darf. Nur eine lustvolle, freiwillige Teilnahme an einer Fördermaßnahme hat Chancen, langandauernde, die ganze Person des Kindes betreffende Entwicklungsfortschritte zu erreichen.

Im Spiel überwinden Kinder Widerstände, denen sie in der Realität ausweichen würden. Andererseits üben sie mit Ausdauer Fertigkeiten, die sie für eine Spielhandlung brauchen. Der Aufschub von Bedürfnisbefriedigung, das Setzen langfristiger Ziele gelingt im Spiel oft viel leichter, während es in der Realität noch Schwierigkeiten bereitet. Freiwilligkeit und Entscheidungsfreiheit garantieren einem Kind, daß die Sache, für die es sich entschieden hat, *seine* Sache ist. Über ihren Körper haben Kinder in ihrer Entwicklung Unabhängigkeit von den Erwachsenen erreicht. Ihre zunehmende Bewegungsbeherrschung macht sie unabhängiger vom elterlichen „Gängelband". „Selber machen" ist ein verbaler Ausdruck des kindlichen Strebens nach Selbständigkeit. Sie erleben ihren Körper dabei als unmittelbar zu ihnen selbst gehörend, über ihn können sie verfügen, ihre Bewegung zunehmend besser beherrschen.

4. Ambivalenz der Spielsituation

Die Motivation zur Beteiligung am Spiel geht in der psychomotorischen Therapie vom Erlebnisgehalt der Spielsituation aus. Das Spiel ist spannend, wenn sein Ausgang offen ist, der Grad der Spannung jedoch vom Kind selbst reguliert werden kann. Spannung, Aufregung, Erregung entstehen, wenn man unsicher ist, ob ein Problem bewältigt, eine selbstgestellte Aufgabe erfüllt werden kann. Die Spannung darf allerdings nicht zu groß, zu langandauernd sein, die Anforderungen dürfen das Kind weder unter- noch überfordern, da sonst die Ambivalenz aufgehoben wird, das Spiel wird uninteressant oder von den Kindern abgebrochen. Bewegungsangebote müssen daher immer einen „passenden" Schwierigkeitsgrad haben, der bei den Kindern die Spannung des Gelingens oder Nichtgelingens erzeugt. Da im Rahmen einer Gruppentherapie die Leistungsvoraussetzungen immer so heterogen sein werden, daß es nie nur einen für alle passenden Schwierigkeitsgrad geben kann, sollten die Angebote unterschiedliche Lösungsmöglichkeiten eröffnen.

Diese vier Merkmale bestimmen die Konzeption der Psychomotorischen Therapie in hohem Maße. Sie haben Konsequenzen sowohl für das Therapeutenverhalten als auch für die inhaltliche Gestaltung.

Handeln in sinnhaften Zusammenhängen

In der Psychomotorischen Therapie wird eine vorbereitete Umgebung geschaffen, die dem Kind spontanes Handeln erlaubt. Das Handlungsfeld, der Spielraum wird vom Therapeuten vorbereitet, das Kind bestimmt jedoch selbst, wie es das Angebot aufnimmt und ausgestaltet. An die Stelle des Trainings defizitärer Funktionen in mehr oder weniger sinnreduzierten Handlungszusammenhängen (Kautter et al. 1988, 230) werden die Bewegungsangebote in komplexere Situationen, deren Sinn das Kind bestimmt, eingebettet.

Wenn Entwicklung vom Kind selbst mitgestaltet werden kann, dann müssen dem Kind Gelegenheiten zum spontanen Handeln angeboten werden, die ihm sinnvolle, interessante Erfahrungen ermöglichen. Wenn Entwicklung eine schöpferische Arbeit des Kindes ist (diese Arbeit setzt jedoch eine bestimmte fördernde Haltung der Umwelt voraus), dann muß dem Kind auch Spielraum zur freien Entscheidung gegeben werden. Daher ist die psychomotorische Förderung hinsichtlich der Inhalte und des Therapeutenverhaltens so zu konzipieren, daß folgende Erfahrungen möglich sind: Das Kind sollte

– sich selbst als Verursacher einer Handlung erleben,
– Erfolge und Mißerfolge einer Handlung auf die eigene Person zurückführen können,
– sich mit eigenen Wertmaßstäben auseinandersetzen und das eigene Verhalten daran orientieren,
– Verantwortung für das eigene Handeln übernehmen,

– Alternativen für störende Verhaltensweisen kennenlernen und in das eigene Verhalten integrieren.

Diese Forderungen führen in Zusammenhang mit den zuvor genannten konstituierenden Merkmalen des Spiels zu folgenden – für die konkrete Therapiesituation wesentlichen – Regeln und Prinzipien (Volkamer/Zimmer 1986):

1. Die Entscheidung über die Teilnahme liegt beim Kind

Grundsätzlich sollte das Kind selbst entscheiden können, ob und in welcher Form es sich an dem Bewegungsangebot und den Spielsituationen innerhalb der Psychomotorischen Therapie beteiligt. Im Vertrauen auf den Aufforderungscharakter der Geräte und Spielsituationen kann der Therapeut in Ruhe abwarten, in welcher Form das Kind aktiv wird. Einige (vor allem jüngere) Kinder brauchen zunächst einmal Zeit zum Zuschauen und beteiligen sich dann, wenn sie sich frei von Druck und Zwang fühlen, ganz von selbst. Der Therapeut kann zwar „Brücken bauen", indem er dem Kind z. B. einen Ball oder ein Rollbrett zurollt oder sich unaufdringlich als Spielpartner anbietet, er sollte das Kind jedoch auf keinen Fall zu überreden versuchen oder in ihm Schuldgefühle wecken, wenn es entscheidet, sich an den Angeboten zunächst nicht zu beteiligen.

2. Handlungsimpulse kommen vom Kind

Der Therapeut strukturiert und organisiert die Situation nur insoweit, als er zur Aktivität anregende Materialien und Geräte bereitstellt. Im Vordergrund steht die Eigenaktivität und das selbständige Handeln der Kinder; der Therapeut greift von den Kindern kommende Impulse auf, beteiligt sich an den Spielhandlungen und kommentiert sie so, daß das Kind in seiner Tätigkeit verstärkt wird. Er arrangiert die Bewegungssituationen so, daß das Kind ermutigt wird, seine Leistungsgrenzen selbst zu erkennen und seine Handlungskompetenz zu erweitern. Die Erfahrung, selbst Verursacher bestimmter Handlungseffekte zu sein (z. B. einen Sprung aus der Höhe auf eine „fahrende Matte" gewagt und geschafft zu haben), trägt in hohem Maße zur Verbesserung des Selbstwertgefühls des Kindes bei.

Eine unter diesen Voraussetzungen gestaltete Psychomotorische Therapie rückt das Kind in das Zentrum seiner Handlungen. Es macht die Sache zu der seinen. Indem es sich mit seiner Tätigkeit identifizieren kann, anstatt sich fremdbestimmt und außengesteuert zu erleben, findet es auch zu seiner Identität.

3. Vermeiden von Bewertung – Verstärken der Eigentätigkeit

Die Bekräftigung des kindlichen Verhaltens sollte von der Tätigkeit an sich ausgehen, um den Aufbau eines positiven Wertsystems zu fördern. Auch wenn es zunächst einsichtig erscheint, daß Lob und Belohnungen das Lernen des Kindes unterstützen und sein Verhalten in eine bestimmte Richtung lenken, sollte auch die Gefahr gesehen werden, daß zu häufiges Loben ein Kind abhängig machen kann von äußeren Bewertungen. Das Kind lernt auf diese Weise, daß eine Leistung, eine Idee, eine Spielhandlung nur dann etwas wert ist, wenn der Therapeut es mit dem Kommentar „gut" oder „prima" versehen hat.

Das Kind sollte vielmehr unabhängig von der Bewertung durch andere Befriedigung aus der eigenen Tätigkeit gewinnen, sich vom Erwachsenen akzeptiert fühlen und gleichzeitig sich selbst und seine Tätigkeit als sinnvoll erleben, um auf diesem Wege zu lernen, sich selbst zu akzeptieren. Dies heißt auch, daß der Therapeut den Sinn, den das Kind seinen Handlungen beimißt, akzeptieren und dem Kind seine vorbehaltlose Wertschätzung unabhängig von dessen objektiven Leistungen zeigen sollte.

4. Festlegen von Grenzen

Grenzen werden in der Therapiestunde nur dort gesetzt, wo sie zum Schutz der anderen Gruppenmitglieder und der Materialausstattung notwendig sind, und die Mitverantwortung des Kindes verdeutlichen. Verboten sind z. B. das mutwillige Zerstören von Geräten und aggressives Verhalten gegenüber anderen Kindern.

Solche Einschränkungen sind den Kindern zwar meistens einsichtig, sie werden aber trotzdem nicht immer befolgt. Werden die Vereinbarungen in den Therapiestunden dann überschritten, müssen die Kinder auf die Abmachungen hingewiesen und ihnen – sofern nötig – Konsequenzen aufgezeigt werden. Manchmal können Rituale, wie sie z. B. im Fußball üblich sind, hilfreich sein, um die Regelübertretung zu ahnden, ohne daß das Kind sich persönlich angegriffen fühlt. Die Grenzen sollten auf das Nötigste beschränkt bleiben, den Kindern aber klar sein, eindeutige Verhaltensweisen erfordern und auch Konsequenzen nach sich ziehen.

Psychomotorik als Hilfe zur Selbsthilfe

Die Psychomotorische Therapie ist eine erlebnisaktivierende Therapie. Das Kind wird durch die Bewegungsangebote zur spontanen Aktivität aufgefordert und dabei auch mit Spielsituationen konfrontiert, die Mut erfordern, gleichzeitig aber auch Freude und Lust vermitteln. Es entscheidet dabei aber selbst, was es sich zutraut und wo es sich (noch) zurückhält. Die Bewegungssituationen ermöglichen dem Kind, eine Balance zwischen Hilfe und Selbsthilfe herzustellen und zunehmend auch in Problemsituationen selbständiger zu agieren. Die Aufgabe des Therapeuten ist hier, dem Kind zu helfen und zu erkennen, wo der Übergang von der Fremdhilfe zur Selbsthilfe liegt, und die Bedingungen so auf die Fähigkeiten der Kinder abzustimmen, daß sie sich möglichst viel selbst helfen können. Der Therapeut unterstützt das Bestreben des Kindes, eine Aufgabe alleine zu meistern (oder er versucht, den Wunsch zu wecken). Er gibt jedoch kaum Anweisungen, sondern eher indirekte Hilfen durch verbale Kommentare, Reflexionen, Informationen.

Auch bei solchen intrinsisch motivierten Spiel- und Bewegungshandlungen werden die motorischen Fähigkeiten der Kinder gefördert und ihr allgemeines Leistungsniveau – gleichsam nebenbei – verbessert. Anders als bei einem Funktionstraining zum Ausgleich von Bewegungsstörungen oder motorischen Auffälligkeiten wird das Kind in der Psychomotorischen Therapie jedoch nicht als Objekt therapeutischer Bemühungen gesehen.

Kinder handeln in ganzheitlichen Bedeutungszusammenhängen. Sie erleben eine Spielsituation als Ganzes, das Rollbrett ist für sie kein Gerät, mit dem sich Orientierung im Raum, Koordination oder Raum-Lage-Wahrnehmung üben läßt, es erhält vielmehr eine symbolische Bedeutung. Meist ist es ein Auto, das man kreuz und quer durch den Raum steuern kann und das vielerlei Geräusche produziert. Wenn die Rollbretter unterschiedliche Farben haben, ergeben sich aus diesen neue Spielideen: Die roten Rollbretter stellen die Feuerwehr dar, die grünen die Polizei, die gelben ADAC-Autos, die andere abschleppen können. So ergeben sich schnell komplexe Szenen, die denen des alltäglich erlebten Straßenverkehrs ähneln. Das Abschleppen ermöglicht Interaktionen zwischen den Kindern, die die Übernahme unterschiedlicher Rollen ermöglichen.

Aber auch hier ist klar, daß ein Autofahrer lenken, bremsen und ausweichen können muß, daß er um Hindernisse herumfahren und Zusammenstöße vermeiden sollte. Also ergibt sich aus der Idee „Autofahren" bereits eine ganze Palette von Handlungsmöglichkeiten, die einerseits die Steuerungsfähigkeit der Bewegung üben, andererseits jedoch genügend Spielraum lassen für eigene Spielimpulse, Ideen und Situationsdeutungen. Motorische Förderung wird hier in einen dem Kind einsichtigen Sinnzusammenhang gestellt und nicht als isoliertes Funktionstraining aufgefaßt. Die Spielanlässe tragen dazu bei, daß Kinder in ihrer motorischen, aber auch in ihrer sozialen, kognitiven, sprachlichen und emotionalen Entwicklung auf vielfältige Weise angeregt werden. Psychomotorische Förderung basiert auf der Eigenaktivität des Kindes. Auf der Grundlage der Selbsttätigkeit entwickelt sich das Kind kontinuierlich weiter. Die für das Kindesalter charakteristische Neugier und das Bestreben des Kindes nach Selbständigkeit und neuen Erfahrungen liefern die Basis für entwicklungsfördernde Prozesse.

Die Bevorzugung der Medien Bewegung und Spiel resultiert aus der Tatsache, daß hier eine hohe Motivationsbereitschaft beim Kind zu erwarten ist. Hier können unmittelbare, fremdbestimmte Leistungsanforderungen vermieden werden, und trotzdem wird das Kind in seiner Leistungsbereitschaft unterstützt bzw. herausgefordert. In der richtigen Weise pädagogisch bzw. therapeutisch begleitet, kann das Kind – unabhängig von seinen objektiven motorischen Leistungen – Selbstbewußtsein aufbauen und das Vertrauen in die eigenen Fähigkeiten stärken.

Bewegung eröffnet ihm einen neuen Zugang zur Welt, macht den Weg frei für bisher ambivalente Erfahrungen (ambivalent aufgrund der hohen Bewegungsbedürfnisse, deren Erfüllung einerseits Lustgewinn mit sich bringt, andererseits aber auch von der Umwelt meist als Störung empfunden wird). Das Spiel eröffnet darüber hinaus aber auch neue Wege der Kommunikation mit anderen, vermittelt Freude und Spaß, läßt die Kinder in ihrer Körperlichkeit nicht anecken, sondern sie werden in ihren spezifischen Bedürfnissen akzeptiert und aufgefangen.

Nicht die Förderung der Bewegungsentwicklung, das Behandeln bestimmter Schwächen mit zielgerichteten Übungen bringt die persönlichkeitsstabilisierenden Wirkungen hervor, sondern die Möglichkeiten zu einer Veränderung der Selbstwahrnehmung.

Literatur

Epstein, S. (1984): Entwurf einer integrativen Persönlichkeitstheorie. In: Filipp (1984), 15-45
Filipp, S. (Hrsg.) (1984): Selbstkonzept-Forschung. Klett-Cotta, Stuttgart
Jaede, W. (1982): Spieltherapie. In: Bastine, R. u. a. (Hrsg.): Grundbegriffe der Psychotherapie. Beltz, Weinheim
Kautter, H. et al. (1988): Das Kind als Akteur seiner Entwicklung. Schindele, Heidelberg
Kiphard, E. J. (1983): Mototherapie. modernes lernen, Dortmund
Mrazek, J. (1986): Einstellungen zum eigenen Körper – Grundlagen und Befunde. In: Bielefeld, J. (Hrsg.): Körpererfahrung. Hogrefe, Göttingen, 223-251
Neubauer, W. F. (1976): Selbstkonzept und Identität im Kindes- und Jugendalter. E. Reinhardt, München

44   Renate Zimmer

Paulus, P. (1986): Körpererfahrung und Selbsterfahrung in persönlichkeitspsychologischer Sicht. In: Bielefeld, J.: Körpererfahrung. Hogrefe, Göttingen, 87-124

Schmidtchen, S.: Klientenzentrierte Spiel- und Familientherapie. PVU, Weinheim

Volkamer, M.; Zimmer, R. (1986): Kindzentrierte Mototherapie. Motorik 9, Heft 2, 49-59

Zimmer, R. (1992): Kreative Bewegungsspiele – Psychomotorische Entwicklungsförderung im Kindergarten. 4. Aufl. Herder, Freiburg

–; Circus, H. (1993): Psychomotorik. 3. Aufl. Hofmann, Schorndorf

– (1994 a): Handbuch Bewegungserziehung. Herder, Freiburg

– (1994 b): Psychomotorische Therapie – Eine kindzentrierte Methode der Förderung entwicklungs- und verhaltensauffälliger Kinder. In: Alfermann, D.; Scheid, V. (Hrsg.): Psychologische Aspekte von Sport und Bewegung in Prävention und Rehabilitation. bps, Köln, 16-26

– (1995): Schafft die Stühle ab! Herder, Freiburg

Die Bedeutung des Raumes im therapeutischen Prozeß

Von Michael Wendler

Alle Räume – ob Wohnräume oder Bewegungsräume – sprechen jeden Menschen unabhängig vom Alter persönlich an. Sie wirken wohnlich und behaglich oder kalt und abweisend. Sie sind einengend oder laden geradezu zu raumgreifender Bewegungsaktivität ein. Trotz ihrer physikalischen objektiven Gegebenheiten haben Räume anscheinend einen subjektiven Appell- oder Aufforderungscharakter (Fischer 1993).

Der sich im Raum befindende Mensch nimmt Räume wahr, betrachtet und gestaltet sie, erinnert sich an sie und erlebt sie. Das räumliche Befinden verändert sich im Verlauf des menschlichen Lebens, je nach Entwicklungsstand, momentaner Stimmung und den situativen Gegebenheiten. Mit „Befinden" beschreibt Plügge (1963) die Tatsache, daß sich der Mensch immer irgendwo und irgendwie vorfindet, d. h. daß er sich in unterschiedlichen Räumen aufhält und diese irgendwie wahrnimmt, erlebt und gestaltet. Menschen führen ein szenisches Dasein, dessen Bühne der Raum ist (Petrilowitsch 1964). Zur menschlichen Existenz gehört die Gewißheit der eigenen Präsenz (lat. praesens: gegenwärtig, anwesend). Geht diese Sicherheit (z. B. durch Neuro- oder Psychopathologien) verloren, stellt sich ein Gefühl des Unwohlbefindens ein, was sich in Form von Orientierungs- und Haltlosigkeit ausdrücken kann. Aus diesem Blickwinkel wird die Bedeutung des Handelns in Räumen und des Erlebens und Wissens von Räumen für das körperliche und seelische Wohlbefinden ersichtlich.

Der Raum ist aber nicht nur am Handeln eines Menschen beteiligt, sondern beeinflußt im starken Maß, vornehmlich im Unterbewußtsein, Stimmung und Verhalten des Individuums. Diese nicht genau reflektierbaren Gefühlsmomente, die aber allzuoft das Handeln in Form von Aufforderungen aus der „inneren" Gefühlswelt steuern, sieht Petrilowitsch (1964) im Phänomen Raum begründet. Für ihn ist Raum die Quelle komplexer Gefühlsregungen.

Jeder kennt die Situationen, in denen der Raum einen ganz bestimmten Aufforderungscharakter vermittelt oder Einfluß auf die emotionale Stimmung und das Verhalten nimmt. Ein Tunnel veranlaßt Autofahrer, die

Hupe zu betätigen. Kinder nutzen eine Fußgängerunterführung, um laut
„Hallooo" zu schreien, Jugendliche, um zu grölen. Gegensätzlich dazu ist
ein weiteres, häufig anzutreffendes Phänomen: In psychomotorischen För-
derstunden ist der Rückzug einzelner Kinder in kleinraumige Bereiche (wie
in den Geräteraum) der großen Turnhalle zu beobachten. Dies geschieht,
weil offenbar bei den Kindern das Bedürfnis nach einem überschaubaren
Raum mit beschützendem Charakter vorherrscht (vgl. Abb. 1 und 2).

Dem durch einen Abenteuerspielplatz hervorgerufenen Reiz zur Ausge-
lassenheit und zum Lärmen können sich hingegen auch Erwachsene häufig nicht entziehen. Eine andere Art der Raumwahrnehmung zeigt sich im
Distanz-Nähe-Empfinden, z. B. wenn einem eine als unsympathisch emp-
fundene Person zu nahe kommt.

Aus den aufgeführten Beispielen lassen sich erste Ursache-Wirkung-Be-
ziehungen zwischen Raum und Verhalten herstellen, die für einen Großteil
der Menschen als zutreffend gelten. Diese Erkenntnisse müssen für die therapeutische Praxis nutzbar gemacht werden, geht es doch darum, günstige
Förder- bzw. Therapiebedingungen herzustellen. Der Einfluß des Raumes
ist bei der Umsetzung therapeutischer Zielsetzungen in jüngster Vergangenheit häufig vernachlässigt worden. So dominieren in der Strukturierung
des therapeutischen Settings Dauer der Behandlung, Grundstruktur des Stundenablaufs und Auswahl der Inhalte sowie die Bedeutung der Sozialform

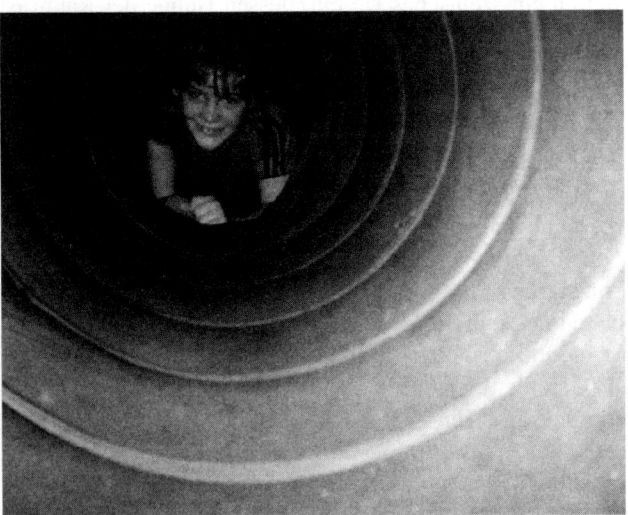

Abb. 1: Kinder haben den Wunsch nach kleinen Räumen.

und des Therapeutenverhaltens. Eine Analyse der Raumgestaltung und Materialausstattung im Setting ist geradezu zwingend, wenn das Kind in seiner Entwicklung und in seiner Umwelt bezüglich seiner subjektiven Befindlichkeit gesehen werden soll (Passolt 1993). Weitere Aspekte entfallen auf sekundäre Störungen hyperaktiver Kinder und deren Vermeidung durch die Strukturierung des Raumes. „Hyperaktive Kinder sind oft achtlos und impulsiv, sie neigen zu Unfällen und sind auch häufig darin verwickelt, eher allerdings aus Unachtsamkeit als aus Vorsatz" (Altherr 1993, 12). Weiterhin sind sie ständig umtriebig, können den „Motor" nicht abstellen und selten bei der Sache bleiben.

Der Umgebung kommt dabei eine hochgradige Bedeutung zu. Räume müssen für bestimmte Situationen und Handlungen einen gewissen, individuell sehr unterschiedlichen Grad an Abgeschlossenheit vermitteln. Damit verbunden ist auch die Größe des Raumes. Große Räume wirken leicht ungemütlich und können große Unsicherheit bewirken. Gerade Kinder aus sozialen Brennpunkten müssen sich häufig erst an große Turnhallen gewöhnen, sie sind soviel Platz nicht gewöhnt. Scheinbares Chaos ohne ersichtlichen Grund ist die Folge. Für vertraute und gemütliche Handlungen scheint eine angemessene Kleinheit eher von Vorteil. In Bewegungsförder-

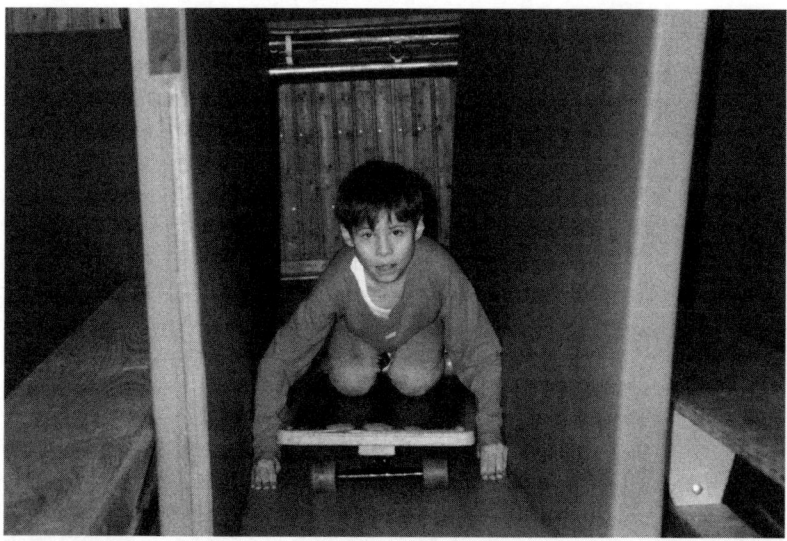

Abb. 2: In die Tiefgarage fahren und dort einen Moment lang parken übt einen besonderen Reiz aus.

gruppen ist immer wieder zu beobachten, daß sich auch hyperaktive Kinder kurzzeitig in Nischen zurückziehen (vgl. Abb. 3).

Räumliche Enge kann aber in anderen Situationen wiederum beängstigend wirken. Mit der Größe des Raumes und des Inventars steht der Schall in engem Zusammenhang. Ein hallender Raum kann unheimlich wirken und die Kommunikation erheblich beeinträchtigen. In Verbindung mit Klängen, Geräuschen und Rhythmen erhält der Raum unterschiedlichen Charakter. Diese Medien können nicht nur die Stimmungslage, sondern beispielsweise auch die Bewegung beeinflussen (langsam und weich oder eckig und schnell). Weiterhin sollte der Eindruck der Leere vermieden werden, will man unangenehmen Gefühlen entgegenwirken. Die Größe und Form des Raumes, die Verwendung kalter und synthetischer Materialien mit der Möglichkeit, auf den Raum Einfluß zu nehmen, ihn mitzugestalten, spielen eine entscheidende Rolle dabei, ob der Mensch sich darin wohl fühlt. Damit ist gleichzeitig der Aspekt des „Raumnehmens" als aktives Erobern und Gestalten oder als Rückzug angesprochen. Vermittelt der Raum neben der physikalischen auch keine optische Wärme, versucht sich das Individuum häufig zurückzuziehen. Helle und warme Farben vermitteln heitere Behaglichkeit.

Die hervorgehobenen Wirkungsaspekte verschiedener Raumartefakte erheben nicht den Anspruch auf Vollständigkeit. Wichtig ist aber die

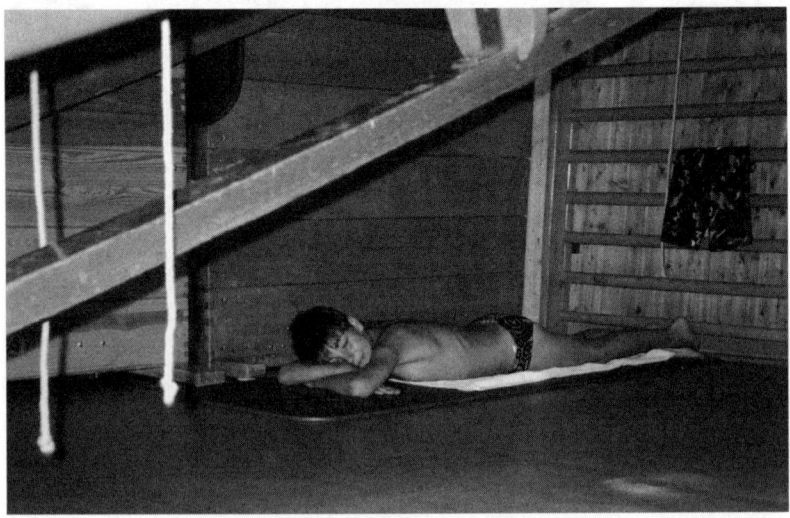

Abb. 3: Rückzug von der Seifenrutsche als schiefe Ebene

Tatsache, daß sie sich nicht gegenseitig ausschließen, sondern vielmehr überlagern können und nicht für alle Menschen die gleiche Gültigkeit besitzen. Es bleibt festzuhalten, daß Räume aufgrund architektonischer Gestaltung bestimmte Stimmungen und Verhaltensweisen provozieren. Räume können heiter, leicht, düster, nüchtern, friedlich usw. erscheinen, insbesondere sind es ihre atmosphärischen Verhältnisse, die als heiter, strahlend, drückend oder anreizend usw. auf den Menschen wirken (Bollnow 1976).

Das Individuum findet im Raum nicht nur objektive Rahmenbedingungen seines Lebens, es nimmt als Subjekt durch sein körperliches Dasein auch Raum ein, d. h. der Mensch bewegt sich nicht nur in einer Räumlichkeit, sondern in seinem Handeln werden auch bestimmte Räume konstituiert. Raum ist demnach nicht nur ein formaler, strukturierender Begriff, sondern hat eine qualitative, existentielle Bedeutung, weil er bestimmte psychische Zustände des Menschen schafft (Franke 1985). Das Raumphänomen läßt sich durch „eine Spannung zwischen subjektiven raumbestimmenden psychischen Erlebniszuständen und der als objektiv angenommenen Wirklichkeit" (S. 24) bestimmen. Dieses Spannungsfeld prägt das menschliche Dasein und übt einen wesentlichen Enfluß auf das Verhalten und Erleben des Menschen im Raum aus. Untersuchungen zu der dynamischen Wechselbeziehung von Raum und Mensch gehen auf Hall (1976) zurück, der das Phänomen der „silent languages" aufgezeigt hat. Nach Halls Auffassung gibt es Sprachen der Kultur, der Zeit und des Raumes. Gemeinsames Merkmal ist, daß sie im Sinne von Parolen von allen Menschen gesprochen werden, Komponenten und Strukturen jedoch in der Regel kaum jemanden bewußt sind (Kruse 1974, zit. in: Franke 1985, 22).

Das Organisationsmodell von Hall umfaßt drei Aspekte des Raumes: fixierter, halbfixierter und informeller Raum.

a) Der fixierte Raum
„Der fixierte Raum ist eine der grundsätzlichen Methoden, die Aktivitäten von Individuen und Gruppen zu organisieren. Er umschließt sowohl materielle Manifestation als auch die verborgenen, inneren Anlagen, die das Verhalten lenken" (Hall 1976, 107). Gebäude sind ein Ausdruck der fixierten Muster, die nicht zufällig in Städten und Dörfern ihren Platz nach einem bestimmten Plan einnehmen, der sich kulturabhängig von Zeit zu Zeit ändern kann. Architektonische Merkmale (z. B. Art des Hauses, Raumgröße, Schall, Lichtverhältnisse) kennzeichnen die unterschiedlichen Funktionsbeschreibungen. Wesentlich ist, daß der fixierte Raum die Schablone darstellt, nach der ein Großteil des Verhaltens geformt wird.

b) Der halbfixierte Raum

Der halbfixierte Raum umfaßt die Raumgestaltung und das damit in Beziehung stehende Verhalten. Es handelt sich überwiegend um beweglich-variierbare und arrangierte Gegenstände innerhalb eines Raumes (z. B. Mobiliar). Aus kommunikationstheoretischer Sicht sind diese Raummerkmale höchst interessant, da sie durch Material, Formgebung, Arrangement usw. das Interaktionsverhalten mitstrukturieren können (Ochmann 1981). Bezüglich der Auswirkungen von halbfixierten Merkmalen auf das menschliche Handeln greift Hall auf langfristige Beobachtungen von Osmond (in Hall 1976) zurück. Osmond bemerkte, daß einerseits „soziofugale" Räume existieren, die dazu dienen, Menschen voneinander fernzuhalten (z. B. Wartesäle in Bahnhöfen), andererseits „soziopetale" Räume, die Menschen einander näher bringen (z. B. Straßencafés mit kleinen runden Tischen). Wichtigste Aussage ist, daß die Strukturierung von halbfixierten Merkmalen einen profunden Effekt auf das Verhalten haben kann und daß dieser Effekt meßbar ist (Hall 1976).

c) Der informelle Raum

Der informelle Raum als dritte Kategorie beschreibt interessante dynamische Aspekte des Interaktionsgeschehens im Raum und bezeichnet die Distanzen, die bei Begegnungen mit anderen Menschen eingenommen werden. „Diese Distanzen sind zum größten Teil Bewußtheit des Äußeren" (Hall 1976, 117). Hall unterscheidet vier – von nah bis weit gegliederte – Distanzzonen:

		nah	*weit*
1.	intime Distanz	Körperkontakt	15 – 45 cm
2.	persönliche Distanz	45 – 75 cm	75 – 120 cm
3.	soziale Distanz	120 – 220 cm	220 – 360 cm
4.	öffentliche Distanz	360 – 750 cm	> 750 cm

Informelle Raummuster haben tiefe, unausgesprochene Bedeutung, eindeutige Grenzen und machen einen Teil der Kultur aus. Sie nicht zu beachten, kann als eine Art Normüberschreitung entsprechende Folgen haben, z. B. Aggression auslösen, wenn eine fremde Person die intime Distanz einer anderen Person unterschreitet. Interessante Aspekte dieses Modells sind auch Überlegungen, was geschieht, wenn die Distanz zwischen Kind und Therapeut zu groß wird. Die stimmungsmäßige Bewertung des Klienten der wahrgenommenen Distanz kann z. B. ein Gefühl von Haltlosigkeit auslösen; der nonverbale und verbale Dialog zwischen Kind und Therapeut kann sogar ganz abbrechen.

Fazit: Raum hat eine doppelseitige Bedeutung – einerseits bestimmt die psychische Stimmungslage den Umgang mit dem umgebenden Raum, andererseits wirkt der Raum zurück und beeinflußt Verhalten und Stimmungslage des Individuums.

Anforderungen an die Gestaltung des Therapieraumes

Aus den bisher beschriebenen Ergebnissen der Raumpsychologie lassen sich folgende Anforderungen an die Gestaltung des mototherapeutischen Bewegungsraumes als fixierten Raum ableiten:

1. Der Raum muß eine *Atmosphäre* der Vertrautheit, Geborgenheit und Behaglichkeit vermitteln, um günstige Rahmenbedingungen für Förder- und Therapiemaßnahmen zu schaffen. Es sind kommunikationsfördernde (soziopetale) Räume anzustreben, die die therapeutische Intervention ermöglichen. Folgende Kriterien müssen berücksichtigt werden:

• eine übersichtliche Raumaufteilung, die eine gute Orientierung ermöglicht und den ohnehin strukturlosen Kindern hilft, sich zu orientieren;
• kindgerechte Maßstäbe (entwicklungsmäßige Veränderbarkeit);
• sorgsame Auswahl der Materialien des fixierten Raums (Farbe, Wand- und Deckenverkleidung) sowie die der Materialien (halbfixiert) im therapeutischen Prozeß, sowohl qualitativ als auch quantitativ;
• regulierbare und schnell veränderbare Klimatisierung (Wärme und Lüftung);
• Einrichtungsmöglichkeit von Ruhezonen (Nischen).

2. Der Raum muß vielfältige *Wahrnehmungs- und Bewegungsmöglichkeiten* bieten, die nicht nur auf hyperaktive Kinder und Jugendliche abzielen, sondern im Sinne integrativer Förderung viele Kinder erreicht.

3. Die Gestaltung muß den *Inhalten der Förderkonzeption* für Hyperaktive Rechnung tragen, indem sie:

• grundsätzlich eine Atmosphäre schafft, die eine mototherapeutische Therapie ermöglicht;
unterschiedliche Kleinräume (Nischen, Höhlen etc.) ermöglicht, um Kontaktaufnahme (z. B. Kind/Therapeut) und auch Rückzug zu erleichtern;
• Kommunikationsräume herstellt, in denen Reflexion, Planung, Bericht, Beschreibung, Sprach- und Konzentrationsspiele stattfinden können;

- besonders flexibel ist, um den unterschiedlichen Bedürfnissen der Kinder und Jugendlichen zu genügen. Je nach Alter und Nutzungsinteresse variieren die Anforderungen (z. B. kleinräumiges Spielen/großräumiges Toben) an eine Wohlbefinden auslösende Raumgestaltung.

4. Zu berücksichtigen ist eine gute Abgrenzbarkeit, um Räume verschiedener Größe und Höhe herzustellen:

- Das eingebaute und transportable Material muß so ausgewählt werden, daß es möglichst vielseitig in Therapie und Fördersequenzen eingesetzt werden kann und einen hohen Aufforderungscharakter hat;
- Die Elemente des halbfixierten Raumes müssen einfach zu handhaben, schnell auf- und abzubauen und rasch zu verändern sein. Dies muß vor allem auch den angesprochenen Kindern und Jugendlichen möglich sein, da Wohlbefinden, Identifikation und Kreativität in Abhängigkeit vom Partizipieren an der Gestaltung stehen;
- Für die klientenabhängige Problematik sind raumbildende Maßnahmen einzurichten, die darauf abzielen, kind- und situationsspezifische Raumzonen zu schaffen, die durch eine Vielfalt von Erlebnisqualitäten bestimmt werden. Diese drücken sich in den Begriffspaaren groß/klein, eng/weit, hoch/niedrig, oben/unten, gerade/winklig und gerade/rund, schnell/langsam aus.

Möglich werden diese therapeutisch hochwirksamen Maßnahmen u. a. durch Einrichtungen (Haken und Ösen) an der Decke, um den Raum durch Segeltuchverspannungen oder Schwungtuchaufhängungen in Raumhöhe und/oder durch Seilverspannungen in verschiedene Raumgrößen zu unterteilen. Raumzonen lassen sich auch mit dem im Bewegungsraum vorhandenen Interior (Kästen, Bänke, Decken etc.) herstellen, gerade im Hinblick auf präventive Maßnahmen zur Unfallverhütung (vgl. Abb. 4: die Aufteilung des Raumes in Fahr- und Schaukelzone als raumbildende Maßnahme beim Rollbrett- und Driftifahren). Raumbildende Maßnahmen sind die Voraussetzung, um die geforderten unterschiedlichen Raumqualitäten herzustellen, die aufgrund unterschiedlicher Gestaltung verschiedene Formen der Bewegungsart (aufrecht-flach) und/oder Bewegungsgeschwindigkeiten (schnell-langsam) provozieren.

Um den vielseitigen Ansprüchen der Fördermaßnahmen und Bedürfnissen/Intentionen der Benutzer zu genügen, muß die Variabilität des Raumes im Vordergrund stehen und im Setting Berücksichtigung finden. Der Raum gewährt damit den nötigen Spielraum, ihn im Einzelfall nach Bedarf umzugestalten. Kinder müssen jedoch erst lernen, ihren Spiel- bzw. Wirkungsbereich nicht als etwas Vorgegebenes und Unveränderliches, sondern als Erprobungsfeld ihrer eigenen Wünsche und Bedürfnisse anzusehen.

Dem Therapeuten und Pädagogen kommt in diesem Lernfeld die Aufgabe zu, unterschiedliche, den Neigungen der Kinder entsprechende Situationen bereitzustellen. Nach einer Phase der Sensibilisierung verschiedener Situationen im Raum sollten die Kinder animiert werden, sich selbst Kleinräume zu schaffen, zu suchen oder den Raum so zu verändern, daß sie sich wohl fühlen, um dadurch günstige Bedingungen für Lernsituationen zu schaffen. Die Rolle des Therapeuten wechselt in diesem Prozeß vom anfänglichen Initiator und Begleiter zum teilnehmenden Berater der zunehmend selbständig handelnden Kinder. Um im ersten Teil des Förderprozesses das Klientel begleiten zu können, ist die genaue Kenntnis des haltgebenden informellen Raumes von höchster Wichtigkeit.

Im Rahmen berufsfeldorientierter Studien im Aufbaustudiengang Motologie in Marburg werden von Dr. Tilo Irmischer Raumwege hyperaktiver Kinder aufgezeichnet, um neben Sensibilisierung des hohen Aktivitätspotentials, Konfliktsituationen, Kontakt zum Gruppenleiter und Raumstrukturen deutlich zu machen und auszuwerten. In diesen Reflexionsphasen wird

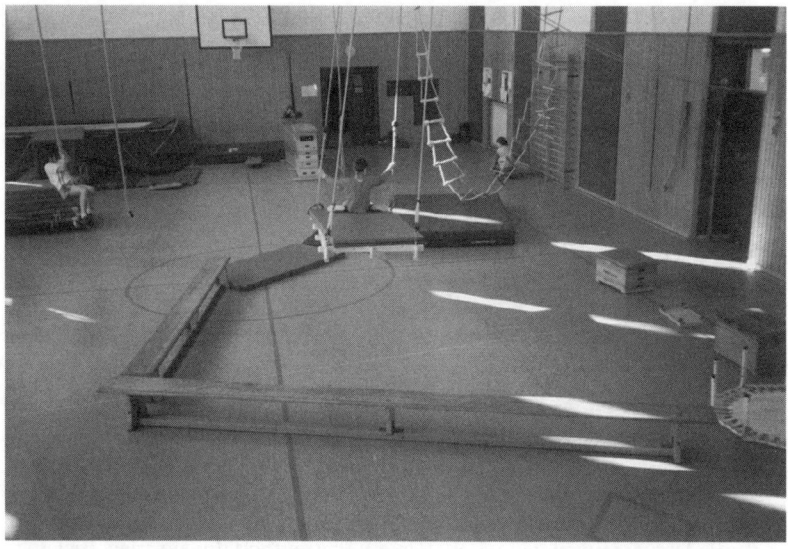

Abb. 4: Bänke, Kästen und Matten als raumbildende Maßnahme für Schaukel- und Fahrzone

deutlich, daß Kinder Lieblingspositionen und Bewegungsthemen im Raum haben und sie immer wieder aufsuchen. Abb. 5 zeigt Raumwege eines Kindes innerhalb einer Bewegungsstunde. Deutlich wird hierbei, daß sich der Junge neben Balancieren und Rutschen mit materiellen Erfahrungen an den Tauen am häufigsten konfrontiert. Da er die Taue aber vor allem in Richtung anderer Kinder auf dem Barren schwingen ließ, entstanden auch hier die meisten Konflikte mit anderen Kindern. Beim Rutschen entstanden wenig Konflikte, doch viele Kontakte. Für weitere Planungen wären in diesem Fall größere Distanzen zwischen den Aufbauten zu berücksichtigen. Beobachtungen zum Raumverhalten geben Auskunft darüber,

– welche Konflikte mit dem Aufbau und Gruppenmitgliedern verbunden sind;
– welche Bedürfnisse nach Bewegung, Materialauseinandersetzung und Kontakten sowie Wünschen des Kindes nach Gefühlen von Geborgenheit, Wärme und wohliger Atmosphäre vorhanden sind;
– in welchen Raumabschnitten der Therapeut durch Sprache (Mimik/Gestik) und/oder körperlicher Intervention Verhalten verstärken oder Veränderungen Nachdruck verschaffen kann oder muß;
– von welchen Konfliktpunkten im Raum das Kind mitgenommen und weggeführt werden kann oder muß;
– wo der Therapeut Kinder zur Begrüßung und Reflexion zusammenholt.

Beobachtungen sensibilisieren und fordern als Aufgabe, den persönlich-sozialen Kontakt zum Kind in Form von räumlicher Nähe einzunehmen, um es zu erreichen.

Literatur

Altherr, P. (1993): Das Hyperkinetische Syndrom des Kindesalters aus kinderpsychiatrischer Sicht: Diagnostik und Therapiemöglichkeiten im Überblick. In: Passolt (1993), 11-22
Argyle, M. (1979): Körpersprache und Kommunikation. Junfermann, Paderborn
Bertrand, L. (1982): Die Entwicklung des Raum-Zeitbegriffs beim Kind. Motorik 3, 136-142
Bollnow, O. F. (1976): Mensch und Raum. Klett, Stuttgart
Fischer, K. (1993): Die Erschließung des Raumes über Körper und Bewegung: Ein Beitrag zur angewandten Entwicklungspsychologie im (frühen) Kindesalter. Sportunterricht 8, 349-354
Franke, E. (1983): Raum-Zeiterfahrung im Sportspiel – eine besondere Form der Bedeutungssituation. In: DVS (Hrsg.): Freizeitsport. Eigenverlag, Bielefeld, 20-27
– (1985): Der Raum sportlicher Handlungen – ein übersehenes Thema sportwissen-

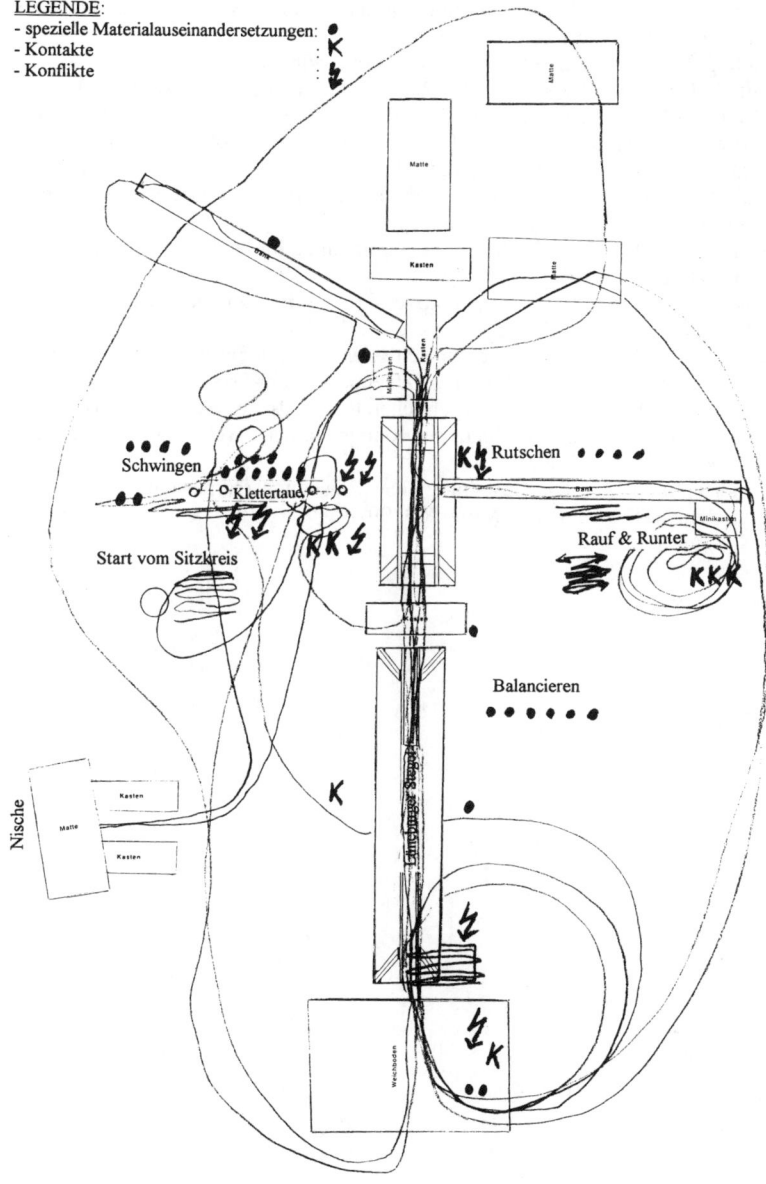

Abb. 5: Aufzeichnung der Raumwege eines hyperaktiven Kindes

schaftlicher Grundlagendiskussion. In: DVS (Hrsg.): Sport, Umwelt und sozialer Raum. Eigenverlag, Bielefeld, 19-50

Frieling, H. (1974): Farbe im Raum. Callwey, München

Hall, E. T. (1976): Die Sprache des Raumes. Schwan, Düsseldorf, 98-133

Hölter, G. (1987): Netzer kam aus der Tiefe des Raumes – Entwicklungspsychologische und pathologische Überlegungen zum Raum. Motologia 2, 5-13

Joans, V. (1989): Untersuchung zur Erfassung von Raumverhalten bei sprachbehinderten Kindern. Unveröffentlichte Diplomarbeit am Fachbereich Sportwissenschaften und Motologie, Marburg

Ochmann, H. J. (1981): Nichtverbale Kommunikation und Adoleszens. Campus, Frankfurt/New York

Passolt, M. (Hrsg.) (1993): Hyperaktive Kinder – Psychomotorische Therapie. E. Reinhardt, München/Basel

Petrilowitsch, N. (1964): Psychologisch-pathopsychologische Betrachtungen zum Gleichgewichtsproblem. Studium Generale 17, 250-263

Plügge, H. (1963): Über den menschlichen Raum. Psyche Bd. XVII, 561-603

Scheller, H. (1957): Das Problem des Raumes in der Psychopathologie. Studium Generale 10, 563-574

Wendler, M. (1991): Die Gestaltung eines Bewegungsraumes unter motopädagogischen Gesichtspunkten. Motorik 3, 99-109

Diagnose und physiotherapeutische Behandlung des hyperaktiven Kindes*

Von Shlomit Naor-Yahel

Seit zehn Jahren arbeite ich in Israel mit hyperaktiven Kindern. Die Kinder sind drei bis fünf Jahre alt oder schon im Grundschulalter. Grundlagen meiner Arbeit sind die Bobath-Methode, eine sensomotorische Entwicklungsförderung, die sich auf die Vermittlung von qualitativer Bewegung und Verinnerlichung der Empfindung stützt, sowie die sensorische Integrations-Methode nach Ayres, die das sensorische, taktile, propriozeptive und vestibuläre System stimuliert, außerdem Bewegungstherapie, affektives und spielerisches Arbeiten sowie Einsatz kreativer Medien.

Die Hyperaktivität der von mir behandelten Kinder hat nach meinen Erfahrungen ihre Ursachen im körperlichen oder seelischen Bereich oder einer Kombination beider Bereiche. Im *motorischen* Bereich ist das Kind nicht in der Lage, stillzustehen (z. B. ist es nicht möglich, seine Haltung im Stehen zu untersuchen); es ist ständig in Bewegung, sowohl in der Grob- als auch in der Feinmotorik (es springt herum und kann nicht auf einem Bein stehen, zappelt auf dem Stuhl, während es malt).

Im *sensorischen* Bereich begegne ich oft hypersensorischen Kindern. Sie reagieren mit starker Kontaktempfindlichkeit und Zurückschrecken auf verschiedene Reize, die sie von ihrer Umgebung empfangen. Die sensorische Wahrnehmung des hyperaktiven Kindes unterscheidet sich von der anderer Kinder; es versucht unbewußt, sich vor fremder Berührung zu schützen, wobei es viel Energie aufwendet, sich von verschiedenen Materialien fernzuhalten, anstatt kreativ damit umzugehen (beispielsweise: Kreide, Farben, Sand, Klebstoff und Ton).

Zum anderen habe ich auch hyposensorische Kinder kennengelernt. Es sind Kinder, deren Kontaktempfindlichkeit gering ist, und die besonders starke Energien benötigen, um sensorischen Kontakt zu spüren (z. B. wenn ein Kind an einem Haufen Bausteinen vorbeikommt, wird es die Steine umstoßen, sie im Raum verstreuen und mit viel Lärm auf ihnen herumtrampeln).

---

* Übersetzung: Dr. Barbara Linner, München
Krankengymnastische Begutachtung: Michaela Hofmann, Schondorf

Im psychologischen Bereich achte ich besonders auf familiendynamische Prozesse.

In eine gemischte Symptomatik fallen Kinder, die nicht eindeutig einer Gruppe zugeordnet werden können, sondern von jeder Symptomatik etwas aufweisen.

Bei hyperaktiven Kindern sind meist Frustrationen, (Schul-)Versagen und emotionale Schwierigkeiten sekundäre Begleiterscheinungen. Zu beobachten ist bei einzelnen Kindern eine fehlende Konzentration beim Lernen und eine Unfähigkeit, Wissen kurzfristig im Gedächtnis zu behalten (z. B. eine Wortreihe, eine Zahlenreihe oder einen zusammenhängenden Text). Solche Kinder haben Schwierigkeiten, z. B. Lernmaterial zu organisieren. Sie werden vor Aufgaben zurückschrecken und dann meist andere Schüler stören. Einem Teil dieser Kinder kann die Behandlung mit Medikamenten nützen, hauptsächlich im Grundschulalter.

Diagnostik

Diagnostisch versuche ich die motorisch-sensorischen Bereiche, die kognitiven, spielerischen und kommunikativen Aspekte zu erfassen.

Anamnese

Besonders viel Aufmerksamkeit, Zeit und Geduld widme ich dem Gespräch mit Eltern und Kind zusammen (wenn möglich, sollten beide Elternteile zugegen sein). Wenn das Kind noch sehr jung ist, sitzt es auf dem Teppich und spielt, während ich mich mit den Eltern unterhalte, wobei ich mich zwischendurch mit Fragen an das Kind wende oder es sich von selbst am Gespräch beteiligt. Dabei beobachte ich bereits Einzelheiten über seine Motorik, wie es mit dem Körper in dem ihm zur Verfügung stehenden Raum agiert, seine Sitzhaltung (stereotyp oder variierend, ruhig und konzentriert oder unruhig), seine Art zu spielen (z. B. Materialien im ganzen Raum verstreut oder ein geordnetes und planmäßiges Spielen, evtl. begleitet von Geräuschen, Reden, Ausrufen, Gebärdensprache und Ticks).

☐ Das Anamnesegespräch selbst konzentriert sich auf die Entwicklungsgeschichte des Kindes, wobei meine Fragen auf die Familiendynamik und die Stellung des Kindes innerhalb der Familie zielen.
☐ Ich frage nach dem Verlauf von Schwangerschaft, Geburt, eventuellen Bewußtlosigkeiten, Blaufärbung, Atemunterbrechung oder sonstigen dramatischen Geburtsereignissen beim Kind.

☐ Ich frage speziell zur Entwicklungsgeschichte nach dem ersten Lebensjahr des Kindes: Stillphase und Übergang zum Füttern, seine motorische, sensorische und sprachliche Entwicklung.

☐ In bezug auf die weiteren Lebensjahre interessieren mich die motorisch-sensorische Entwicklung, der Gesundheitszustand, das Verhalten, der Tagesablauf, soziale Kontakte innerhalb der Familie und im Rahmen des Erziehungswesens sowie das kommunikative Niveau des Kindes.

☐ Ich frage, ob und welche Untersuchungen mit ihm bisher gemacht wurden, nach anderen Behandlungsmethoden, ob das Kind Medikamente erhalten hat oder gerade erhält.

☐ In dem Gespräch versuche ich, die aufgetretenen Schwierigkeiten und Beschwerden herauszuarbeiten, die das hyperaktive Kind im Kindergarten, in der Schule und zu Hause hat. Ich schließe dieses Gespräch mit folgenden Fragen ab: „Welche Erwartungen stellen Sie an meine Therapie? Was möchten Sie bei Ihrem Kind gerne gefördert sehen und welche Veränderungen erwarten Sie?

Nach diesem Gespräch mit den Eltern wende ich mich dem Kind zu. Ich bitte das Kind, sich für die Untersuchung bis auf die Unterhosen auszuziehen.

Motorische Untersuchung

Körper, Haltung, Motorik

Beim Ausziehen beobachte ich das Kind: Wie entkleidet es sich? Wie setzt es sich hin? Sucht es einen Halt oder ist es selbständig in seinen Bewegungen? Gebraucht es beide Hände oder stützt es sich mit einer Hand ab? Wechselt es mehrmals Platz und Stellung, während es die Kleider auszieht?

Haltung und Gehen

Ich betrachte den Körper von vorne und hinten und analysiere die Bewegung vom Kopf abwärts:

• Stellung und Haltung des Kopfes im Verhältnis zur Schulterpartie, zum Oberkörper und zur imaginären Mittelachse des Körpers.
• Haltung und Schulterpartie: Ist die Schulterpartie nach vorne gekrümmt oder nach hinten verspannt? Besteht beim Gehen eine Rotationsbewegung in der Schulterpartie und sind die Schultern gleich hoch? Wie ist die Haltung der Schulterblätter zum Brustkorb: sind sie stabil oder schlaff?
• Wie bewegt das Kind die Hände beim Gehen? Wird der Gang von einem richtigen „Rotation Counter" begleitet, oder erfolgt die Bewegung nur

vom Ellbogen abwärts und nicht aus der Schulter heraus, oder sind die Hände bewegungslos starr und an Körper oder Hose gepreßt?
- Der Rücken: Ist die Haltung des Rückens symmetrisch oder asymmetrisch, z. B. auffallend nach einer Seite geneigt oder sonstwie ungleich? Welchen Umfang hat die Rotationsbewegung des Oberkörpers (locker oder starr und fixiert)?
- Der Schritt: Welche Grundlage haben Gang (die Spanne zwischen zwei Schritten, von Ferse zu Ferse) und Fußstellung? Ist der Abstand zwischen den Füßen beim Gehen gleich groß? Ist die Fußsohle beweglich, oder besteht fehlende Balance, so daß Geräusche beim Gehen zu hören sind? Besteht beim Kind die Tendenz, vom Gehen ins Laufen zu fallen? Liegt ein übermäßiges Durchdrücken der Knie vor, und wie ist die Oberkörperhaltung beim Gehen?

Stellung auf allen vieren und Kriechen

- Wie ist die Kopfhaltung im Verhältnis zu Schulterpartie und Rücken?
- Die Haltung der Schulterblätter im Verhältnis zum Brustkorb: liegen sie gut am Brustkorb an, oder sind sie lose und instabil?
- Die Haltung der Schulterpartie bei Stillstand und während der Vorwärtsbewegung; verkrampfte Haltung, angestrengt und starr, oder richtig abgesetzt und rotierend?
- Sind an Schulterpartie und Becken Rotationsbewegungen zu beobachten oder nur eine Seitwärtsneigung?
- Die Handstellung auf dem Boden: Ist die richtige Spannung der gesamten Handfläche in weitem Bogen auf dem Untergrund zu sehen, oder liegt eine Fixierung der Mittelhandknochen vor, ein beträchtliches Durchdrücken der Finger und eine Störung in den Handflächenbögen? Welcher Art ist das Aufstützen der Handfläche und der Finger?
- Die Vorwärtsbewegung in Kriechhaltung: Ist sie diagonal im Sprung nach vorne? Wie reagiert das Kind auf die Anweisung „Halt!"?

In der Halbkniestellung (Abb. 1)

- Kann das Kind in dieser Stellung verbleiben, ohne durch das Ausstrecken der Hände nach einem Halt zu suchen und ohne umzufallen, wie es bei normaler Haltung möglich ist: Kopf in der Mitte, Schulterpartie nicht gekrümmt, keine Verkürzung des Rückens, der gerade sein sollte, keine Anspannung von Mund, Händen oder Rücken?
- Ist das Kind in der Lage, mit einem Bein in kniender Position auf das andere Bein zu wechseln und dabei immer noch die richtige Haltung zu be-

wahren, ohne daß es dabei umfällt, den Boden berührt oder seine Hände zum Stabilisieren benützt?

• Ist das Kind in der Lage, in dieser Haltung eine Rotationsbewegung mit dem Oberkörper auszuführen und gleichzeitig mit einem Ball zu spielen, der aus verschiedenen Richtungen kommt?

Springen

• In die Weite springen mit geschlossenen Beinen; beide Beine während des gesamten Sprungs geschlossen halten.

• Auf der Stelle springen mit beiden Beinen, ohne den Platz zu verändern, ohne sich zu verkrampfen.

• Aufeinanderfolgende Sprünge in mehrere Reifen: Wie löst sich das Kind vom Boden, wie durchspringt es alle Reifen, durchgängig oder unter mehrmaligem Absetzen? Fällt es hin oder verschiebt es die Reifen? Wird es schnell müde, hält es sich fest?

Auf einem Bein

• Stehen und Springen auf einem Bein. Ist das Kind dazu in der Lage, und wie kann es dabei sein Gleichgewicht bewahren, oder springt es durch den ganzen Raum?

• Zeigt es bei Aktivitäten auf einem Bein eine klare Bevorzugung?

Fahren mit dem Rollbrett

• Ist das Kind bereit, sich bäuchlings auf das Rollbrett zu legen, und will es dann eigene Bewegungen erfinden, die manchmal auch sehr gefährlich sind? Ist die Fahrt flüssig oder betont langsam, arbeitet es mit Unterbrechungen und kann es sich auf Hindernisse im Raum einstellen?

• Wie ist die Körperhaltung: Hals, Rücken, Schulterpartie, Hände und Finger während des Fahrens mit dem Rollbrett (ist z. B. die Haltung der Finger gebogen, während sie im „Grasp Reflex" auf den Boden gepreßt sind, oder sind sie stark durchgedrückt? Sind nur die Nagelglieder durchgedrückt)?

Gehen auf schmaler Fläche

• Wie ist die Haltung, während das Kind auf einer schmalen Fläche vorwärts geht (aufrecht oder asymmetrisch)? Gibt es eine kontrollierte Haltung oder pendelt der Körper mit schwenkenden Armen von einer Seite zur anderen?

Ballspielen

Das Kind wird mit einem leichten und einem schweren Ball beobachtet:

• Die Reaktion des Kindes auf den Ball: sicher, ängstlich oder zurückweichend? Die körperliche Reaktion auf den geworfenen Ball: Preßt ihn das Kind beim Fangen fest an den Körper oder fängt es ihn in der Luft, ohne Standverlust?

• Kann das Kind den Ball mit einer Hand fangen und werfen, ohne daß die Bewegung vom ganzen Körper begleitet wird?

• Wie ist die Kopfhaltung beim Übergang: zur Seite, nach hinten geneigt oder beides? Wie steht es im Mundbereich (aufeinandergepreßte Lippen, Herausstrecken der Zunge etc.)?

• Tobt das Kind allein unkontrolliert mit dem Ball herum? Kann das Kind mit der Person, die es untersucht, gemeinsam spielen?

• Läßt das Kind die eindeutige Bevorzugung einer Hand und eines Fußes bei seinen Aktivitäten mit dem Ball erkennen?

Kontrolle über die Mittelachse des Körpers

• Wie ist die Fähigkeit, bewegungslos geradezustehen und auf Anweisungen zu reagieren (z. B.: die rechte Hand über die linke Schulter legen)?

Überschreitung der körperlichen Mittelachse

Im Schneidersitz, während das Gewicht gleichmäßig auf beide Beckenhälften verteilt ist, werden dem Kind von der Seite her je ein Gegenstand in jede Hand gelegt und Bewegungen beobachtet, die bei der Entgegennahme der Gegenstände im Oberkörper ablaufen:

• Ist es eine beidseitige Dehnung des Oberkörpers aus dem Becken heraus oder fällt das Kind nach hinten, ohne Bewegungsspielraum im Oberkörper, streckt es die Hand nach hinten aus, um sich abzustützen?

• Die Beurteilung des Rotationsspielraums im Oberkörper: Ist es eine volle Drehbewegung oder wird nur ein Teil des Spielraums ausgeschöpft?

• Wie agiert das Kind mit den Händen, während es die Überschreitung der Körperachse ausführt: Benutzt es beide Hände gemeinsam, effektiv und gut koordiniert?

• Ist das Kind bereit, auf einer Gymnastikrolle mit gespreizten Beinen wie auf einem Pferd zu sitzen (eine Position, die die Rotation des Oberkörpers erfordert)? Ist es bereit, sich zu dieser, ihm weniger vertrauten und bequemen Stellung zu bemühen, oder kehrt es immer wieder zur Sitzhaltung mit geschlossenen Beinen zurück, bei der eine Rotation seines Oberkörpers nicht erforderlich ist?

Feinmotorik

• Beim Sitzen auf der Matte oder am Tisch gibt man dem Kind seinem Alter entsprechende Spiele zum Zusammensetzen und Bauen und beobachtet, wie das Kind sie ausführt.

• Beim Sitzen am Tisch: Ich verschaffe mir einen Eindruck, wie das Kind ein Heft oder ein Puzzle hinlegt (an den Tischrand oder in die Mitte), wie die Hände agieren, ob die eine Hand stabil fixiert und die zweite in Aktion ist. Gibt es dabei Fixierungen z. B. mit hochgezogener Schulter? Stützt das Kind den Kopf in eine Hand, wechselt es unkoordiniert von einer Hand zur anderen, ohne eine bestimmte Hand zu bevorzugen? Fallen beim Arbeiten Dinge herunter? Steht das Kind oft auf und setzt sich wieder hin? Beendet es seine Aufgabe nicht? Möchte es aufhören und lieber im Raum umherspringen?

Reaktionen von Gleichgewicht auf Widerstand

• Ist das Kind fähig, gegen Widerstand Balance zu halten, oder gibt es einen Verlust des Gleichgewichts? Wie kann das Kind in vernünftigem Maße meinem körperlichen Druck Widerstand entgegensetzen – gibt es eine starke Ablehnung oder angemessene Reaktion?

Zusammenfassung der motorischen Untersuchung

Besteht beim Kind Körperkontrolle und welche Qualitäten haben die Bewegungen? Welcher Zusammenhang besteht zu meinen Anweisungen, wie ist der Zustand der Motorik und welche Abgelenktheit gibt es beim Kind? Wie kann ich das Kind erreichen? Wie kann eine effektive kindgerechte Diagnose aufgebaut werden, wie können Zwischenschritte gesetzt werden, welche Bedingungen, Regeln und Grenzen können so festgelegt werden, daß eine Untersuchung durchgeführt werden kann?

Sensorische Untersuchung

Es folgt ein detailliertes Gespräch mit den Eltern und dem Kind über Lebensweise und Verhalten des Kindes im Alltag. Die Antworten, die ich auf Fragen nach der Kleidung, Gewohnheiten, Vorlieben und Abneigungen erhalte, vermitteln mir ein Bild, ob das Kind kontaktscheu oder vielleicht sensorisch-desintegriert ist. Da ich bei der motorischen Untersuchung das Kind bereits mit meinen Händen berührt habe, ist mir bewußt, ob das Kind Berührungen akzeptieren kann oder körperliche Kontakte zurückweist.

Die folgende Untersuchung soll meine Feststellungen über den sensorischen Zustand des Patienten vertiefen und fundieren und bezieht sich auf die Propriozeption, Kinästhesie, Vestibularsystem, Tast- und Fühlsystem, Gehörsinn und Sehfunktion.

- Die Art der Reaktion auf Hautflächenempfindung sowie leichte Hautberührung oder das Anblasen von hinten.
- Die Art der Reaktion auf Stimulation z. B. durch eine Badebürste und/oder einen harten Schwamm.
- Die Fähigkeit, die Augen zu schließen und eine Zeitlang geschlossen zu halten.
- Sensorische Empfindungen und sensorischer Eindruck:
  - Identifizierung zweier Punkte auf dem Körper – Two Points Discrimination.
  - Ertasten und Identifizieren von Gegenständen – Stereognosie.
  - Die Art der Reaktion auf eine Bewegung in der Höhe; ist das Kind ängstlich, von einer Höhe herunterzuspringen?

Der Körper im Raum

- Wie ist die Körperbeherrschung im Raum, dabei sehend und auch mit geschlossenen Augen?
- Wie ist das Körperschema verinnerlicht?
- Wie ist die Orientierung?
- Mit welcher Körpererfahrung arbeitet das Kind im Raum?
- Wie bewältigt es Aktivitäten im täglichen Leben, Kulturtechniken (Activities of Daily Living, ADL)?
- Wie werden Anweisungen in bezug auf Raum praktisch umgesetzt? Inwieweit bedarf es der Anleitung oder Veranschaulichung? Wie wertet das Kind die gegebene Hilfestellung?

Ununterbrochene Bewegungsfolgen

- Aktivitäten der Grobmotorik wie Springen und Gehen auf schmaler Fläche.
- Aktivitäten der Feinmotorik, z. B. Finger und Daumen in Opposition bringen oder mit der Schere schneiden.
- (Nach-)Zeichnen einer Linie, Schrift oder Form.
- Trinken (kontinuierliches Schlucken).

Ruhelosigkeit

- Zieht das Kind Tätigkeiten, die viel Bewegung verlangen, ruhigen Beschäftigungen vor?

• Befindet es sich ständig in Unruhe oder kann es sich manchmal auch konzentrieren?

Verhaltensbeobachtung

Wie war die Beziehung des Kindes im Verlauf der Untersuchung zu seinen Eltern und zu mir? Wie hat sich das Kind bei der diagnostizierenden Untersuchung verhalten: Zog es sich zurück oder hat es eine Beziehung hergestellt, war es sehr leicht abgelenkt oder besaß es eine gute Konzentrationsfähigkeit? Brauchte es eine starke Umarmung, freute es sich darüber und beruhigte es sich? Wenn der emotionale Zustand für die physische Symptomatik zweitrangig ist oder nur ein Faktor der Hyperaktivität des Kindes darstellt, kann das Kind in die gemischte Symptomatik eingeordnet werden. Wenn nicht, wende ich mich für eine psychologische Diagnostik je nach Bedarf an ein entwicklungsdiagnostisches oder psychologisches Zentrum.

Schlußfolgerung

Am Ende meiner Beobachtungen und Untersuchung komme ich zu einer Entscheidung, wie ich die Diagnose „Hyperaktivität" einordne, um den erforderlichen Behandlungsrahmen zu bestimmen: Physiotherapie, Mototherapie, Beschäftigungs- oder Psychotherapie.

Körperliche Charakteristika hyperaktiver Kinder

Meiner Erfahrung nach zeigen hyperaktive Kinder bei körperlichen Funktionen folgende Merkmale:

a) Fehlen einer Integrativfunktion zweier Körperteile,
b) Probleme beim Zusammenwirken beider Hände,
c) Verzögerung bei der Ausbildung einer bevorzugten Hand,
d) mangelnde Entwicklung der Haltungsmechanismen und Gleichgewichtsreaktionen,
e) abrupte, nichtfließende Gewichtsverlagerung,
f) irreguläre Bewegungsmuster (z. B. Fixierungen),
g) Hypotonie der Muskeln (bei einem Teil),
h) geringer körperlicher Widerstand,
i) Stabilität der Mittelachse,
j) Koordinationsschwierigkeiten,
k) schwach fokussierende Augen (bei einem Teil der Kinder).

Fixierungen

Die Fixierungen stellen eine Kompensation für Situationen körperlicher Instabilität dar, meistens proximal. Wenn die Muskelaktivität um die Gelenke herum nicht ausgeglichen ist, verlängern sich die Gelenkbänder. Zum Beispiel: übermäßiges Durchstrecken der Gelenke oder Knie. Die Fixierungen sind Haltungen, die der ursprünglichen Bewegung hinzugefügt werden und ihre Vollendung und Kontrolle ermöglichen. Sie schwächen und reduzieren die Qualität der Bewegung. Die Fixierungen treten in einer Reihe von Formen auf:

a) eine seitliche Kopfneigung, manchmal mit starrer Haltung;
b) die Zunge drängt nach draußen, stößt an Gaumen und Mundhöhle;
c) zusammenziehen im Schulterbereich sowie Asymmetrie der Schulterpartie;
d) Asymmetrie des Rückens;
e) Handbewegungen wie z. B.: seitliches Händeschwenken, festhalten an einem Gegenstand zur Stabilisierung, die Hände verschränkt vorne an den Körper pressen oder an die Seite (Hosenbein oder Taschen);
f) zu stark durchgestreckte Ellbogen, Mittelhandgelenke und Knie;
g) im allgemeinen nach vorne gebeugtes Becken, was zu einem Hohlkreuz führt;
h) flektierte Zehen.

Rücken

Der Rücken ist nicht gerade, ohne Kontrolle über Stabilisierung und Symmetrie, was das Fundament des Körpers beeinträchtigen kann: die Funktionalität der oberen Gliedmaßen, die Stabilität des Beckens und die Funktionalität der unteren Gliedmaßen. Mangel an passiver und aktiver Rotation im Rücken und in der Schulterpartie kann sich in der Folge zur Asymmetrie entwickeln. Zusätzlich führen zur Asymmetrie: ein nicht intakter Tonus, unterentwickelte Reaktionen, Fixierungen oder überschießende Motorik und fehlende Ausgeglichenheit des Tonus. Asymmetrische Haltung verhindert die Fähigkeit zur Körperbeherrschung auf der unterbewußten Ebene, beeinträchtigt die Beurteilung und Sicherheit der Motorik und vergrößert den Zustand körperlicher Unruhe und überflüssiger Bewegung.

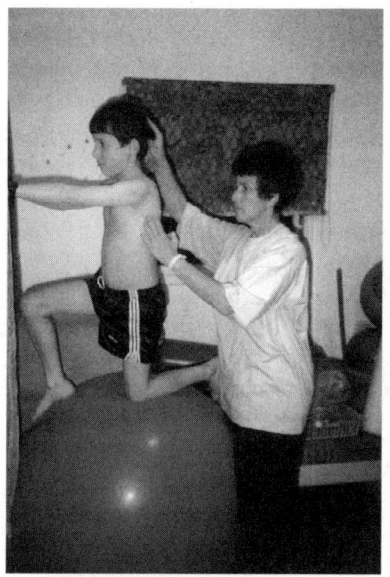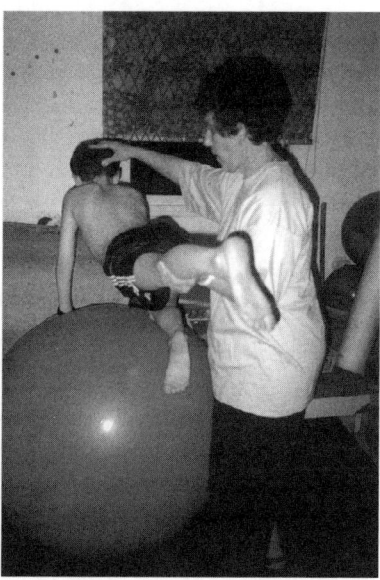

Abb. 1 und 2: Qualitätsarbeit des Körpers bezüglich Kontinuität unter Beherrschung der Haltungs- und Gleichgewichtsmechanismen: Je besser der Körper organisiert ist, um so ruhiger wird das Kind.

Mittelachse

Die *Körperachse* ist die Basis für das Erlernen der verschiedenen Seiten, Richtungen und Orientierungen, und sie unterstützt eine Stärkung im emotionalen Bereich und das Gefühl der inneren Sicherheit.

Eine verzerrte *Mittelachse* verursacht Probleme bei bilateraler Integration (Zusammenwirken beider Körperhälften). Ein aufrechter, stabiler Oberkörper und die Verinnerlichung der Mittelachse haben direkten Einfluß auf Lernfähigkeiten, besonders auf Lesen und Schreiben. Ein Kind, das nicht aufrecht sitzt und sich keinen Begriff von der Mitte der Seite, Zeile und des Buchstabens machen kann, hat Schwierigkeiten, eine Buchseite oder eine Tafelnotiz zu lesen, und es hat Schwierigkeiten, das Schreiben zu bewältigen. Eine Störung der Mittelachse beeinflußt viele Bereiche, z. B.:

a) das bewußte, symmetrische Körperempfinden,
b) die Grob- und Feinmotorik,
c) den visu-motorischen Bereich,
d) das Lernen (vor allem Lesen und Schreiben),
e) das Entwickeln eines Selbstbildes und die emotionale Entwicklung.

Die Koordination der Mittelachse bei Kindern mit intakter Entwicklung ist in Tabelle 1 dargestellt.

Tab. 1: Entwicklung der Mittelachse

Alter	Fähigkeit
4 Wochen	– Fähigkeit, die Augen zu fokussieren.
3 Monate	– Halten des Kopfes auf der Mittelachse in Rückenlage. – Heben des Kopfes auf der Mittelachse in Bauchlage bis 90°.
3 – 4 Monate	In Rückenlage: – Die Hände zusammen zur Körpermitte bringen. – Nach einem Gegenstand greifen und ihn wieder loslassen. – Mit den Fingern spielen und zufällig einen Gegenstand berühren, der sich über dem Gesicht oder Brustkorb befindet. – Vergrößerung des Sichtradius. – Die Augen sind parallelisiert und fokussiert.
4 – 5 Monate	– Beginn der Teilung der Mittelachse. – Fähigkeit, eine symmetrische Lage aufzugeben und sie wieder einzunehmen, Aktivitäten, die zur Entwicklung der Ausbildung der körperlichen Mittelachse beitragen.
6 – 8 Monate	– Bewegung in der Gegend der Körperachse im oberen Rückenbereich, vom Bauch auf den Rücken umdrehen, vom Rücken auf den Bauch, Übergänge aus der Position auf allen vieren (das sind die Aktivitäten, die das Ausbilden der Mittelachse trainieren).
9 – 10 Monate	– Aufsetzen. Das Spiel ist anfänglich auf den Oberkörper beschränkt und greift auf die Körperseiten über, ermöglicht durch die Rotationsentwicklung im Rücken.

Einem Kind ohne stabilen Rücken und intakter Mittelachse wird es kaum gelingen, eine die Mittellinie überschreitende Bewegung auszuführen, wie z. B. die linke Hand zur rechten Schulter zu führen, oder es wird bei Tätigkeiten, die im Sitzen am Tisch ausgeübt werden, gezwungen sein den Körper oder sein Heft zu drehen, um ein Dreieck zu zeichnen oder einen Buchstaben, der eine Diagonale enthält.

Solche Situationen führen zu sichtbarer Unruhe und verstärkter Körperbewegung. Kontrolle über den Rücken und die Mittellinie verlangt Stabilität, Dynamik und Symmetrie von Kopf, Schultergürtel, Rücken und Becken.

Der Oberkörper ist Stabilisator und Bewegungszentrum des Körpers und hat daher eine zentrale Kontrollfunktion; er unterstützt die vom Oberkörper entfernten Bewegungen, wie die des Mundes und der Hand (digitale

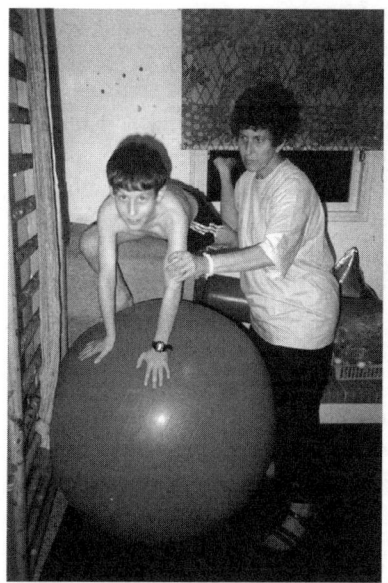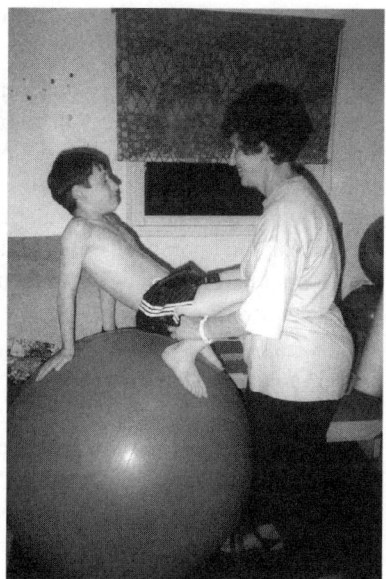

Abb. 3 und 4: Übungen, die Anstrengung und Beherrschung der Position verlangen (ohne Bewegung)

Gliedmaßen). Kinder mit mangelnder Rückenstabilität sitzen asymmetrisch, suchen Halt, und als Entschädigung für die ungenügend entwickelte Mittelachse weisen sie übermäßige Körperbewegungen auf, die unter Umständen als allgemeine Hyperaktivität des Kindes angesehen wird.

Das hyperaktive Kind muß ein unausgeglichenes Muskelsystem bewältigen. Im Versuch, Arme oder Kopf nach links oder rechts zu bewegen, setzt das Kind den ganzen Rücken in Bewegung. Häufig gerät die Stabilität durcheinander, die Schultern sind stark über das Heft gebeugt und die Augen zu nahe am Papier, und es rutscht die ganze Zeit unruhig auf seinem Stuhl herum. – Die Kontrolle der Mittelachse ermöglicht z. B.:

a) den Transfer des lateralen Gewichts und die Rotation, d. h. die Fähigkeit, die Mittelachse zu verlagern und wieder eine Basis herzustellen;
b) die Fähigkeit zur Beteiligung beider Körperhälften in der Stabilität der Mittelachse, z. B. beim Lesen, Malen und Spielen (Beschäftigungen im Sitzen am Tisch und auf dem Boden; ebenso Fahrradfahren, auf eine Leiter klettern u. v. a. m.);
c) die Fähigkeit der Isolierung der Körperteile voneinander, z. B. den Kopf drehen, ohne den Rücken zu bewegen;

d) eine stabile und bewegliche Hand ohne begleitende Bewegung aus Schulter und Schulterblatt.

Hyperaktivität kann ein Zustand von übermäßiger Motorik sein, als Folge von fehlender Stabilität des Oberkörpers, so daß die motorische Kontrolle durch fehlende Wahrnehmung der Mittelachse behindert ist.

Eine *Kontinuität der Bewegung,* z. B. eine flüssige Bewegung, die Unterbrechung und Erneuerung zuläßt, ist bei vielen Aktivitäten (z. B. beim Gehen, Laufen und Springen) erforderlich, aber auch beim Schreiben, Malen, Schneiden, Lesen und Sprechen. Intakte Bewegungskontinuität ist zu beobachten:

– im *grobmotorischen Bereich:* ohne Unterbrechung mit geschlossenen Beinen springen.

– im *feinmotorischen Bereich:* ohne abzusetzen eine Linie ziehen.

– im *sprachlichen Bereich:* kontinuierlich einen Buchstaben nach dem anderen zu einem Wort zusammenfügen, ein Wort nach dem anderen zu einem Satz, Sätze zu Texten.

Entwicklungsprozesse verflechten Empfindung und Motorik und erzeugen sensorisch-motorische Wahrnehmungen; ein sensorischer Reiz zieht in Rückkopplung Bewegung und Propriozeption nach sich.

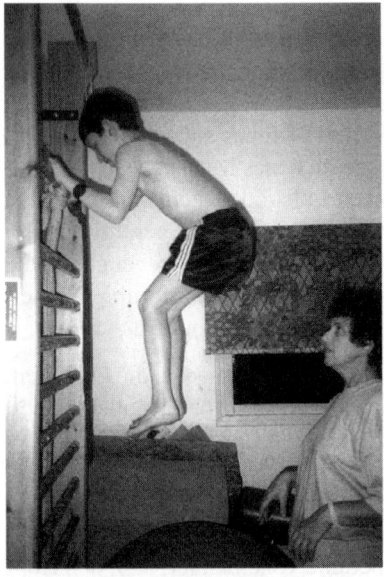 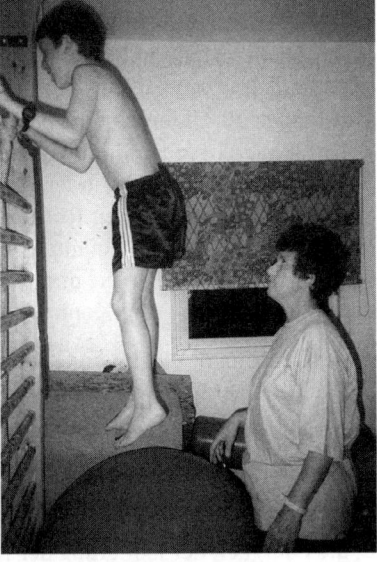

Abb. 5 und 6: Kontrollierte Bewegung

Sensorische Empfindlichkeit versetzt das Kind in Unruhe; es befindet sich unbewußt in einem Zustand von permanentem Zurückschrecken vor einem sensorischen Reiz, der überrascht, wie z. B. die Berührung eines fremden Menschen oder der Körperkontakt eines Freundes in einem Moment, in dem man nicht darauf gefaßt ist. In einer solchen Situation körperlicher Mobilisation verringert sich die Konzentration und es häufen sich Momente von Überaktivität.

Händigkeit: Bei einem erheblichen Teil der hyperaktiven Kinder zeigt sich während der Diagnose, daß sie sich für keine bevorzugte Hand entschieden haben; im täglichen Leben agieren sie mit beiden Händen, anstatt eine bevorzugte dominante Hand zu bestimmen und die andere Hand für Hilfstätigkeiten zu nutzen, wie zum Beispiel: Die *bevorzugte Hand* zeichnet und schreibt, und die Hilfshand hält die Seite fest, damit sie nicht verrutscht.

Wenn eine Bevorzugung fehlt, entsteht die Situation, daß entweder eine Hand zeichnet und die zweite Hand den Körper stabilisiert, sich auf dem Tisch oder Stuhl abstützt, oder daß das Kind bei dieser Tätigkeit von einer Hand zur anderen wechselt. Eine derartige Situation führt zu großer Verwirrung und physischer Unruhe. Das Kind weiß nicht, auf welche Seite es sich verlassen soll und was die Aufgabe jedes einzelnen Körperteils ist.

Grundlagen der Behandlung

Meine Behandlungsprinzipien für einen Behandlungsplan:

1. Qualitative körperliche Arbeit auf der Basis der Bobath-Methode: Neurodevelopment Treatments.
2. P. N. F.-Technik (Proprioceptive-Neuromuscular-Facilitation).
3. Starke Empfindung durch Stimulation der Rezeptoren in Muskel, Sehne und Knochenhaut (Pereost) und Gelenk.
4. Bewegungsideen, die der Sensorischen Integration auf der Basis der Ayres-Methode entnommen sind.
5. Übungen zur generellen Aktivierung.
6. Übungen zur Kontinuität, Unterbrechung und Ausdauer.
7. Orthopädische Rehabilitation – biomechanische muskulare Balance, Wiederherstellung, Haltung.
8. Entspannung des Bindegewebes (Vormuskelgewebe-Massagetechnik).
9. Korrektur der körperlichen Asymmetrie (den Körper zu symmetrischer Funktionalität beider Körperhälften bringen und Handfunktionen verbessern).
10. Motorisches Lernen.

11. Bewußtheit der qualitativen Bewegung (Kopf in der Fortsetzung des Körpers, Hände ausgebreitet).
12. Emotionale Unterstützung.
13. Reduzierung der Impulsivität durch Ansprache an das Kind („Wenn du verstehen willst, was ich sage, mußt du auch zuhören." „Bitte sammle die Sachen im Zimmer ein, damit wir mit etwas anderem weitermachen können." „Wir waren bei der Übung auf dem Ball, und wir wollen jetzt die Übung wieder aufnehmen.").

Motorische Aspekte der Behandlung:

1. Haltung (gerader, stabiler Rücken in statischer und dynamischer Position, in Grob- und Feinmotorik).
2. Verbesserung des Spielraums und Dehnung des Gewebes.
3. Fähigkeit zur Differenzierung der Gliedmaßen (Differenzierung zwischen den proximalen Teilen wie Rücken und Becken, Differenzierung zwischen den proximalen und distalen Teilen wie Hand, Schulter und Schulterblatt während des Schreibens).
4. Richtige Gewichtsbelastung (während eine Seite ein Gewicht trägt und die zweite Seite frei im Raum agiert, verschiedene Gewichtsbelastungen tragen, ohne Fixierungen zu benützen).
5. Effektive Muskelarbeit (intakte Balance zwischen Muskelgruppen und richtige Synchronisierung).
6. Rotationen herbeiführen und beherrschen.
7. Koordinierung der Körperachse (Position der Mittelachse verlassen und wiederherstellen, Beherrschung eines aufrechten Rückens in statischen und dynamischen Lagen, Sicherheit in der Mittelachse, d. h. die Mittelachse als eine imaginäre Linie begreifen lernen, die den Körper in rechts und links teilt, ihn aber auch zu einer Gesamtheit vereint).
8. Reduzierung des Fixierungssystems und dadurch Verbesserung der effektiven Körperarbeit.
9. Verbesserung der Reaktionen auf visuelle, propriozeptive und vestibuläre Reize.
10. Verbesserung der Reaktionen von Balance und Gleichgewicht (Bewältigung der Schwerkraft).
11. Beherrschung der Körperebenen und ihre Verinnerlichung auf kognitiver Ebene, sowohl hinsichtlich des Körperschemas als auch in bezug auf Richtungen im Raum.
12. Verbesserung der Basis und Bevorzugung einer Hand und eines Fußes.
13. Verbesserung des Körperschemas und der Bewegungssicherheit.
14. Verbesserung der Aktivitäten im feinmotorischen Bereich und der

richtigen Stabilisierung mit aufrechtem Rücken, mit der Möglichkeit zur körperlichen Halbierung.

15. Kombination der motorischen Behandlung mit anderen Aspekten: Empfindung, Erfassen, Planung und Ausführung, Kognition und Lernstrategien, Kreativität, Phantasie, Aufmerksamkeit, Konzentration, Grenzen.

16. Liebevolle, warme Behandlung des Kindes.

Fallbeispiel

Vorstellung, Anamnese, Diagnose

Der Junge D. wurde von einer Logopädin, die seine Artikulationsschwierigkeiten behandelte, zur physiotherapeutischen Diagnose überwiesen. Er wurde mir im Alter von drei Jahren und neun Monaten vorgestellt. Die Hauptklage der Mutter war, daß sie mit ihm nicht auf der Straße gehen könne; er hüpfte und rannte neben ihr, und nur, wenn sie seine Hand mit Gewalt festhielt, konnten sie einigermaßen zusammen gehen. Für sie war es sehr schwierig, mit ihm in die Stadt zu gehen. Sie fügte hinzu, daß sich die Kindergärtnerin über seinen Mangel an Aufmerksamkeit beim Geschichtenerzählen beklagte, über seine völlig unkonzentrierte Sprunghaftigkeit, über Eigensinn und auffälliges Verhalten.

Bei der Diagnosesitzung, an der auch D.s Mutter teilnahm, „verzettelte" er sich über das ganze Behandlungszimmer, und es war schwierig für mich, meine strukturierte Diagnostik durchzuführen, in der sich herausstellte, daß D. zur Gruppe „gemischte Symptomatik" gehörte und ihm eine Behandlung, die sich auf die Probleme körperlichen und sensorischen Ursprungs konzentrierte, sicherlich viel helfen könnte.

D. ist ein netter und verständiger Junge. Er hat Artikulationsprobleme und spricht unklar mit lauter Stimme; er wartet nicht, bis er beim Gespräch an der Reihe ist. D. zeigt eine fundamental herabgesetzte Funktion des Tonus (Hypotonie), sensorische Kontaktempfindlichkeit und Schwierigkeiten bei der Ausführung regulärer Bewegungsmuster. D. leidet unter körperlicher Unruhe und befindet sich ständig in Bewegung. Er hat Probleme, das Gleichgewicht zu halten, sucht nach Stabilisierung und bevorzugt eine statische Haltung. D. erhält keine medikamentöse Behandlung.

D. geht wenig und fällt nach einigen Schritten immer ins Laufen, auch wenn er von mir gebeten wurde, langsam zu gehen. Er versteht alle Anweisungen und will sie auch ausführen, kann es aber nicht, weil ihm die Körperbeherrschung fehlt. Im Alltag, wenn er mit seiner Mutter auf die Straße geht, gibt er ihr die Hand, wodurch er Stabilität erhält und sein Gleichgewicht korrigieren kann. Beim Gehen und Laufen sieht man, daß noch keine gute Gewichtsverlagerung von Ferse zu Zehen besteht, und man hört das Geräusch der Fußsohlen während des Gehens. Eine körperliche Asymmetrie ist ersichtlich (siehe Untersuchung der Haltung). Beim Gehen auf einem schmalen Fundament gelingt es ihm, das Gleichgewicht zu bewahren und nicht danebenzutreten, was jedoch nicht auf qualitativer Bewegung beruht, sondern mit Hilfe eines Systems von Fixierungen zustande kommt.

Es kostete D. solche Anstrengung, auf einer schmalen Fläche zu gehen und nicht zu laufen, daß er danach im ganzen Zimmer umherrannte und eine mangelnde motorische Konzentration erkennen ließ. Auf diese Art, wie auch beim Stehen auf einem Bein, suchte er nach körperlicher Stabilität. Unmittelbar nach einem kurzen Versuch, das Gleichgewicht zu bewahren, verfiel er sofort in motorisches Wirbeln! Beim Kriechen war keine richtige Verteilung der Gewichtsbelastung auf Fingern und Handflächen vorhanden.

Seine Motorik ist durch Umständlichkeit zu charakterisieren. Aufgrund der Hypotonie führt er Aktivitäten sehr schwerfällig aus. Er sucht nach Stabilität und Gleichgewicht. Die Anweisung, an einem Platz stehenzubleiben und sich nicht aus seiner Standposition zu rühren, gelang nicht, und er verlor das Gleichgewicht. D. war sich dieses Problems bewußt, und oft vermied er es von vornherein, sich irgendeiner Aktivität in statischer Haltung zu stellen. Er blieb selten auf einer Stelle stehen und lieferte verbale Erklärungen, weshalb er sich bewegt (ich will etwas sehen … spielen … den Gegenstand nehmen …).

D.s Rücken ist hypoton. Er kann seinen Rücken nicht zur Stabilisierung seiner distalen Körperteile wie Hand und Mund benutzen. Deshalb lassen diese beiden Teile Schwierigkeiten erkennen (vgl. Spezifizierung von Mund und Hand).

D. hat keine funktionelle Mittelachse. Das heißt, wenn er sich an den Tisch setzt, verlagert er das Gewicht vom rechten Beckenrand auf den linken und arbeitet nicht vom Zentrum aus. Die Überschreitung der Körperachse ist nicht ausgereift. Die körperliche Formausbildung besteht rechts bis zur Mitte der Spannweite und ist nach links überhaupt nicht vorhanden. Wenn er sitzt, stützt er sich einmal auf die rechte, einmal auf die linke Hand. Er streckt die Hände zur Stabilisierung aus, vor allem die linke Hand und verkrümmt angestrengt den Schulterbereich.

Bei der *körperlichen Untersuchung* hat D. einen herabgesetzten Tonus, vom Liegen zum Sitzen weist der Kopf mangelnde Stabilisierung auf. Der Mundbereich ist starr und die Schulterpartie gekrümmt. Die Spannweiten im Rücken sind aufgrund des herabgesetzten Tonus vergrößert. Die Haltung ist asymmetrisch. Da D. nicht ruhig stehenbleiben konnte, war es äußerst schwierig, die Untersuchung der Haltung zu vertiefen. Die Schulterpartie ist schief, die linke Schulter ist niedriger als die rechte, der Kopf ist von der Mittellinie aus nach rechts geneigt, die Schulterblätter liegen schlaff am Brustkorb, asymmetrisch zu den unteren Beckenknochen. Eine orthopädische und neurologische Untersuchung muß abgeklärt werden.

D. zeigt sensorische Kontaktempfindlichkeit. Diese Empfindlichkeit trägt zur körperlichen Unruhe bei. (Eine physiotherapeutische Behandlung versucht, die Qualität von Bewegungen sowie die Tiefenempfindlichkeit aufzubauen und eine Beruhigung des körperlichen Unruhezustandes zu ermöglichen.)

Bei D. bestehen Artikulationsschwierigkeiten, die zum Teil von der Hypotonie im Mundbereich, mangelnder Stabilität des Rückens sowie sensorischer Empfindlichkeit herrühren. Er trinkt richtig und flüssig. Das Kauen ist nicht seinem Alter entsprechend entwickelt, durchsetzt mit Schmatzen. (Die lauten Geräusche, die während des Essens zu hören sind, treten auch beim Gehen und Malen auf!). Beim Essen von Nachspeisen ist die Griffhaltung des kleinen Löffels nicht seinem Alter entsprechend entwickelt, er macht den Mund sehr weit auf, ohne Ausgleich der Kiefernmuskeln, so daß er in seinem Mund keinen passenden Platz für den Bissen findet und ihn nur durch den Mund direkt in den Hals schiebt. D. befindet sich in Sprachtherapie, und ich werde mich mit seiner Therapeutin in Verbindung setzen.

Bei der Untersuchung zur Feinmotorik bei sitzenden Tätigkeiten am Tisch gelang es D., sich für eine Zeitspanne von vier Minuten durchgehend zu konzentrieren, dann traten motorische Aktivitäten auf.

D.s Handhabung von Farbstiften (sowie des kleinen Löffels) ist nicht altersgemäß (zwischen palmierendem Griff und Dreipunkt der Finger). Er drückt sehr stark aufs Papier, ohne vernünftige Balance und Rhythmus. Er agiert gleichzeitig mit beiden Händen, ohne bevorzugte Ausprägung irgendeiner Hand. Malen und Formen nachzeichnen ist bei ihm nicht altersgemäß entwickelt.

D. geht von einer Sache zur anderen über, ohne eine bestimmte Tätigkeit in einer gewissen Zeitspanne auszuprobieren und zu üben. (Sowohl bei der physiotherapeutischen Behandlung als auch bei der Sprachtherapie muß an Ausdauer und Zunahme der körperlichen und emotionalen Konzentration bei der Ausführung von Aktivitäten der Grob- und Feinmotorik gearbeitet werden.)

Zusammenfassung und Empfehlung

* D. zeigt körperliche Unruhe und Konzentrationslosigkeit, die wahrscheinlich körperlichen Ursprungs sind, begleitet von emotionalen Elementen. In einem Entwicklungs-Physiotherapie-Konzept muß parallel zu einer Sprachtherapie versucht werden, den körperlichen Unterbau zu verbessern und die sensuelle Empfindlichkeit zu reduzieren; dabei körperliche Sicherheit zu wecken und die innere Balance zu stützen.
* Mit D.s Kinderarzt ist eine Untersuchung der Haltung durch einen Orthopäden zu erwägen, ebenso eine kinderneurologische Untersuchung.

Entwicklungstherapeutische Zielsetzungen der Behandlung

* Verbesserung der Haltung und Reduzieren der Asymmetrie,
* Reduzierung der Fixierungen,
* Reduzierung der sensorischen Empfindlichkeit,
* Arbeit mit beiden Händen mit der Zielsetzung, die Bevorzugung einer Hand zu ermutigen, sowie die Ausdifferenzierung von Fertigkeiten; Gebrauch der zweiten Hand als Hilfshand,
* Verbesserung der Fertigkeiten der Grob- und Feinmotorik in bezug auf Bewegungsmuster und Qualität, Ausdauer und Beibehaltung einer Position über längere Zeit,
* Verbesserung der Haltung und Funktionalität des Rückens und der Hände zum Aufbau einer körperlichen und kognitiven Mittelachse, die eine verbesserte Körperbeherrschung ermöglicht.

Behandlungsplan

D.s Behandlungsplan wurde auf einer Reihe von Methoden aufgebaut:
Die *Bobath-Methode* verlangt Qualität der Bewegung und qualitative Kontinuität. Das Kind wiederholt spielerisch die qualitative Bewegung einige Male ohne Pause, z. B. auf dem Medizinball auf dem Bauch liegen oder sich darauf setzen. Bei den sich wiederholenden Übungen wird streng auf eine äußerst „saubere" Ausführung geachtet. Das erzeugt einen qualitativen Bewegungsablauf, der das Kind trainiert, eine Bewegung unter Kontrolle der Kontinuität, mit Unterbrechung und Wiederaufnahme dieser Kontinuität auszuführen.

Die *Ayres-Methode* beinhaltet sensorisch-integrative Aspekte, z. B. Springen auf einem Ball, Druck auf den Körper mit einem Medizinball und viel Stimulation über die Ellbogen.

Die *orthopädische Rehabilitierung* erbringt leistungsfähige, ausgeglichene Muskelarbeit mit richtiger Koordinierung der spezifischen Muskelgruppen. Eine Stärkung der unteren Bauchmuskeln dehnt zum Beispiel die Bereiche des Rückens und des Beckens und wird die Haltung verbessern. Die *P. N. F.-Methode* benützt die Spannung, die in den Rezeptoren der Muskeln und Sehnen auftritt und zur Maximum-Mobilisierung der aktiven Muskeltätigkeit führt. Man trainiert den Patienten, die Bewegungen fließend und geschickt auszuführen. Die verbalen Anweisungen des behandelnden Therapeuten fordern von dem Patienten Aufmerksamkeit und Konzentration. Die *Klapp-Methode* besteht aus Kriechübungen zwecks Behandlung von Skoliose. Die Wirbelsäule wird von Gewicht und Spannung entlastet und dadurch beweglicher.

Durchführung der Behandlung

Die Behandlungsstunden (je 50 Minuten) zerfielen in drei Teile:

1. Grobmotorik (20 Minuten)
2. Feinmotorik (15 Minuten)
3. Bewegung in Raum und Zeit (15 Minuten)

Die Behandlung wurde auf beweglichen Flächen, Medizinbällen und Rollen mit verschiedenem Durchmesser und einer Kombination von Ball und Rolle gleichzeitig durchgeführt. Sehr viel Zeit ist dem Umgang mit Farben gewidmet worden: Fingerfarben auf großen Flächen, Malen mit Pinsel und Gouache. Auch in der Feinmotorik sind Übungen qualitativer Bewegungen initiiert worden, z. B. so sitzen, daß das Becken stabil und der Rücken gerade ist (auf einer Rolle oder einem großen Ball). Außerdem wurde viel Raum für kreatives Arbeiten mit Ton, Plastilin und spielerische Arbeiten gegeben, immer unter Beachtung qualitativer Körperhaltungen.

Was den zweiten Behandlungsteil anbelangt, so verlängerte ich die Dauer der Körperarbeit während der Behandlung. Damit erweiterte ich in jeder Stunde, die er erhielt, die Erfahrung der Fähigkeit zu schöpferischer Tätigkeit in körperlicher Konzentration und Ruhe.

Während der Behandlung

D.s Behandlungsstunde fand einmal in der Woche für 50 Minuten statt. Die Mutter brachte ihn immer und holte ihn am Ende der Stunde wieder ab. D. wurde während der Behandlung spürbar befreiter und sprach vermehrt über persönliche Dinge, die zu Hause und im Kindergarten geschahen. Die Behandlung qualitativer Bewegungshaltungen auf einer beweglichen Fläche erforderte von D., seine Gleichgewichtsreaktionen zu korrigieren, qualitative Bewegungsmuster zu verinnerlichen sowie Inhibition des muskularen, stabilen Tonus, sensorische Stimulation aller Bereiche.

Als ich die Behandlung mit D. begann, war er sehr unkonzentriert und sprunghaft. Wir begannen z. B. auf einer Rolle zu arbeiten, und plötzlich war er mit anderen Dingen beschäftigt. Ich machte dann mit einer anderen Übung weiter, jedoch immer mit einer qualitativen Körperbewegung. Allmählich reduzierte ich D.s Möglichkeiten, von einer Tätigkeit zur anderen überzugehen, und ich lenkte die Behandlung zusehends mehr.

Je besser und vertrauter die Beziehung zwischen uns wurde, um so mehr setzte ich Grenzen und stellte Anforderungen, verlangte Arbeitsgewohnheiten und Regeln. Vom ersten Augenblick an verzichtete ich nicht auf eine qualitative motorische Behandlung. Dies war Bestandteil der Behandlung und eine stabile Botschaft an D., daß er nicht ausbrechen konnte!

Nach der ersten Behandlungsstunde war D. die Reihenfolge meiner Aufbaubehandlung klar: Arbeiten auf Rollen, Bällen und anderen beweglichen Flächen. D. nannte diesen Teil später „meine schwere und anstrengende Arbeit".

Ich machte D. mit der Notwendigkeit und der Anforderung vertraut, in intakter, kontrollierter Haltung zu sitzen, und dies gleichzeitig mit einer Tätigkeit der Feinmotorik zu verbinden, die ein Endprodukt aufweist (Zeichnungen, verschiedene Plastiken aus Ton, die er bemalte, Bilder zum Aufkleben). Dieser Teil der Behandlung vergrößerte seine Konzentrationsfähigkeit und seine Aufmerksamkeit.

D.s Behandlung zielte auf eine Verbesserung der Muskelbalance, Reduzierung der sensorischen Empfindlichkeit, Korrektur der Haltung und Aufbau einer Mittelachse. Die Verbesserung bilateraler Aktionen mit den Händen ermöglichen dem hyperaktiven Kind, mit seinem Körper aktiver zu agieren, dabei weniger Energie zu vergeuden und Körperbeherrschung sowie eine gute Körperfunktionalität zu erlangen. So erhält das hyperaktive Kind einen verbesserten körperlichen Unterbau, der ihm eine neuartige Beruhigung bringt.

Durch diese Behandlung lernte D. eine Reihe von Dingen, z. B. zwischen seinem hyperaktiven Bewegungszustand und der mit qualitativer Kontinuität ablaufenden Bewegung zu unterscheiden. D. verinnerlichte einen neuen, intakten, qualitativen Ablauf, der sich sehr von seinem Bewegungszustand unterschied.

Behandlungsperiode Grobmotorik (Ausschnitte)

• Übung für Kontinuität der Grobmotorik
D. steht auf dem Physioball (90 cm Durchmesser), der an der Sprossenwand anliegt. Er ergreift die Leitersprossen und macht kontinuierlich verschiedene Sprünge (Spreizen und Schließen der Beine oder einen Schritt vorwärts, einen Schritt rückwärts). Auf meine Anweisungen hin soll D. während des Springens eine qualitative Position einnehmen: z. B. auf allen vieren knien oder Halbkniestellung.
Bei dieser Kontinuitätsübung gebe ich zusätzliche Anweisungen: „schnell springen", „langsam, Haltung ändern", wodurch D. gleichzeitig Aufmerksamkeit und Muskelbeherrschung mobilisieren muß. Das Springen ist sehr befreiend für D.; er freut sich und lernt dabei zulässige Bewegungen auszuführen, während viel Energie freigesetzt wird.

• Übung zur Verbesserung der Haltung und zur Stärkung der Schulterpartie
D. kniet auf allen vieren auf dem Physioball; die Handflächen in gerader Linie unterhalb der Schultern, die Knie unter der Hüfte (der Winkel zwischen Schulter und Hüfte beträgt 90°). So lernt D. die richtige Haltung seines Körpers (z. B. Kopf in gerader Fortsetzung der Mittelachse des Körpers) kennen. Die Ellbogen sind leicht gebeugt, das Gesäß ist in der Luft und ruht nicht auf den Fersen. Nachdem D. gelernt hat, diese Haltung zu bewahren, gebe ich – Druck ausübend – Widerstand. Der Widerstand kehrt die qualitative Lage nach innen und erbringt propriozeptive Stimulation.

• Übung zur Verstärkung der Handflächenmuskeln im Einklang mit Bauch- und Rückenmuskeln
D. steht auf dem Medizinball in Halbkniestellung. Er ergreift die Leitersprossen, streckt beide Beine und erhebt sich (Kopf gerade nach oben gestreckt), dann kehrt er zur Ausgangsstellung zurück. Nach einer gewissen Anzahl von Übungen wechselt er die Beine in der Ausgangsstellung (Abb. 1).

• Eine Ruheübung

• Übung zum Erlernen von Rotationsbewegungen
(Eine qualitative Übung, die der Methode der Neuroentwicklung entnommen ist:) D. liegt auf dem Bauch über einem großen Medizinball (90 cm Durchmesser) und muß sich aus dieser Lage aufsetzen. Ich helfe ihm mit einem Handgriff meinerseits, der zu einer Rotationsbewegung seines Rückens führt, bis er zum Sitzen kommt. Diese Übung wird einige Male

auf der rechten und einige Male auf der linken Seite ausgeführt. Jedes Mal, wenn D. sich aufsetzt, muß er darauf achten, daß gleiches Gewicht auf beiden Seiten des Beckens ruht, daß sein Rücken aufrecht ist und daß sein Kopf sich in geradliniger Fortsetzung von seinem Rücken befindet. Nachdem D. diese Übung beherrscht, füge ich eine Übung hinzu:

• Übung zum Erlernen der Überquerung der Mittelachse
D. sitzt auf einer steifen Rolle (25 cm Durchmesser) in Reitstellung. Sein Gesäß behält die unveränderte Lage bei, während sein Oberkörper sich nach rechts bis zur Grenze seiner Bewegungsmöglichkeit wendet, danach wendet er sich wieder zur Mitte zurück und führt dieselbe Bewegung nach links aus. Während dieser Übung muß D. jeweils rechts oder links einen Gegenstand anfassen (z. B. einen Ball), den Gegenstand in einen Korb legen oder in die Höhe werfen und wieder auffangen.

• Übung zur Verinnerlichung von Bewegungsebenen; Beherrschung der Richtungsbegriffe: rechts, links vorne, hinten, oben, unten; sowohl am eigenen Körper als auch im Raum

a) D. sitzt aufrecht auf verschiedenen Physio-Bällen (diese Übung wird auf Bällen von verschiedenen Durchmessern: 30, 65 oder 90 cm ausgeführt). Ich bewege den Ball unter ihm in verschiedene Richtungen und D. muß mit feinen Bewegungen reagieren, daß er wieder aufrecht sitzt. Z. B.: Wenn ich den Ball nach vorne bewege, neigt sich D.s Körper nach hinten und er muß ihn in Richtung zur Mitte hin wieder gerade stellen. Nachdem D. diese Bewegung beherrscht, füge ich folgende Übung hinzu:

b) D. sitzt aufrecht auf einem der verschiedenen Medizinbälle. Ich lege meine offene Handfläche auf seinen Brustkorb und sage: „Laß Dich nicht nach hinten stoßen und umwerfen!" Ich wende anfangs geringe Kraft an, damit D. lernt, wieviel Widerstandskraft er benötigt, um nicht nach rückwärts zu fallen. Allmählich verstärke oder verändere ich meine Kraftanwendung, damit D. harmonisch auf sie reagiert. Dasselbe führe ich auch von beiden Seiten und vom Rücken her aus und ebenso mit Druck auf die Stirne, die Knie (von vorne) auf Hals, Nacken und unteren Rücken (von hinten), Ohren und Becken (von den Seiten). Durch Übertragung vermittelt diese Übung D. (neben dem Gefühl für Richtungen und Ebenen) auch das Wissen, wieviel Druck er später (bei Feinmotorik) auf eine farbige Kreide, Bleistift oder Feder ausüben muß, um eine Linie auf dem Papier zu zeichnen (Schreibtechnik). Außerdem lernt D., wieviel Kraft er anwenden muß, um einen Ball zu werfen oder aufzufangen.

• Ruheübung zwecks sensorischer Behandlung
Ich gebe Kompression auf alle Gelenkflächen des Körpers mittels eines
Balls, den ich unter Druck am ganzen Körper von D. entlanggleiten lasse.
Während dieser Übung liegt D. entweder auf einem Ball oder auf einer Mat-
te und verändert seine Lage abwechselnd von der Rückenlage zur Bauch-
oder Seitenlage.

• Übung zur Beibehaltung einer bestimmten Lage
D. befindet sich auf allen vieren auf dem Physio-Ball. Er muß zuerst seine
rechte Hand nach hinten auf sein Gesäß legen und gleichzeitig sein rech-
tes Bein nach hinten ausstrecken. Danach führt er dieselbe Übung auch links
aus. Ab und zu gebe ich die Anweisung: „Halt!" und zähle bis 10. Danach
setzt D. seine Bewegungen fort. Diese Art wende ich auch bei anderen Übungen an.

Behandlungsperiode Feinmotorik (Ausschnitte)

• Übungen zur haltungsbewußten, kreativen Betätigung
D. steht in Halbkniestellung vor einem Tisch in passender Höhe und arbeitet mit Plasteline, Ton-, Fingerfarben bzw. Gouache oder Malfarben.

• Übung für beide Hände, um die Tätigkeit der bevorzugten Hand anzuregen, zu fundieren und zusätzlich die Organisation des Körpers zu verbessern
D. sitzt im Reitersitz auf einer Rolle. Neben ihm befindet sich ein großer
Papierbogen. Er malt auf diesem Bogen, mittels Pinseln, mit beiden Händen gleichzeitig und mit großen Bewegungen.

• Übungen zum Erlernen von Genauigkeit und Einhalten von gegebenen
Grenzen
D. sitzt wie in Übung 2. Er nimmt bunte Klebezettel von verschiedenen
Größen und soll sie auf einem Bogen auf bestimmte vorgezeichnete Punk-
te aufkleben. Diese Arbeit verrichtet er gleichzeitig mit beiden Händen.

• Übung zur Verbesserung der Entwicklung der Feinmotorik
D. muß mit einem Bleistift von großem Durchmesser eine Linie von rechts
nach links und in umgekehrter Richtung zeichnen.

Behandlungsperiode Raum und Zeit (Ausschnitte)

• Übung (in Raum und Zeit zur Beherrschung der kontinuierlichen Bewegung einerseits und plötzliche Unterbrechung andererseits)
D. verteilt Reifen oder Stäbe im Raum, springt um sie herum, je nach Anweisung, und muß auf Anweisung plötzlich anhalten.

• Übung zum Erlernen von Planung und Organisation im Raum
D. bewegt sich auf einer Bank vorwärts, rückwärts und auch seitwärts (bei der Seitwärtsbewegung müssen beide Füße quer auf der Bank stehen).

• Übungen für Aufgabenerfassung und Konzentration
Die Anweisung, die ich D. erteile, lautet: „Fang den Ball mit beiden Händen, laß ihn dann 5mal am Boden aufspringen und zähle dabei von 1 – 5“. D. muß den Ball, der ihm aus verschiedenen Richtungen zugeworfen wird, mit beiden Händen fangen und dann die Anweisung ausführen.

Beobachtung und Ausblick

Während des gesamten Verlaufs der Behandlungsstunden achte ich bei allen Aktivitäten streng darauf, Atmung zu trainieren. Alle Aktivitäten des Körpers müssen klar, sauber und qualitativ ausgeführt werden. D. soll lernen, gestellte Anforderungen auszuführen. Ich erreichte seine Konzentration auch mittels Singen und mit Gesprächen. Andererseits erhält D. viel Wärme und Zuwendung von mir. Die Art meiner Behandlung läßt engen körperlichen Kontakt entstehen, um ihm zu vermitteln, daß ich ihn akzeptiere. Wie einem großen Teil dieser Kinder ermangelt auch D. einen solchen Kontakt, und die warme, starke Umarmung beruhigt ihn körperlich und unterstützt ihn emotional.

Zusätzlich zur Umarmung stärke ich D. verbal: „Ich sehe, wie Du Dich anstrengst, das ist wunderbar.“ „Das war eine schwierige Übung, und Du hast sie geschafft.“ „Du hast genau gearbeitet, wir können es, wenn Du willst, Deiner Mutter erzählen, wenn sie Dich abholen kommt.“ D. machte Fortschritte in den physischen Bereichen, und je mehr sich seine Körperbeherrschung und sensorische Integration verbesserte, desto mehr Erfolg hatte er dabei, die Dauer grob- und feinmotorischer Aktivität auszudehnen, ohne von überaktiver Symptomatik beherrscht zu werden. Nach einer Behandlung von sieben Monaten überwies ich D. an eine kleine Bewegungsgruppe, in der der Akzent auf Bewegungsqualität gelegt wurde (ich traf mich mit der Leiterin und erklärte ihr D.s physischen und allgemeinen Zustand).

D. war weiterhin in Behandlung bei der Logopädin, die feststellte, daß die Haltungskorrekturen auch zur Stabilisierung des Mundes und damit zur Artikulation von Buchstaben, die ihm schwerfielen, hilfreich beigetragen hatten. D. befindet sich bis heute mit periodischen Unterbrechungen in Sprachbehandlung.

Literatur

Ammon, J.; Etzel, M. (1977): Sensorimotor Organization in Reach and Prehension – A Development Model. APTA Vol. 57/ No. 1, Jan.

Ayres, J. (1974): Sensory Integration and Learning Disorders. Western Psychological Services, Los Angeles

Bly, L. (1983): The Components of Normal Movement During the First Year of Life and Abnormal Development. The Neuro-Development Treatment Association, Inc., Illinois

Bobath, B.; Bobath, K. (1975): Motor Development in the Different Types of Cerebral Palsy. Heinemann Medical Books, London

Boehem, R. (1988): Improving Upper Body Control. Therapy Skill Builders, Tucson

Brazeltow, T. B. (1973): Menual Behavioral Assessment Scal. S. I. M. P. Heinemann Medical Books, London

Campbell, S. (1984): Pediatric Neurologic Physical Therapy. Churchill Livingston, London

Caplan, F. (1975): The First Twelve Months of Life. Crosset and Dunlap, New York

Clark, P. N.; Allen, A. S. (1985): Occupational Therapy for Children. C. V. Mosby Co., St. Louis

Commor, W.; Siepp, E. (1978): Program Guide for Infants and Toddlers With Neuromotor and other Development Disabilities. Teachers College Press, New York.

Cratty, B. J. (1994): Clumsy Child Syndroms. Descriptions, Evaluation and Remediation. Haywood Academic Pub., Los Angeles

Drillien; Drummond (1977): Neurodevelopmental Problems in Early Childhood. Blackwell, London

Dubowitz, L.; Dubowitz, V.; Palmer, P. G. et al. (1984): Correlation of Neurological Assessment in the Preterm Newborn Infant with Outcome of One Year. J. Pediatr. 105, 452

Fiorentino, M. (1973): Normal and Abnormal Development, Charles Thomas Pub., Springfield, Illinois

Gessell, A. (1954): Infant and Child in Culture Today. Harper & Row, New York

Gordon, N.; McKinlay, I. E. (1980): Helping Clumsy Children. Churchill Livingston, London

Guyton, A. C. (1974): Function of the Human Body. Fourth Edition, W. B. Saunders Co., Philadelphia

Hallowell, E. M.; Ratey, J. J. (1994): Driven to Distraction (Coping with Attention Deficit Disorder). Pantheon Books, New York.

Illingsworth, R. S. (1976): The Development of the Infant and Young Child. Livingston, Edinburgh/London

Kapanji, I. A. (1970): The Physiology of the Joints. Vol. 1, Upper limb, Churchill Livingston, Edinburgh/London

Laszio, J. I.; Bairstow, P. J. (1985): Perceptual Motor Behaviour Developmental Assessment and Therapy. Praeger Pub., London

Levitt, S. E. (1986): Pediatric Development Therapy. Blackwell, London

Marteniuk, R. (1979): Motor Skill Performance and Learning: Considerations for Rehabilitation. Physiotherapy Canada Vol. 31, No. 4 July/August

Milani Comparetti, A.; Gidoni, E. A. (1967): Pattern Analysis of Motor Development and its Disorders. Dev. Chid. Neuro. 9: 625-630

Norkin, C.; Levangie, P. (1983): Joint Structure & Function – A Comprehensive Analysis. F. A. Davis Co., Philadelphia

Parham, D. (1987): Evaluation of Praxis in Preschoolers. Occupational Therapy in Health Care, Vol. 4, No. 2

Scherzer, A.; Tcharnuter, I. (1982): Early Diagnosis and Therapy in Cerebral Palsy. Marcel Dekker, New York

Sheridan, M. D. (1973): From Birth to 5 Years. Children's Developmental Progress. NFER-NELSON Pub., Berkshire

– (1977): Spontaneous Play in Early Childhood. NFER Pub. Windsor, England

Taft, L. T. (1989): Clumsy Child. Pediatrics in Review, Vol. 12, No. 8

Towen, B.; Prechtel, H. (1977): The Neurological Examination of the Child with Minor Nervous Dysfunction. Spastics International Medical Pub., London

Weiss, G.; Trokenberg Hechtmann, L. (1993): Hyperactive Children Grown Up. ADHD in Children, Adolescent and Adults. 2nd edition. Guilford Press, New York/London

White, B. (1978): The First Three Years of Life. Avon, New York

Ein Konzept der Förderung motorisch unruhiger Kinder nach den Prinzipien der Sensorischen Integration

Von Cornelia Hottinger und Gudrun Kesper

Störungen der Sensorischen Integration können wie verschiedene andere Grunderkrankungen eine motorische Unruhe auslösen, die dem Erscheinungsbild der Hyperaktivität sehr ähnlich sein kann und deshalb durch eine ärztliche Untersuchung differentialdiagnostisch abgeklärt sein sollte.

Allergien, Stoffwechselstörungen, Syndrome können als sekundäre Symptomatik eine motorische Unruhe auslösen, so daß zunächst die Grunderkrankung behandelt werden muß und unterstützend eine mototherapeutische Förderung hinzugenommen werden kann. Häufig können bei Kindern mit motorischer Unruhe gleichzeitig verschiedene Ursachenfaktoren gefunden werden, die verschiedene, parallel stattfindende und aufeinander abgestimmte therapeutische Maßnahmen erfordern. Der Ansatzpunkt für die Förderung richtet sich schwerpunktmäßig nach der Grund- oder Sekundärstörung. Des weiteren ist es auch für die Beratung von Eltern, Erziehern und Lehrern notwendig, die Ursachen der motorischen Unruhe zu unterscheiden, da sie jeweils verschiedene unterstützende Maßnahmen und Konsequenzen erforderlich machen.

Die Ursachen für motorische Unruhe bei Kindern können sehr vielseitig sein, es muß deshalb durch eine genaue ärztliche Untersuchung und eventuell ergänzende differentialdiagnostische Untersuchungen (EEG, Bluntersuchungen, genetische Untersuchungen) die Ursache geklärt bzw. eine Krankheit ausgeschlossen werden. Eine Störung des Hörens und Sehens als mögliche Ursache für motorische Unruhe und auffälliges Verhalten muß selbstverständlich geklärt werden. Die Ursachenforschung bei motorischer Unruhe sollte auch die psychosozialen Hintergründe erfassen. So können ein schwieriges soziales Umfeld, ein unangemessener Umgang mit dem Kind, Mißhandlung und Mißbrauch beim Kind zu gesteigerter Unruhe und Verhaltensauffälligkeit führen. Bei Mißhandlung oder Mißbrauch ist die Durchführung einer Körpertherapie nicht angezeigt, diese muß bis zur endgültigen Klärung durch entsprechende Fachleute ausgesetzt werden.

Wichtig für die Diagnostik und Behandlung ist die Abgrenzung von Erkrankungen und Behinderungen, die sekundär motorische Unruhe zur

Folge haben können. Ein weiterer Aspekt ist die Unterscheidung der alters-
angemessenen Aktivität des Klein- oder Vorschulkindes als eine normale
Variante des Verhaltens. Dabei spielt die Kenntnis der Eltern und Erzieher
über Normalentwicklung eine wichtige Rolle. Oft sind die Erwartungen an
das Verhalten des Kindes unrealistisch hoch, und das Verhalten wird durch
die gezeigte Enttäuschung der Eltern noch problematischer. Bei diesen
pädagogischen Ursachen ist die Beratung der Bezugspersonen besonders
wichtig und erfolgversprechend.

Nach Feststellung einer Erkrankung oder Behinderung haben die medizinischen Maßnahmen den Vorrang. Erst nach Absprache mit den behandelnden Ärzten wird die Motopädie eingeleitet. Die Therapeutin muß vor
Beginn der Behandlung wissen, welche Störungen zu dem Krankheitsbild
oder der Behinderung dazugehören und durch therapeutische Maßnahmen
unbeeinflußbar sind. Sie sind als Grenzen einer Behandlung bedeutsam und
müssen den Eltern erläutert werden. Es muß außerdem geklärt werden, ob
und welche therapeutischen Maßnahmen und Übungen bei bestimmten
Krankheitsbildern kontraindiziert sind. Durch falsch angewendete Übungen können Krankheitssymptome verschlimmert werden.

Sind die Ursachen und die sich daraus ergebenden Einschränkungen abgeklärt, kann anhand der Sensorisch-Integrativen Motodiagnostik (SIM)
die Störung der Sensorischen Integration genauer beschrieben werden. Die
Beobachtungen dienen als Ansatz der Förderung mit den entsprechenden
Schwerpunkten im Therapieprogramm. Die Mototherapie ist als Begleit-
therapie zur Verbesserung des psychischen und motorischen Verhaltens zu
verstehen. Die symptomatische Behandlung bei überaktiven Kindern richtet sich nach der Grundstörung/-erkrankung.

Unverträglichkeit von Nahrungsmitteln, Farbstoffen und Phosphaten oder
Allergien können eine Erregungssteigerung mit sich bringen. Bei diesen Kindern muß zweigleisig gearbeitet werden, erst muß die Allergie therapiert
werden, dann kann die vorhandene sensomotorische Störung behandelt werden. Es empfiehlt sich, erst eine Zeitlang die Allergie oder Unverträglichkeit zu behandeln oder zu beobachten, um in der Abklärung der SI-Störung
die Ursachen für die motorische Unruhe auseinanderhalten zu können.

Bei *sehbehinderten* und *blinden* Kindern steht die Verbesserung der taktilen Wahrnehmung im Vordergrund. Die Verbesserung der Bewegungssicherheit und der Aufrichtung werden durch Übungen zur kinästhetischen
und vestibulären Wahrnehmung und durch Übungen zur Stellungsintegration und Verbesserung der Haltereaktionen angestrebt.

Mit *hörbehinderten* und *tauben* Kindern sollen neben der vestibulären Stimulation gezielte Finger- und Fußübungen zur Unterstützung der Gebärdensprache durchgeführt werden. Hörbehinderte Kinder können einen Sinneskanal zu ihrer Orientierung nicht (voll) nutzen. Wird ein zusätzlicher Sinneskanal, das Sehen, ausgeschlossen, können die Kinder von existentiellen Ängsten bedroht werden. Hörgestörte Kinder sollten Übungen ohne visuelle Kontrollen nur durchführen, wenn sie keine Ablehnung zeigen.

Geistig behinderte Kinder, Kinder mit *autistischen Zügen,* Kinder mit *Down-Syndrom* können zusätzlich zu ihrer Grunderkrankung eine motorische Unruhe und gesteigerte Erregbarkeit aufweisen. Bei Kindern mit Down-Syndrom sind die hypotone Muskulatur und die damit verbundenen taktil-kinästhetischen Probleme besonders auffällig. So werden Übungen zur kinästhetischen Wahrnehmung, besonders Druck- und Zugübungen, die Übungen am großen Ball, Finger- und Fußübungen während der ganzen Therapiedauer wiederholt. Bei geistig- und mehrfachbehinderten Kindern wird nur das Basisprogramm aus dem taktil-kinästhetischen und vestibulären Bereich in Frage kommen. Diese Übungen müssen, wie bei autistischen Kindern, nach und nach in die Therapiestunde aufgenommen werden und jeweils mehrere Wochen unverändert durchgeführt werden.

Verschiedene andere Krankheiten können z. B. im Anfangsstadium ohne genaue ärztliche Untersuchung den Eindruck einer Sensorischen Integrationsstörung machen. Dazu gehören verschiedene *Stoffwechselerkrankungen* und *Anfallskrankheiten.* Bei diesen Krankheiten ist die Mototherapie eine unterstützende Maßnahme, um sekundäre Probleme zu mildern. Einen ebenso hohen Stellenwert nehmen hier pädagogische und psychologische Maßnahmen ein.

Das Entwicklungsprinzip der Sensorischen Integration bietet Erklärungsmöglichkeiten und Förderansätze für die motorische Unruhe bei Kindern. Unseren Beobachtungen nach muß zwischen zwei verschiedenen Gruppen motorischer Unruhe unterschieden werden – motorische Unruhe aufgrund taktiler *Überempfindlichkeit* und motorische Unruhe aufgrund vestibulärer *Unterempfindlichkeit.* Die motorische Unruhe dieser Kinder ist gekennzeichnet durch eine zwanghafte Reaktion, die das Kind weder in geordnete Bahnen lenken noch völlig abschalten kann. Als Ursache wird eine frühkindliche Hirnschädigung vermutet, gekennzeichnet durch ständige Übererregung des ZNS oder durch eine starke Senkung der Reizschwelle aufgrund starker Hemmung auf Hirnstammebene. Dies hat eine mangelhafte

Koordination neuraler Prozesse zur Folge. Als kompensatorisches Verhalten auf die Überlastung des ZNS oder auf fehlende Stimulation zeigt das Kind gesteigerte Erregbarkeit und verstärkte physische Aktivitäten, die weder zweckmäßig noch zielgerichtet sind. Das Verhalten des Kindes ist nicht in einem Reiz-Reaktions-Muster auf bestimmte Situationen zu verstehen, sondern hat mit dem eigenen Empfinden des Kindes zu tun.

Motorische Unruhe bei taktiler Überempfindlichkeit

Die taktile Wahrnehmung ist die vorherrschende Empfindung bei der Geburt. Über die Berührung der Haut sammelt das Kind seine ersten Eindrücke und Informationen über seine Umwelt. Das Berührtwerden vermittelt dem Kind Geborgenheit und Sicherheit und gestaltet die emotionale Beziehung zu seiner Bezugsperson.

Die Wahrnehmung über die Haut ist nicht nur an der Aufnahme und Differenzierung des Umweltbildes und des Körpergefühls beteiligt, sondern trägt zu dem Aufbau emotionaler Beziehungen und zu einer angemessenen Kommunikation und Interaktion mit dem sozialen Umfeld bei. Sensibilitätsstörungen der Haut können die Ursache für Störungen in der Entwicklung des Körperschemas sein, Störungen in der Lokalisation und Diskrimination von Reizen können Lernschwierigkeiten und Verhaltensauffälligkeiten zur Folge haben.

In der Haut werden zwei Systeme unterschieden, das Warn- und Schutzsystem und das diskriminative System. Das Schutzsystem ist das entwicklungsgeschichtlich ältere System und dient in Verbindung mit dem Geruchs- und Gehörsinn dem Aufdecken von Gefahren. Dieses Schutzsystem veranlaßt, daß wir z. B. die Hand sofort, ohne bewußte Überlegung und Planung, von einer heißen Herdplatte wegziehen.

Das diskriminative oder unterscheidende System muß das Warn- und Schutzsystem zum genauen Unterscheiden und Lokalisieren taktiler Informationen überlagern. Nur so kann ein Kind den Unterschied verschiedener Materialien und Formen erkennen, begreifen und verstehen. Auch die Differenzierung des Körpergefühls ist abhängig von einer genauen und exakten Wahrnehmung der körpereigenen Informationen und der Reize von außen. Ob das Schutzsystem oder das diskriminative System tätig werden soll, wird unbewußt, in Abhängigkeit des Reizes, eingeleitet.

Die Art der Wahrnehmungsverarbeitung ist individuell verschieden. Jede Person nimmt auf ihre ganz eigene Art Berührungsreize wahr. Dies macht Gespräche über Wahrnehmungen und Empfindungen sehr schwierig und führt oft zu Mißverständnissen.

Sehr viele Kinder und Erwachsene reagieren empfindlich auf Berührungsreize. Die Störungen der taktilen Wahrnehmungsverarbeitung können nicht auf einen Mangel an Reizen zurückgeführt werden, sondern auf das Resultat einer mangelhaften Hemmung taktiler Reize.

Eine Gruppe dieser taktil empfindlichen Kinder ist sehr sensibel, empfindsam, mitfühlend, zieht sich gelegentlich zurück, beschäftigt sich auch mal alleine. Ihr Verhalten wird von der sozialen Umwelt toleriert, vielleicht sogar unterstützt, es wird nie als auffällig beschrieben. Eine andere Gruppe dieser taktil empfindlichen Kinder ist oft sehr unruhig, wenig ausdauernd, wird oft ohne erkennbaren Anlaß aggressiv, ist sehr wechselhaft in den Stimmungen, redet oft sehr viel. Diese Kinder werden uns mit „Hyperaktivität", „Konzentrationsstörungen" oder „Aggressivität" vorgestellt. Massive Sensibilitätsstörungen der Haut können zur Verdrängung oder gar zum Verlust des Körpergefühls führen. Der Verlust des Körpergefühls kann verschiedene Verhaltensauffälligkeiten aufzeigen, von Berührungsvermeidung, dem Vermeiden von Blickkontakt bis zur Schmerzunempfindlichkeit und autoaggressiven Verhaltensweisen als Eigenstimulation. Diese Auffälligkeiten charakterisieren die Verhaltensweisen der Kinder mit autistischen Zügen, oft in Verbindung mit einer motorischen Unruhe aufgrund taktiler Überempfindlichkeit.

Das Verhalten taktil überempfindlicher Kinder muß als ein Fluchtverhalten verstanden werden. Da sie taktile Informationen oft übermäßig deutlich wahrnehmen, den Ort einer Berührung oder ihre Art nicht genau unterscheiden können, reagieren sie sehr abwehrend gegenüber Berührungsreizen. Die körperliche Nähe von Personen, das direkte „Angeschautwerden", wird von den Kindern als bedrohlich empfunden. Deshalb müssen sich diese Kinder vor zu viel Nähe und direkter Beobachtung schützen, sie sind ständig auf der Flucht. Diese äußert sich in ihrer motorischen Unruhe, in verbaler Abwehr in bedrohenden Situationen, z. B. wenn eine Person auf sie zukommt oder wenn sie gezielten Forderungen nachkommen sollen. Wutausbrüche und Zerstörungswut ohne einen bestimmten Anlaß müssen ebenso diesen Flucht- und Abwehrreaktionen der Kinder zugeordnet werden. Typisch für Kinder mit taktiler Überempfindlichkeit ist, daß sie nach solchen aggressiven Ausbrüchen nicht wissen, was eben passierte, und sie können auch keinen Grund benennen.

Durch eine neuronale Verknüpfung der taktilen Informationen mit Geruchs- und Geschmacksempfindung und akustischen Informationen kann auch in diesen Wahrnehmungsbereichen eine Überempfindlichkeit beobachtet werden.

Typische Verhaltensweisen bei Kindern mit taktiler Überempfindlichkeit

– Flucht- und Abwehrverhalten bei Annäherung, besonders wenn die Berührung von hinten erfolgt.
– Berührungen am Kopf (Haare waschen, Haareschneiden), im Gesicht und an den Füßen (Fußnägel schneiden) werden oft sehr massiv abgelehnt.
– Auch eine freundliche Art der Berührung wird von dem Kind oft nicht oder nur für kurze Zeit toleriert, es geht dann sofort wieder weg.
– Der Austausch von Zärtlichkeiten mit den Eltern wird vom Kind bezüglich der Art der tolerierten Berührung und der Dauer bestimmt.
– Das Kind empfindet keine Befriedigung durch Liebkosen, daher plötzliches Verlassen und ständig neue Versuche der Annäherung, die wieder mit Enttäuschung enden.
– Das Kind redet und diskutiert viel in Situationen, in denen es sich bedroht fühlt und keinen Ausweg findet. Oft wehrt es Situationen durch Schimpfen und Beschimpfen ab oder es formuliert Angebote, mit denen es sich aus der Situation befreien kann.
– Das Kind reagiert mit plötzlichen, unerklärlichen Wutausbrüchen in Kindergarten/Schule, besonders in Gruppensituationen wie Stühlchenkreis, Freispiel, Pause, Gruppen- und Mannschaftsspielen.
– Das Kind spielt häufig abseits und alleine, es beobachtet die anderen Kinder und beteiligt sich ungern aktiv an deren Spiel.
– Das Kind kann nicht mit anderen Kindern in einer Reihe stehen, das Halten eines anderen Kindes an der Hand kann zu einer massiven Abwehrreaktion führen.
– Es zeigt weinerliches, ängstliches Verhalten, es fühlt sich oft bedroht.
– Es hält sich am liebsten in der Nähe der Erzieherin oder Lehrerin auf und ist dann auch bereit, Aufgaben auszuführen.
– Das Kind trägt am liebsten langärmelige Hemden und Hosen, auch wenn es warm ist. Es wehrt sich oft massiv, wenn es sich ausziehen soll, besonders wenn es die Schuhe ausziehen soll.
– Negative Reaktionen sind zu beobachten, wenn man dem Kind beim Anziehen helfen will, nicht aber, weil das Kind die Stufe der Selbständigkeit erreicht hat, in der es alles selber tun will.
– Das Kind vermeidet bestimmte Materialien, z. B. Fingerfarbe, Sand, Kleister, manchmal auch wegen des Geruchs, und putzt sich ständig die Finger sauber.
– Manchmal auch Bevorzugung bestimmter Materialien und Oberflächen (z. B. Schmusetuch, Teddy), die auf keinen Fall dem Kind entzogen werden dürfen, da sie dem Kind Sicherheit geben.

- Das Kind geht ungern barfuß, besonders auf Sand oder Gras.
- Auswahl und Ablehnung bestimmter Speisen, auch wegen des Geruchs.
- Das Kind ist sehr geruchsempfindlich, sagt oft, daß etwas stinkt, der Geruch von Putzmittel, Seifen, Parfüms kann ihm sehr unangenehm sein.
- Es zeigt eine Überreaktion auf akustische Reize, insbesondere unbekannte, nicht identifizierbare Geräusche.
- Hängenbleiben an Gedanken oder Gewohnheiten, es zeigt panisches Verhalten bei Veränderung gewohnter Strukturen wie Sitzordnung, Wohnungseinrichtung, Tagesablauf, bei plötzlicher Veränderung von Plänen.
- Das Sprachverständnis ist meist besser als die Sprachproduktion.
- Das Kind zeigt Störungen in der Aufnahme und Erhaltung sozialer Beziehungen und in der sprachlichen Interaktion und Kommunikation.
- Es vermeidet Blickkontakt.
- Das Kind kann sich Formen nicht vorstellen, ertastete Gegenstände kann es nicht beschreiben und erkennen.
- Es zeigt häufig Schwierigkeiten in der Bildung von Reihenfolgen.

Diese Auflistung der Verhaltensweisen der Kinder mit taktiler Überempfindlichkeit beruht auf Beobachtungen aus dem häuslichen und außerhäuslichen Bereich, Kindergarten/Schule. Da sich manche Kinder mit massiver taktiler Abwehr nicht untersuchen lassen, kann diese Auflistung zu einer Einordnung der Wahrnehmungsstörung herangezogen werden. Eine weitere Möglichkeit zur Einschätzung der Kinder bietet der Elternfragebogen zur Verhaltensbeobachtung von Kesper/Hottinger in „Mototherapie bei Sensorischen Integrationsstörungen" (Ernst Reinhardt Verlag, München 1994), in dem die im folgenden beschriebenen Aufgaben zur SIM ausführlich dargestellt sind.

Beobachtung taktiler Überempfindlichkeit anhand der
Sensorisch-Integrativen Motodiagnostik (SIM)

Die SIM ist nach den Entwicklungsphasen der Sensorischen Integration in 4 Bereiche mit insgesamt 23 Aufgaben gegliedert – taktil-kinästhetischer Bereich, vestibulärer Bereich, Körperorientierung und Praxie. Sie gibt die Möglichkeit, Wahrnehmungsstörungen in einer strukturierten Beobachtungssituation zu erfassen. Dadurch wird die Abklärung der zugrundeliegenden SI-Störung möglich, und gleichzeitig werden Förderansätze aufgezeigt. Die Verhaltensbeobachtung und die Aufgaben aus der SIM müssen übereinstimmen, d. h. gleiche sensomotorische Störungen haben ähnliche Auswirkungen auf das Verhalten des Kindes. Weicht das beobachtete Verhalten deutlich von dem aufgrund der sensomotorischen Störungen zu erwartenden Verhalten ab, ist eine erneute ärztliche Differentialdiagnostik notwendig. Folgende ausgewählte Beobachtungsaufgaben aus der SIM sind zur Klärung hilfreich:

Aufgabe 3: Hautreaktion

Die Therapeutin reibt, mit mittlerem Druck, mit den Fingerspitzen die Haut des Kindes an der Außenseite des rechten und linken Unterarmes auf- und abwärts.

Beobachtung: Kinder mit taktiler Überempfindlichkeit wehren diese Aufgabe oft so massiv ab, daß sie unter Umständen nicht durchzuführen ist. Läßt sich das Kind dennoch überreden, diese Aufgabe mitzumachen, kann eine heftige, langanhaltende Rötung der Haut beobachtet werden. Der gesetzte Reiz, Reiben mit den Fingern, muß eine entsprechende Reaktion der Haut (streifige Rötung) auslösen. Eine fleckige, hektische Rötung der Haut ist ein Hinweis auf die überproportionale Verarbeitung der Reize über die Rezeptoren der Haut. Das Nichtreagieren der Haut bedeutet nicht zwangsläufig eine Unterempfindlichkeit der Haut, sondern ist als Rückzug des Kindes gegen Reize von außen zu verstehen. Die Beobachtungen des Verhaltens lassen eindeutig auf eine taktile Überempfindlichkeit schließen.

Das Verhalten der Kinder bei dieser Aufgabe ist gekennzeichnet von Abwehr und Ausweichen, Weglaufen, z. B. durch Zur-Mutter-Flüchten, Schimpfen und Beschimpfen, verbale Abwehr mit Angeboten zur Neugestaltung der Aufgabe, den Ärmel des Pullovers nicht hochziehen wollen oder während bzw. spätestens nach Beendigung der Aufgabe sofort wieder herunterziehen.

Aufgabe 4: Punkte lokalisieren und diskriminieren

Es werden verschiedene Stellen an den Fingern berührt, während das Kind die Augen geschlossen hält, zunächst nur ein Punkt, dann zwei Punkte gleichzeitig. Das Kind zeigt dann mit offenen Augen genau die Stelle, an der es berührt wurde.

Beobachtung: Kindern mit taktiler Überempfindlichkeit ist es nicht möglich, Punkte exakt zu lokalisieren. Sie deuten ungefähr die Stelle an, an der sie berührt wurden, benennen oder zeigen den Finger. Manche Kinder zeigen eine völlig andere Stelle, oft nicht mal am entsprechenden Finger, manchmal ist es der Punkt, der zuvor angetippt wurde.

Das Diskriminieren von zwei Punkten ist überhaupt nicht möglich, sie zeigen wahllos irgendwelche Punkte oder großflächige Stellen auf der Hand, so als ob die Therapeutin sich die passende Stelle aussuchen könne.

Aufgabe 5: Ertasten von Formen

Verschiedene Holzformen sollen unter einem Tuch ertastet und einer Abbildung zugeordnet werden, anschließend sollen zwei gleiche Formen unter dem Tuch mit beiden Händen zugeordnet werden.

Beobachtung: Das visuelle Bild der Form auf der Abbildung hilft manchen Kindern, die Formen dem Bild zuzuordnen, sie können aber dennoch die Form weder beschreiben noch benennen. Viele Kinder mit taktiler Überempfindlichkeit können trotz der Abbildungen die Form keiner dieser Abbildungen zuordnen.

Das Zuordnen zweier gleicher Formen gelingt bei den Kindern auch nach mehreren Versuchen nicht. Durch die taktile Verarbeitungsstörung gelingt es ihnen nicht, sich ein inneres Abbild der Form vorzustellen, ohne diese Vorstellung kann eine weitere Form der ersten nicht zugeordnet werden.

Aufgabe 6 a: Formen erkennen – Hautzeichnung

Verschiedene Formen werden dem Kind bei geschlossenen Augen auf den Handrücken gezeichnet. Das Kind soll auf die entsprechende Abbildung zeigen bzw. die Form benennen.

Beobachtung: Diese Aufgabe erfordert eine so exakte Differenzierung taktiler Reize, daß sie von Kindern mit taktiler Überempfindlichkeit kaum noch zu lösen ist. Auch wenn vorangegangene Aufgaben von dem Kind annähernd gelöst wurden, muß eine Lösung dieser Aufgabe nicht erwartet werden. Bestätigten sich durch die vorhergehenden Aufgaben die Beobachtungen der Eltern und der Verdacht der taktilen Überempfindlichkeit, muß die Aufgabe 6 a nicht unbedingt durchgeführt werden.

Da wir mit diesen vier Beobachtungsaufgaben an die Haut des Kindes gehen, ist natürlich mit starkem Abwehrverhalten des Kindes zu rechnen. Je nach seiner Belastungsgrenze und seiner momentanen Befindlichkeit können wir das Kind in eine solche Bedrängnis bringen, daß es nur noch mit aggressivem Verhalten reagieren kann. Dieser Zusammenhang muß den Eltern vorher erklärt werden, damit sie auf den Wutausbruch ihres Kindes vorbereitet sind und sein Verhalten verstehen. Bei Verdacht auf taktile Überempfindlichkeit ist es nicht ratsam, diese Aufgaben beim ersten Kontakt mit Kind und Eltern durchzuführen.

Da die taktile Wahrnehmung eine der Basissinne ist, hat eine Störung in diesem Bereich weitreichende Folgen auf weitere SI-Bereiche.

Die taktile und kinästhetische Wahrnehmungsverarbeitung sind eng miteinander verknüpft, so sind häufig auch Störungen in der kinästhetischen

Wahrnehmung zu beobachten. Die Kinder zeigen eine ausdrucksarme Mimik, die Feinsteuerung von Bewegungen fällt ihnen schwer, sie haben nur ein eingeschränktes Repertoire an Bewegungsmustern, oft einhergehend mit Bewegungsstereotypien. Die Überempfindlichkeit in der Wahrnehmungsverarbeitung zeigt sich häufig auch im vestibulären Bereich. Die Kinder reagieren überempfindlich auf vestibuläre Reize. Es kann ein deutlicher, oft lang anhaltender postrotatorischer Nystagmus beobachtet werden. Das Bewegungsverhalten der Kinder ist gekennzeichnet von Vermeidung von Lage- und Haltungsveränderungen.

Zusätzlich kann in der Körperwahrnehmung beobachtet werden, daß die Kinder einzelne Körperteile benennen können (erlernte Fähigkeit!), aber ihren Körper oder einzelne Körperteile nicht in eine bestimmte Position oder Lage bringen können, ihren Körper nicht in Beziehung zu Gegenständen setzen können.

Es fallen bei der Planung und Ausführung zielgerichteter Handlungen Störungen besonders unter den Aspekten Bildung von Reihenfolgen, Erkennen und Einhalten von Raumrichtungen auf.

Motorische Unruhe bei vestibulärer Unterempfindlichkeit

Das vestibuläre System ist wie das taktile System bei der Geburt voll funktionsfähig. Das vestibuläre System befähigt den Organismus, Bewegungen wahrzunehmen, besonders Beschleunigung, Verlangsamung und die Schwerkraft.

Das Überwinden der Schwerkraft, das vom Säugling früh geübt werden muß, ermöglicht das Anheben einzelner Körperteile oder des ganzen Körpers zu einer aufrechten Körperhaltung. Jede Bewegung bedeutet eine Veränderung der Position, die mit wohldosierten muskulären Anpassungsleistungen beantwortet werden muß, zur Erhaltung des Gleichgewichts und der aufrechten Körperhaltung. Ein intaktes Vestibularsystem ermöglicht die Gleichgewichtserhaltung bei jeder Geschwindigkeit und Position. Das Innehalten aus einer Bewegung heraus oder plötzliche Richtungsänderungen gehören zu den Leistungen des vestibulären Systems.

Die Informationen zur Erhaltung einer Position werden zu 80 % über das Auge aufgenommen. Die Raumrichtungen schaffen in Verbindung mit vestibulären Informationen ein Koordinatensystem des Raumes. So können Entfernungen, Raumrichtungen aus der Erfahrung richtig eingeschätzt und wiederholt werden. Das vestibuläre System hilft bei der Unterscheidung von Selbst und Raum und erzeugt die Stabilität des visuellen Bildes. Das exakte Zusammenspiel der Augen-, Halsmuskulatur und des vestibulären

Systems können Bewegungen des Kopfes so kompensieren, daß ein stabiles Gesichtsfeld erhalten bleibt. Diese Fähigkeit ist notwendig, damit Gegenstände, Linien auf einem Blatt nicht vor den Augen verschwimmen. Durch die vestibulären Störungen und besonders durch die instabile Haltung gelingt der Ausgleich der Kopfbewegung zur Erhaltung eines stabilen Gesichtsfeldes nur ungenügend. Die Kinder sehen verschwommene, ungenaue Bilder oder Doppelbilder. Die Linien im Heft werden undeutlich, oft wissen die Kinder nicht, in welche dieser vielen Linien sie schreiben sollen.

Die Entwicklung der visuellen Wahrnehmung und der Auge-Hand-Koordination ist durch die Verbindung mit der Augenmuskelkontrolle stark abhängig von einer intakten vestibulären Wahrnehmung. Frühkindliche tonische Reflexe, die schon nach wenigen Monaten durch Haltemechanismen überlagert sein sollten, können die Entwicklung der Haltereaktionen blockieren und haben negativen Einfluß auf eine zielgerichtete Augenmuskelkontrolle. Das Fixieren und Verfolgen mit den Augen ohne Kopfbewegungen ist gar nicht oder nur mit größter Mühe möglich.

Die Überlagerung der Restreflexe für eine störungsfreie Entwicklung der Stütz- und Haltemechanismen ist in Verbindung mit dem funktionalen Handstütz eine wichtige Voraussetzung zur Koordination der Augen.

Eine enge neurale Verknüpfung besteht zwischen dem vestibulären System und dem Gehörsinn. Beide Systeme haben sich aus einer gemeinsamen Gehirnstruktur entwickelt, beiden liegen gemeinsame Rezeptoren zugrunde. Sie besitzen auch eine gemeinsame Nervenleitung (Gesichtsnerv VIII) vom Ohr zum Hirnstamm und werden in gemeinsamen Hirnstrukturen verarbeitet.

Dies erklärt, warum Kinder mit vestibulären Wahrnehmungsstörungen häufig auch auditive Wahrnehmungsstörungen aufzeigen. Es fällt den Kindern schwer, gezielt Geräusche aus einem Geräuschhintergrund herauszuhören und auditive Informationen zu speichern. Diese Kinder fragen bei längeren Auftragsketten häufig nach. Die ungenaue Aufnahme und Weiterleitung auditiver Informationen kann die Entwicklung der Sprache verzögern. Laute können nicht exakt voneinander unterschieden werden, das Feedback ist ungenau, die Aussprache wird ungenau oder verwaschen, Buchstaben oder ganze Silben werden ausgelassen. So kann, bei intaktem Gehör, die auditive Aufnahme und Differenzierung gestört sein und eine Sprachentwicklungsverzögerung (SEV) die Folge sein.

Die Auswirkungen der Gleichgewichtsprobleme zeigen sich ebenso in der Bewegungssteuerung. Das Einschätzen von Abständen und rechtzeitiges Anhalten bei Annäherung fällt diesen Kindern besonders schwer. Das ständige Anecken, Anrempeln, das nicht selten mit Streitereien endet, kann darauf zurückgeführt werden. Die Bewegungen dieser Kinder sind oft sehr ausfahrend, sie erscheinen wenig kontrolliert. Auch fällt es ihnen schwer, Gefahren einzuschätzen und Grenzen zu erkennen.

Vestibuläre Reize haben wie die taktilen Reize maßgeblichen Einfluß auf die Hirnstammechanismen, die den Wachheitszustand und den Grad der Aufmerksamkeit des ZNS steuern. Sie haben einen direkten Zugang zum Hirnstamm und zur Formatio reticularis. So haben vestibuläre Reize durch Aktivierung der differentiellen und diskriminativen Funktionen beruhigende und hemmende oder auch aktivierende Wirkung.

Das vestibuläre System benötigt ein bestimmtes Maß an täglicher Stimulation, um den optimalen Zustand für die Funktion des Kortex bereitzustellen. Da die Verarbeitung vestibulärer Reize individuell sehr verschieden ist, benötigt jedes Kind ein sehr unterschiedliches Maß an täglicher Stimulation. In der Regel wird das Bedürfnis nach vestibulären Reizen durch die Alltagsbewegungen befriedigt. Vestibulär unterempfindliche Kinder benötigen sehr viel an vestibulärer Stimulation, weswegen sie eigentlich ständig in Bewegung sind, ihre motorische Unruhe ist als Eigenstimulation zu verstehen, um das nötige Maß an Reizen zu erhalten.

Das ZNS benötigt jedoch eine geordnete, auf ein Ziel gerichtete Stimulation, um eine Organisation im Gehirn zu schaffen. Da die Eigenstimulation dieser Kinder nicht geordnet und zielgerichtet ist, müssen sie immer andere und stärkere Reize suchen, um ihr Bedürfnis zu befriedigen. Je schneller, je kräftiger, je mehr, um so lieber, dennoch reicht es diesen Kindern nicht aus. Die Kinder kommen deshalb häufig unruhiger aus der Pause in die Klasse zurück, als sie diese verlassen haben.

Diese Kinder sind ständig in Bewegung und bekommen alles mit, was in ihrer Umgebung geschieht. Wird ihnen eine gezielte vestibuläre Stimulation ermöglicht, gelingen Leistungen, die sonst nicht möglich sind. Dürfen die Kinder auf- und abgehen oder auf einem Sitzball sitzen, können sie Texte erlesen, Wörter schreiben, Bilder gezielt ergänzen. Werden die Kinder gezwungen, still zu sitzen, sinkt ihre Aufmerksamkeit und ihr Wachheitszustand so ab, daß sie wenig aufnehmen und Anforderungen nicht mehr nachkommen können.

Die Gleichgewichtsprobleme haben auch Auswirkungen auf das sozialemotionale Verhalten der Kinder. Sie finden auch kein psychisches Gleichgewicht. Sie zeigen wenig Selbstsicherheit, ihr Selbstbewußtsein ist leicht erschütterbar, ihre Gefühle sind leicht verletzbar, sie haben eine geringe Frustrationstoleranz. Die Kinder versuchen ständig, sich das Gefühl zu verschaffen, erfolgreich und bedeutend zu sein, doch dadurch entstehen noch verstärkt Kontakt- und Kommunikationsprobleme.

Typische Verhaltensweisen der Kinder mit vestibulärer Unterempfindlichkeit

- Das Kind zeigt eine verminderte Konzentration und Ausdauer sowie eine erhöhte Ablenkbarkeit und motorische Unruhe.
- Das Kind ist zum Teil nicht in der Lage, Reize verschiedenster Art zu unterdrücken. Menschen, die verschiedene Dinge tun, verursachen Verwirrung.
- Es muß Dinge möglichst rasch tun, eine langsame Arbeitsweise bereitet ihm Schwierigkeiten.
- Es kann Aufgaben nicht gut zu Ende bringen.
- Das Kind arbeitet nie bis an seine Leistungsgrenze heran.
- Bei normalem Geräuschpegel werden Anweisungen nicht verstanden, das Kind fragt deshalb häufig nach. Auftragsketten können nur zum Teil ausgeführt werden.
- Das Kind kann seine Sachen nicht in Ordnung halten.
- Es ist ein typisches Unfallkind. Es stößt sich, stolpert, verletzt sich leicht, verschüttet, wirft Dinge um.
- Es wird nicht schwindelig, kann gar nicht genug vom Schaukeln, Wippen, Rutschen bekommen.
- Das Kind tobt gerne mit den Eltern, läßt sich drehen und hochwerfen.
- Beim Balancieren auf Balken und Mauern, beim Gehen über unebenen, wackligen Untergrund rennt das Kind, eine langsame Bewegung bereitet ihm große Schwierigkeiten.
- Es kann Buchstaben nicht so gut zwischen die vorgeschriebenen Linien bringen. Es übermalt Linien, Bilder werden nur zum Teil ausgefüllt, Kreisformen werden oft nicht geschlossen.
- Das Kind verliert oft die Stelle aus den Augen, wo es gerade gelesen oder geschrieben hat. Es läßt Buchstaben, Silben oder ganze Wörter aus. Es verrutscht schnell in den Zeilen.
- Es liest und schreibt manchmal in verkehrter Richtung.
- Buchstaben können innerhalb eines Wortes nicht herausgehört werden.
- Das Kind hat keine sehr gute Meinung über sich selbst. Es hat Schwierigkeiten, mit sich in Einklang zu leben.
- Es ist sehr gefühlsbetont gegenüber Dingen, die ihm passieren. Seine Gefühle sind leicht verletzbar.
- Das Kind neigt dazu, stur und unkooperativ zu sein. So will es immer, daß sich alles nach ihm richtet.

Beobachtung vestibulärer Unterempfindlichkeit anhand der SIM

Diese Kinder zeigen in der SIM verstärkt Auffälligkeiten im vestibulären Bereich. Wir haben diesen Bereich in drei Untergruppen aufgeteilt – Stellungsintegration, Augenmuskelkontrolle und Gleichgewicht.

Auffälligkeiten in den folgenden Aufgaben lassen Rückschlüsse auf Bewegungsblockaden durch ungenügend integrierte Reflexe zu. Dadurch wird die Entwicklung der Halte- und Stützmechanismen (**Stellungsintegration**) beeinträchtigt.

Aufgabe 14: Übungen auf dem Rollbrett
a) Das Kind befindet sich im Vierfüßlerstand auf dem Rollbrett. Die Therapeutin bewegt den Kopf des Kindes nach links und rechts.

Beobachtung: Der Kopf des Kindes läßt sich oft nur mit Widerstand drehen. Ist eine freie Kopfbewegung möglich, ist eine Tonusveränderung in den Armen zu beobachten, die den Hinterhauptsarm einknicken läßt. Des weiteren kann oft ein Anheben der Füße, eine Rumpfinstabilität oder eine Veränderung des Handstützes beobachtet werden.

b) Dieselbe Stellung wie in a, die Therapeutin bewegt den Kopf des Kindes nach oben und nach unten.

Beobachtung: Bei der Kopfbewegung nach oben hebt das Kind die Handfläche vom Rollbrett, so daß es sich nur auf die Finger stützt, bei der Kopfbewegung nach unten knickt das Kind in den Ellbogen ein. Widerstand gegen die Kopfbewegung, eine Rumpfinstabilität, assoziierte Bewegungen im Gesicht geben Hinweise auf eine unvollständige Integration der Restreflexe.

c) Das Kind liegt mit dem Bauch auf dem Rollbrett, es soll den Kopf und die gestreckten Arme gleichzeitig anheben, die Beine sollen gestreckt bleiben.

Beobachtung: Das Kind kann nur mit Mühe Kopf und Arme anheben, nach kurzer Zeit werden die Arme angewinkelt, das Kind zeigt starke Mitbewegungen im Gesicht, oft auch an den Beinen.

d) Das Kind liegt mit dem Rücken auf dem Rollbrett, die Knie werden gebeugt an den Bauch herangezogen, die Arme werden seitlich gestreckt hochgehalten. Das Kind soll seinen Kopf anbeugen, so daß die Nase die Knie berühren.

Beobachtung: Das Kind kann den Kopf gar nicht anbeugen, oder es schiebt das Kinn in Richtung der Knie und hebt dabei auch die Schultern hoch. Beim Anheben des Kopfes werden die Hüfte und die Beine gestreckt.

Aufgabe 15: Rolle vorwärts
Das Kind soll eine Rolle vorwärts ausführen.

Beobachtung: Das Kind rollt immer über eine Schulter ab (Judo-Rolle). Das Kind kann den Kopf nicht einrollen, kann deshalb die Rolle vorwärts gar nicht ausführen, oder es stützt sich auf den Kopf und fällt auf den Rücken, eine Rollbewegung ist nicht möglich.

Aufgabe 16: Krabbeln mit dem Sandsäckchen auf dem Kopf
Das Kind krabbelt mit einem Sandsäckchen auf dem Kopf, der Kopf soll über der Schulterlinie gehalten werden, das Gesicht schaut geradeaus.

Beobachtung: Der Kopf bleibt nicht erhoben oder das Kind stützt sich wieder mehr auf die Finger als auf die Handfläche, es zieht die Schultern hoch und zeigt starke Mitbewegungen im Gesicht. Das Kind krabbelt im Paßgang oder in einer Art Häschenhüpfen.

Aufgabe 22: Beidhändiges Fangen
Das Kind soll einen geworfenen oder geprellten Ball fangen.

Beobachtung: Die Augen des Kindes können die Bewegung des Balles nicht verfolgen. Das Kind dreht den Kopf zur Seite und kann dadurch den Ball nicht fangen. Es hält die Arme nicht symmetrisch nebeneinander und greift am Ball vorbei.

Aufgabe 23: Armkreise
Das Kind führt Armkreise mit einem Arm abwechselnd, mit beiden Armen gleichzeitig nach vorne und nach hinten aus.

Beobachtung: Die Bewegung ist gar nicht möglich oder die Arme werden gebeugt, die Bewegung gleicht einer Ruderbewegung.

Ungenügend integrierte Restreflexe verursachen eine Blockade im Schulter-Nacken-Bereich, die die Entwicklung der **Augenmuskelkontrolle** beeinträchtigt.

Aufgabe 9: Augenmuskelkontrolle
Das Kind soll eine Stabpuppe mit den Augen fixieren, der Abstand wird mehrfach verändert. Es soll die Bewegung der Puppe, die in ca. 40 cm

Entfernung geführt wird, ohne Kopfbewegung verfolgen. Bei Kindern ab 6 Jahren wird die Aufgabe auch mit beiden Augen getrennt durchgeführt.

Beobachtung: Das Kind fixiert die Puppe weniger als 10 sec, es bewegt den Kopf oder wehrt die Aufgabe ganz ab. Es kann die Bewegungen der Puppe gar nicht verfolgen, eine isolierte Bewegung der Augen ist nicht möglich, das Kind bewegt den Kopf mit den Augen, um die Bewegung der Stabpuppe zu verfolgen.

Bei den Aufgaben „Krabbeln mit dem Sandsäckchen auf dem Kopf" und „Beidhändiges Fangen" kann ebenfalls die Augenmuskelkontrolle beobachtet werden.

Anhand der Aufgaben zum **Gleichgewicht** soll die Verarbeitung vestibulärer Reize, auditiver Reize und Gleichgewichtsreaktionen überprüft werden.

Aufgabe 18: Drehen auf dem Rollbrett
Das Kind liegt mit dem Bauch auf dem Rollbrett, die Therapeutin dreht das Kind nach rechts und links. Sofort nach dem Drehen soll der Kopf des Kindes festgehalten werden, um den Nystagmus zu beobachten.

Beobachtung: Vestibulär unterempfindliche Kinder zeigen in der Regel keinen oder einen sehr kurzen, kaum wahrnehmbaren Nystagmus. Sie zeigen keine Anzeichen von Schwindelgefühl. Läßt man die Kinder aufstehen, haben sie einen sehr sicheren Stand. Meist wollen die Kinder sofort wieder gedreht werden oder drehen sich selber.

Aufgabe 17: Gehen mit geschlossenen Augen
a) Das Kind geht mit geschlossenen Augen eine Strecke von 5 – 6 m ab, die es zuvor mit offenen Augen abging.

Beobachtung: Das Kind zeigt große Unsicherheit in seinem Gang, es geht sehr steif und staksig. Es verliert die Raumrichtung, in die es gehen soll, oft bis zur völligen Orientierungslosigkeit.

b) Das Kind geht wieder mit geschlossenen Augen durch den Raum und wird von der Therapeutin gerufen, die mehrfach ihre Position ändert.

Beobachtung: Das Kind dreht sich nicht spontan in die Richtung der Therapeutin, es kann den Standort der Therapeutin nicht exakt erkennen. Das Kind zeigt Unsicherheiten und Ausgleichsbewegungen, wenn es seine Bewegungsrichtung verändert.

Aufgabe 19: Einbeinstand

Das Kind steht auf einem Bein, den Unterschenkel des anderen Beines locker angehoben mit locker herunterhängenden Armen, Wechsel auf das andere Bein.

Beobachtung: Das Kind steht nur für einen kurzen Moment auf einem Bein, es stützt sofort den anderen Fuß auf. Das Kind zeigt starke Ausgleichsbewegungen mit den Armen (Ruderbewegungen) oder auch mit dem Rumpf.

Aufgabe 20: Hüpfen

Das Kind hüpft erst auf dem einen Bein, dann auf dem anderen vorwärts durch den Raum.

Beobachtung: Das Kind hüpft mit starken Ausgleichsbewegungen der Arme und des Rumpfes nur wenige Hüpfer. Oft werden die Hüpfer sehr schnell ausgeführt und nach 3–4 Hüpfern bricht das Kind in sich zusammen.

Aufgabe 21: Balancieren

Das Kind balanciert vor- und rückwärts neben einem Tau oder auf einer Linie im Seiltänzergang, die Fersen und Zehen berühren sich.

Beobachtung: Das Balancieren wird sehr schnell und mit großen Schritten ausgeführt. Wird das Kind angehalten, kleine Schritte auszuführen, können starke Ausgleichsbewegungen der Arme beobachtet werden. Nach wenigen Schritten bricht das Kind wieder aus und „rennt" weiter.

Auch in der Untersuchungssituation kann das sehr unruhige Verhalten der Kinder beobachtet werden. Aufgaben am Tisch können sie kaum zu Ende führen, sie laufen weg, kaspern oder werden albern. Sie fragen immer wieder nach der nächsten Aufgabe oder interessieren sich für andere Materialien und Geräte.

Eine konsequente Absprache, die eine festgelegte Anzahl der zu erfüllenden Aufgaben mit einer anschließenden Belohnung, z. B. Schaukeln oder Hüpfen auf dem Trampolin, beinhaltet, kann diesen Kindern helfen, sich für eine weitere Zeit auf die Aufgaben zu konzentrieren. Das Ziel muß allerdings so formuliert sein, daß es für das Kind faßbar bleibt, auch muß die Belohnung nach Erreichen des Ziels sicher erfolgen.

Das Bewegungsverhalten dieser Kinder ist oft sehr ungesteuert, unkontrolliert, alles muß sehr schnell ausgeführt werden. Sie zeigen Auffälligkeiten in der Koordination von Bewegungsabläufen. Sehr häufig kann bei grobmotorischen Aktivitäten ein Zehenspitzengang und ein Halten der Arme in Henkelstellung beobachtet werden.

Störungen in der vestibulären Wahrnehmungsverarbeitung haben Einfluß auf die Entwicklung höherer Stufen der Sensorischen Integration. Diese zeigen sich vermehrt in Störungen der Richtungswahrnehmung, der Einhaltung von Raumrichtungen und Reihenfolgen sowie Störungen im Rhythmus von Bewegungen, Handlungen und Sprache. Die Beeinträchtigung der auditiven Diskrimination und der visuellen Wahrnehmung kann sich in Lernstörungen besonders beim Lesen und Schreiben bemerkbar machen.

Förderansätze

Der Therapieaufbau orientiert sich wie die Diagnostik an den Entwicklungsphasen der Sensorischen Integration. Den vier Bereichen haben wir insgesamt zehn Therapieelemente zugeordnet, ein Therapieelement umfaßt eine Vielzahl von Übungen, die einen speziellen Förderschwerpunkt zum Inhalt haben und nach Schwierigkeit geordnet sind.

Wir haben uns in der Beschreibung auf den Schwerpunkt „Hyperaktives Verhalten" beschränkt. Natürlich haben diese Kinder auch andere Auffälligkeiten und Störungen. Diese weiteren Aspekte der SI-Störung werden in der Diagnostikphase untersucht und im Protokoll festgehalten. Bei der Aufstellung des Förderplanes werden sie entsprechend berücksichtigt.

Die Förderung wird in Gruppen von vier bis fünf Kindern mit Eltern durchgeführt. Die Zusammensetzung der Gruppe erfolgt nach Entwicklungsstand und -prognose und sollte möglichst heterogen sein, was die Art der Störung angeht. Eine Gruppe mit fünf überaktiven Kindern ist vom pädagogischen Standpunkt wenig sinnvoll. Die Dynamik innerhalb der Elterngruppe ist für den weiteren Verlauf sehr wichtig. Die gegenseitige Beeinflussung des Erziehungsverhaltens ist von großer Bedeutung für den dauerhaften Erfolg der Förderung. Die Kompetenz der Eltern ist eine wertvolle Hilfe für die Therapeutin und unterstützt die Mototherapie ganz entscheidend. Während der Gruppenstunde werden die gleichen Übungen für die gesamte Gruppe durchgeführt. Je nach Fortschritt der Gruppe werden Therapieelemente hinzugenommen oder weggelassen.

Die Anleitung der Eltern und die Eltern-/Lehrergespräche werden in Einzelsitzungen für jedes Kind getrennt durchgeführt. Die speziellen Förderschwerpunkte, die sich aus der Diagnostik ergeben, finden ihre Berücksichtigung in der Anleitung der Eltern zu bestimmten Übungen für zu Hause und in der Aufklärung und Beratung der Eltern und des Umfeldes.

Förderung bei motorischer Unruhe aufgrund taktiler Überempfindlichkeit

Wir beginnen bei allen Kindern mit der Förderung der Basissinne, um so ein lückenloses, stabiles sensomotorisches Fundament zu gewährleisten. Die taktile Stimulation erfolgt als Massage, die den ganzen Körper einschließt. Bei sehr empfindlichen Kindern ist es ratsam, die Massage zunächst nur an Händen und Armen durchzuführen, weil es die Bereiche sind, die am häufigsten Berührungen in Tätigkeiten und Bewegungen erfahren, und deshalb kann die Stimulation in diesem Bereich am ehesten toleriert werden. Nach und nach sollte dann der ganze Körper einbezogen werden.

Die Massage wird mit der Hand, am besten mit dem Handteller, ganz ohne Material durchgeführt. Es ist darauf zu achten, daß ein fester und eindeutiger Druck ausgeübt wird. Kitzeln, Streicheln, verschiedene Materialien (Schwamm, Bürste), oft sogar die Fingerspitzen können diese Kinder so irritieren, daß sie massiv abwehrendes oder gar aggressives Verhalten zeigen. Die überempfindlichen Kinder können einen eindeutigen Druck besser verarbeiten, so hat die Stimulation eine organisierende Wirkung auf das ZNS.

Bei Therapiebeginn zeigen die Kinder Abwehr und Ablehnung gegenüber der Stimulation, die bei konsequenter Durchführung des Programmes nach kurzer Zeit in das Gegenteil umschlägt, die Kinder fordern dann die Stimulation und genießen sie sichtbar. Die Massage wird mit dem Stauchen abgeschlossen. Die Mutter umfaßt das Kind im Sitz von hinten mit den Armen und drückt es fest an sich. Dabei wird das Kind leicht angehoben und plötzlich wieder losgelassen.

Die Eltern werden zu der taktilen Stimulation angeleitet und führen sie einmal täglich zu Hause weiter durch. Die Massage soll in einer feststehenden Reihenfolge ausgeführt werden, so daß sich das Kind selbst auf die Übung einstellen kann.

Die taktile Stimulation zeigt Erfolg, wenn die Haut die Reize adäquat verarbeiten kann und das Kind dabei ein gut organisiertes Verhalten zeigt. Bei taktil überempfindlichen Kindern ist es wichtig, die Stimulation lange Zeit (oft über Jahre) beizubehalten, auch wenn sie schon sehr positiv darauf reagieren. Eine zu frühe Beendigung der Stimulation zeigt sich in einem Rückfall zu unruhigem und aggressivem Verhalten.

Das wichtigste Element der therapeutischen Förderung taktil überempfindlicher Kinder ist die taktile Stimulation. In der Therapiesituation ist diese über lange Zeit die vorrangigste Übung. Ist eine positive Wirkung der Stimulation auf das Verhalten des Kindes zu beobachten, so daß es seine

Aufmerksamkeit besser richten kann, kann durch einen systematischen Aufbau der Bewegungsmuster (Robben, Krabbeln usw.) das Therapieprogramm erweitert werden. Zur Unterstützung der Wahrnehmungsintegration taktiler Reize sollte zusätzlich auch gezielte vestibuläre Stimulation erfolgen.

In der therapeutischen Arbeit mit taktil überempfindlichen Kindern ist auf eine feste, durchschaubare Struktur mit wenig Veränderung zu achten. Diese Kinder müssen auf Veränderungen vorbereitet werden; erst wenn sie diese annehmen, ist es sinnvoll, die Veränderungen durchzuführen. Diese feste Struktur bedeutet keine Einengung der Kinder und ihrer Persönlichkeiten, sondern gibt ihnen Halt und Sicherheit, verhilft ihnen zu inneren Strukturen und innerer Ordnung.

Hinweise für Eltern und Erzieher/Lehrer:

Eltern, Erziehern und Lehrern muß das Verhalten der Kinder im Zusammenhang mit ihrer Wahrnehmungsstörung erklärt werden. Die Aufklärung über die Störung des Kindes ist Voraussetzung für ein besseres Verständnis und damit auch für einen adäquaten Umgang mit dem Kind.

Da diese Kinder körperliche Nähe oder Berührung nicht ertragen können, sollten Erzieher/Lehrer anfangs auf eine räumliche Distanz zu dem Kind achten. Auch eine wohlwollende, zustimmende Berührung kann diese Kinder irritieren und verunsichern, besonders wenn sie von hinten erfolgt. Es ist darauf zu achten, daß man nie von hinten an die Kinder herantritt und immer nur nach Ankündigung berührt, so daß die Kinder einschätzen können, was mit ihnen passiert. Eine Berührung sollte immer mit festem und eindeutigem Druck erfolgen.

Direktes oder längeres Anschauen, im Blickfeld vieler Menschen sein, sollte bei diesen Kindern vermieden werden, z. B. vor der Klasse stehen und vorlesen. In der Gruppe oder in der Klasse sollten sie einen Sitzplatz erhalten, der räumlich etwas distanziert ist von den anderen Kindern und außerhalb deren Blickfeld, z. B. ein Eckplatz in der vorderen Reihe.

Der Tagesablauf in der Familie, im Kindergarten und in der Schule muß ebenfalls eine klare, feststehende Struktur aufweisen. Die Kinder müssen sich immer auf eine Ordnung einstellen können und vor allem auch verlassen können. Spielsachen, Kleidungsstücke, Geschirr usw. sollten sich immer am gleichen Platz befinden. Das Umstellen von Möbeln, die Veränderung der Sitzordnung sollten möglichst vermieden werden, die Kinder müssen auf die Veränderung vorbereitet und an dieser beteiligt werden.

Plötzliche Veränderungen im Tagesablauf können diese Kinder völlig aus der Fassung bringen. Die äußere Ordnung, die ihnen Halt gibt, ist zerstört und somit sind die Kinder orientierungslos. Eltern sollten deshalb auch am Wochenende einen gleichbleibenden Rhythmus des Tages beibehalten. Regeln, Absprachen, Konsequenzen müssen natürlich ebenso verläßlich eingehalten und durchgeführt werden wie die äußere Ordnung.

In Wutausbrüchen lassen sich diese Kinder meistens durch gutes Zureden nicht beruhigen. Man hat den Eindruck, die Worte kommen bei dem Kind nicht an, das Kind ist oft völlig weggetreten, der Blick leer und ausdruckslos. In solchen Situationen hat sich das situative Festhalten bewährt. Die Mutter oder eine andere Bezugsperson hält das Kind fest. Sie redet mit ruhigen Worten, singt und führt beruhigende Schaukelbewegungen aus. Das Kind soll so lange festgehalten werden, bis es wieder ganz ruhig und ansprechbar ist. Man kann beobachten, daß der Blick zurückkehrt, die Kinder beginnen zu erzählen, oft von Ereignissen, die mit der vorangegangenen Situation in keinster Weise in Verbindung stehen. Die Kinder wissen meistens auch nicht, was vorgefallen ist. Wichtig ist, daß die Kinder anschließend die vorher gewünschte Aufgabe ausführen bzw. zu Ende führen; die Situation ist damit erledigt und wird nicht wieder erwähnt.

Alle Maßnahmen, egal ob in der Therapie, zu Hause oder in Kindergarten/Schule, können nur zum Erfolg führen, wenn sie einheitlich und konsequent durchgeführt werden. Deshalb bieten wir in regelmäßigen Abständen Beratungsgespräche zur Abstimmung eines einheitlichen Erziehungsstils und der Fördermaßnahmen mit Eltern sowie Erziehern/Lehrern an.

Förderung bei motorischer Unruhe aufgrund vestibulärer Unterempfindlichkeit

Kinder mit vestibulärer Unterempfindlichkeit benötigen eine gezielte vestibuläre Stimulation und Übungen zur Verbesserung der Stellungsintegration und der Augenmuskelkontrolle. Diese Kinder versuchen, sich durch ständiges Bewegen und Toben selbst die Stimulation zu verschaffen, die sie benötigen. Da aber die Eigenstimulation der Kinder meist unstrukturiert und wenig zielgerichtet ist, hat sie auch wenig organisierende Wirkung auf das ZNS. Auch wenn die Kinder ein hohes Maß an Stimulation benötigen, sollten die Übungen durch Ziele begrenzt werden, z. B. bis 100 zählen und auf dem Trampolin hüpfen, denn eine unstrukturierte Stimulation kann bei diesen Kindern noch mehr Unruhe und Unordnung bewirken.

Um Stellungsintegration bzw. Augenmuskelkontrolle erreichen zu können, müssen Übungen zur Integration der Restreflexe und zur Körpersymmetrie sowie Übungen zum Aufbau und zur Verbesserung der Haltemechanismen angeboten werden. Diese Übungsreihe beinhaltet deshalb Übungen

- zur Kopfkontrolle,
- zu Stützreaktionen der Arme, Hände und Füße,
- zur Verbesserung des Handstützes,
- im Vierfüßlerstand (Krabbeln),
- zur Körpersymmetrie,
- zur Verbesserung der Haltemechanismen.

Wir führen mit den Kindern Rollbrett-Übungen durch, bei denen die Kinder in verschiedenen Körperpositionen von ihren Müttern gezogen werden. Diese Kreisbewegung ist eine sehr strukturierte Bewegung, die eine beruhigende Wirkung auf die Kinder hat, so daß anschließend Übungen durchgeführt werden können, die mehr Konzentration erfordern. Bei den Rollbrett-Übungen wird auf eine symmetrische Arm- und Körperhaltung sowie auf eine aufrechte Körperposition geachtet. Beim Schaukeln auf dem Physio-Ball wird das Kind so weit nach vorne gebracht, daß es sich mit beiden Händen auf dem Boden abstützen kann und selbst nach und nach das eigene Gewicht übernimmt.

Das Hüpfen auf dem Hüpfball oder auf dem Trampolin, Schaukeln mit der Schaukel, auf dem Physio-Ball liegend geschaukelt werden sind Übungen, die ebenso eine strukturierte Stimulation ermöglichen. Diese Übungen dürfen bei diesen Kindern in keiner Stunde fehlen und sollten möglichst auch zu Hause durchgeführt werden.

Der Aufbau der Lokomotion orientiert sich an den Entwicklungsschritten des Kleinkindes. Wir üben mit den Kindern das Ziehen auf dem Bauch, das Robben, das Krabbeln, und achten hierbei besonders auf den physiologischen Handstütz, auf die Kopfkontrolle und auf die symmetrische Körperhaltung. Wir bleiben mit den Kindern solange auf einer Entwicklungsstufe, bis alle Aspekte einer Bewegung gut beherrscht werden und auf neue Situationen übertragen werden können. Die Wahrnehmungsintegration vestibulärer Reize und die Verbesserung der Stellungsintegration kann durch die taktil-kinästhetische Stimulation und das Stauchen positiv unterstützt werden.

Im therapeutischen Vorgehen ist bei diesen Kindern auf klare Strukturen und Ordnungen zu achten. Übungsphasen, die Konzentration und Ausdauer von den Kindern fordern, müssen mit Phasen der Stimulation abgewechselt werden. Alle Aufgaben beinhalten ein eindeutiges Ziel, das den Kindern vor Beginn einer Aufgabe benannt wird. Das Ziel soll so gestaltet sein, daß es für die Kinder überschaubar ist. Erst mit Erreichen des Zieles ist die Aufgabe beendet, die Aufgabe muß bei frühzeitigem Abbruch wiederholt werden. Die Kinder sollten nicht gezwungen werden, lange Zeit stillzusitzen. Es ist besser, ihnen einen Auftrag zu erteilen, den sie sofort ausführen können. Durch ein intensives Erarbeiten der einzelnen Entwicklungsstufen können sich höhere Leistungen, z. B. Auge-Hand-Koordination, unbeeinträchtigt entwickeln und benötigen selten gezielte Übungen. Voraussetzung hierfür ist eine konsequente Übung der grundlegenden Haltungs- und Bewegungsmuster, es werden hierzu gezielte Turn- und Körperübungen angeboten, die von den Eltern mit ihrem Kind zu Hause weitergeübt werden.

Hinweise für Eltern, Erzieher und Lehrer:

Voraussetzung für das Verständnis der motorischen Unruhe der Kinder ist wiederum die Aufklärung über die Wahrnehmungsstörung des Kindes und den Zusammenhang zu seinem Verhalten.

Auch im häuslichen und außerhäuslichen Bereich sollten die Kinder mit vestibulärer Unterempfindlichkeit regelmäßig eine vestibuläre Stimulation erfahren. Diese kann durch die schon beschriebenen Übungen erfolgen und zusätzlich durch das Sitzen auf dem Sitzball, das Schlafen in der Hängematte ergänzt werden. Sitzen die Kinder auf dem Sitzball, erfahren sie eine ständige vestibuläre Stimulation. Die motorische Unruhe nimmt ab, da die Kinder die Stimulation erhalten, die sie benötigen, und die Aufmerksamkeit nimmt zu. So sollten die Kinder besonders in der Schule, bei den Hausaufgaben, beim Spiel, ebenso bei den Mahlzeiten und den kurz gehaltenen Fernsehzeiten auf dem Ball sitzen.

Die Strukturen, die Ordnungen und Regeln sind eindeutig und immer gültig, so daß sie den Kindern Halt und Sicherheit geben. Konsequenzen auf Fehlverhalten, aber ganz besonders auch auf positives Verhalten sollen immer sofort erfolgen. Mimik, Gestik, Körperhaltung und Sprache sollten dabei kongruent sein.

Die Kinder müssen für ihr Tun und Handeln ein klares Ziel verfolgen können, um sich selbst darauf ausrichten zu können. Deshalb muß vor Beginn einer Aufgabe den Kindern das Ziel, das Ergebnis gezeigt werden, z. B. der Buchstabe, der heute erlernt werden soll, das Bastelprodukt, das gebastelt werden soll, oder, daß von der erzählten Geschichte ein Bild gemalt werden soll. Arbeitsblätter sollten übersichtlich gestaltet sein. Zuviel an Bildern, Aufträgen, Aufgaben unterschiedlichen Typs lenken die Kinder zu sehr ab, und sie wissen nicht, wo sie beginnen sollen.

Da die Heftzeilen oft vor den Augen der Kinder verschwimmen, wissen sie nicht, auf welcher der vielen Linien sie schreiben sollen – eine Zeile im

Heft oder Buch, auf der die Kinder schreiben sollen, sollte farblich markiert werden. Durch langes Stillsitzen verringert sich die Aufmerksamkeit der Kinder. Dies kann zum einen vermieden werden, indem die Kinder auf einem Sitzball sitzen, zum anderen, indem die Kinder Aufträge erhalten, z. B. die Tafel wischen, Arbeitsmaterial holen o. ä.

Zu bedenken ist, daß sich diese Kinder keine langen Auftragsketten merken können. Oft erscheinen die Kinder als bockig, weil sie auf längere Sätze nicht reagieren. Erst wenn ein Auftrag verstanden und erfüllt ist, wird der nächste Auftrag an das Kind gerichtet.

Die Pausen in der Schule sind oft eine schwierige Situation. Die Kinder kommen unruhiger als zuvor aus der Pause zurück, während der Pause geraten sie ständig in Rangeleien. Sinnvoll wäre es, den Kindern während der Pause eine zielgerichtete Stimulation anzubieten, die auch ihre Aufmerksamkeit wieder erhöht, z. B. durch Schaukeln oder Hüpfen auf dem Trampolin. Das Ausführen von Aufträgen (z. B. Karten holen, Blumen gießen) wäre auch eine sinnvolle Pausengestaltung für diese Kinder.

Über Fernsehen und Computerspiele erhalten diese Kinder so viele Reize, die sie nicht oder nur ungenügend verarbeiten können. Da sie bei diesen Beschäftigungen meistens auch sitzen, erhöht sich ihre Unruhe noch mehr. Diese Art der Unterhaltung sollte bei den Kindern vermieden werden, oder nur in geringem Maße mit Begleitung der Eltern, zum nachträglichen Aufarbeiten der gesehenen Inhalte, zugelassen werden.

Eine Tasse schwarzen Kaffee am Morgen und am Mittag kann einigen dieser Kinder zu mehr Ruhe und Konzentration verhelfen. Ähnlich wie verschiedene Medikamente regt Kaffee die Stoffwechselfunktion des Gehirns an, was sich in einer verbesserten Aufmerksamkeit und Verarbeitung von Reizen und Informationen zeigt.

Die Anwendung der Prinzipien der Sensorischen Integration und die Hinweise und Tips ergaben sich aus der praktischen Arbeit mit motorisch unruhigen Kindern. Da jedes Kind eine individuelle Wahrnehmung hat und in seinem speziellen sozialen Gefüge aufgewachsen ist, kann nicht ein Kind wie das andere behandelt werden. Wir möchten anregen, jedes Kind mit seinen individuellen Bedingungen, den Verarbeitungsmöglichkeiten seines ZNS und sein soziales Umfeld genau zu beobachten, um in Zusammenarbeit mit den Eltern, Erziehern und Lehrern die bestmöglichsten Fördermöglichkeiten zu finden. Die Prinzipien der Sensorischen Integration mit der Diagnostik und den Förderansätzen stellen eine Möglichkeit dar, Verständnis für das Verhalten motorisch unruhiger Kinder zu entwickeln und Hilfen für den Umgang und die Förderung zu finden.

Literatur

Kesper, G.; Hottinger, C. (1994): Mototherapie bei Sensorischen Integrationsstörungen. 3. Aufl. E. Reinhardt, München/Basel

Wahrnehmungstherapie nach Affolter
bei hyperaktiven Kindern –
Erfahrungen, kritische Aspekte und Perspektiven

Von Stephan Kuntz

Flüchtige Berührungskontakte sind ein häufig zu beobachtendes Verhalten bei hyperaktiven Kindern und Jugendlichen. Gegenstände, Materialien und Personen werden touchiert, kurzfristig verrückt, schnell flüchtig los- und liegengelassen. Ein intensiver Kontakt (lat. „contangere“: zusammen berühren) kommt nicht zustande. Berühren und berührt werden – umfassen und umfaßt werden – bewegen und bewegt werden sind die Wurzeln der Wahrnehmungsentwicklung, die bei Kindern und Jugendlichen mit hyperaktivem Verhalten nicht ausreichend grundgelegt sind. Die Wahrnehmungstherapie nach Félicie Affolter setzt in der Förderung unmittelbar an der „gespürten Interaktion“ im Alltag dieser Kinder und Jugendlichen an. Die Kritik des Ansatzes verweist auf die Notwendigkeit einer vernetzten, mehrdimensionalen und dialogisch orientierten Entwicklungsförderung (Petzold 1993).

Entwicklungslogische Grundlagen der Wahrnehmungstherapie
nach Affolter

„Den Ursprung der Entwicklung kann man als gespürte Interaktionen beschreiben, die zwischen Kind und Umwelt in Form problemlösender Geschehnisse stattfinden“, lautet eine der zentralen Aussagen Affolters (1987, 186). *„Gespürte Interaktionen“* und *„problemlösende Alltags-Geschehnisse“* – zwei Schlüsselbegriffe in dem Modell – bilden nach Affolters Auffassung die Wurzel und den Stamm der Entwicklung. Gespürte Interaktionen gehen einher mit dem Wahrnehmen von Widerstandsveränderungen und Kontrasten.

In langjährigen Forschungs- und Beobachtungsarbeiten haben Affolter und ihre Teams die sogenannten Berührungsregeln beschrieben: Dabei handelt es sich um eine Art Grammatik des Spürens und einen Leitfaden motoscopischer Diagnostik; gespürt und in die aktive Auseinandersetzung mit der Umwelt integriert werden vom Säugling die stabile Unterlage, der Seitenwiderstand und die Erfahrung der Nische. Die Nischenregel zum

Beispiel bedeutet: Das Kind sucht nach verschiedenen Liege- und Sitzgelegenheiten, die es möglichst eingrenzen und abschließen; es fürchtet sich vor dem Raum; es will von der Welt berührt und umfaßt werden. Auffallend ist bei vielen hyperaktiven Kindern die Suche nach „Widerstandsorten", Nischen. Einzelne Klassenräume an der Schule für Kinder mit Wahrnehmungsstörungen in St. Gallen wurden mit Nischen und Möglichkeit zum Nischenbau systematisch ausgestaltet. Die Möglichkeit für hyperaktive Kinder, „Berührungsorte", Nischen aufzusuchen, wirkt indirekt gruppen- und verhaltensstabilisierend.

Berühren, umfassen, bewegen und loslassen von Gegenständen ermöglichen dem Kind, im Laufe seiner frühen Entwicklung immer zielgerichteter und effizienter auf seine unmittelbare Umgebung einzuwirken. Im Aufbau von sogenannten „Referenzen", das sind taktile Beziehungsmuster zu Gegenständen, sieht Affolter eine frühe Schlüsselqualifikation zum Aufbau der Sprache. Die alltäglichen Spürerfahrungen schließen immer mehr Ursache-Wirkungs-Beziehungen mit ein. Die Regeln des Wirkens und Bewirkens und die Wegnehmbarkeit werden erprobt, indem das Kind Gegenstände trennt und wieder zusammenbringt. Auf diese Weise entdeckt es Gesetzmäßigkeiten, „begreift" so unter anderem die Wirkung von Figur und Hintergrund und läßt die „Welt an sich" zu einer „Welt für sich", zur Wirklichkeit, werden.

Gegen Ende des ersten Lebensjahres wendet das Kind die Regeln des Berührens nicht nur an, um die Wirklichkeit zu erkunden, sondern es versucht jetzt immer mehr, mit Problemen, die im Alltag auftauchen, die Wirklichkeit zu verändern. Ein gesundes Kind stellt sich selbst Aufgaben und versucht, diese immer wieder auf vielfältige Art und Weise in sogenannten „problemlösenden Alltagsgeschehnissen" zu bewältigen (Affolter 1985, 43). „Problemlösende Alltagsgeschehnisse" – im folgenden „PLAGs" genannt – bezeichnen Sequenzen zielgerichteter Betätigung (1987, 138), die vom Kind aus gesehen mit sinnbesetzten Handlungsimplikationen einhergehen. Mit den gespürten Interaktionen und den PLAGs verbinden sich zunehmend visuelle und auditive Informationen, die zeitlich-sukzessiv geordnet werden: „Aus dem Stamm beginnen die Äste zu wachsen", sagt Affolter (S. 186). Im Umgang mit PLAGs wendet das Kind grundlegende Regeln an, die sich mit wachsender Erfahrung zu umfassenden Regelsätzen ausweiten und in immer komplexer werdenden Situationen angewandt werden können. „Dabei ist ein wichtiger Grundsatz festzuhalten: Eine beschränkte Anzahl von Regelsätzen, in Alltagssituationen erlernt, erlaubt, eine unbeschränkte Zahl von Leistungen wie z. B. Nachahmung, Permanenz des Gegenstandes anzuwenden" (Affolter 1985, 43).

Die Verinnerlichung und Ausweitung der gespürten Erfahrung und der PLAGs führen schließlich zur Entdeckung der semiotischen Funktion, also auch zur Sprache, die Affolter in Einklang mit Piaget als eine unter verschiedenen Ausdrucksmöglichkeiten der semiotischen Funktion betrachtet. Darunter zählt auch Gestik, Mimik, zeichnerische Darstellung, geschriebene Worte oder Sprechen. Das Kind gelangt also nach Affolter über den indirekten Weg, über die problemlösenden Alltagsgeschehnisse (PLAGs) von der Wahrnehmung zur kompletten Verhaltenssteuerung. „Regelsätze, die aus PLAGs gewonnen werden, bilden die Grundlage für Wahrnehmungsleistungen und für die Entdeckung und Entwicklung der Sprache" (1987, 43).

Wahrnehmungsstörungen und Hyperaktivität

Als Kernpunkt der Wahrnehmungstherapie nach Affolter ist das Spüren in problemlösenden Alltagsgeschehnissen zu betrachten. Hyperaktiven und wahrnehmungsgestörten Kindern mangelt es gleichermaßen an gespürten Interaktionserfahrungen aus problemlösenden Alltagsgeschehnissen. Inhaltlich und begrifflich überschneiden sich Wahrnehmungsstörung und Hyperaktivität. Abzugrenzen sind Kinder und Jugendliche, die durch weniger Berührungsintensität nicht ausreichend zur gestaltenden Veränderung von Ursache-Wirkungs-Zusammenhängen in ihrer unmittelbaren Umwelt gelangen können. „Die hektischen Kinder können kaum ruhig sitzen. Sie bewegen z. B. dauernd die Beine, wenn sie warten sollten, schlagen sich den Kopf, flattern mit den Händen und bewegen den Rumpf. (...) Wieder andere wahrnehmungsgestörte Kinder wirken passiv. Sie bewegen sich kaum, stehen da und schauen dem zu, was um sie herum geschieht" (Affolter 1987, 103).

Das Führen des ganzen Körpers in drei Phasen

Über die geführten Bewegungen des ganzen Körpers in einer vom Kind aus gesehenen sinn- und zweckvollen Handlungssituation wird nach Affolter an der Wurzel der Entwicklung gefördert. Anders ausgedrückt: Die Förderung setzt an der Stelle an, an der das wahrnehmungsgestörte, hyperaktive Kind versagt – bei der gespürten Informationsgewinnung. Beim wahrnehmungsgestörten, hyperaktiven Kind ist die Verarbeitung dieser wesentlichen Information, die taktil-kinästhetische oder Spürinformation, beeinträchtigt. „Viele wahrnehmungsgestörte Kinder geben den Eindruck, als würden sie von einer Sache zur anderen jagen. M. wirkt überbeschäftigt.

Sie tut wohl, als würde sie kochen. Dieses Spiel besteht jedoch aus ganz kurzen Betätigungen mit Pfannen, Backofen oder Tischdecken. W. saust wie eine Hummel durch das ganze Zimmer. Bei ihm ist nicht einmal ein Spiel zu beobachten. Was immer gerade in seiner Nähe ist, wird für eine Bewegung benützt. Er nimmt den Gegenstand, schlägt häufig mit demselben auf einen anderen Gegenstand, so mit dem Besen, dem Hammer. Loslassen artet oft in Werfen aus: Er wirft Klötze auf den Lastwagen, wirft den Besen weg, wie er den Hammer sieht; wirft die Schienen weg, das Holzmännlein" (Affolter 1985, 103).

Um wahrnehmungsgestörten Kindern zu einer besser organisierten Wahrnehmung zu verhelfen, werden die zur Problemlösung notwendigen Bewegungen „geführt" vollzogen. Zentrales und erfahrungsabhängiges Kriterium für einen gelungenen „leibnahen Dialog" ist das Aufmerksamkeitsverhalten des Geführten.

Das Führen des ganzen Körpers verläuft in drei Phasen, die eine psychophysische Regulierung, einen ruhigen Atemfluß, einen gut regulierten Muskeltonus bis hin zur Entspannung bewirken können; und dies im Zusammenhang mit einem die Umwelt verändernden „agens".

Im tonischen Dialog wird wortlos in der *ersten Phase* der geführten Bewegung die Frage beantwortet: Wo bin ich – wo ist meine unmittelbare Umwelt? Dabei wird eine Körperhälfte dem Widerstand von Unterlage und Seite ausgesetzt.

Die *zweite Phase* ist die Phase des „Innehaltens" und der Bewegungsplanung. Erfahrene Fördernde spüren dies an einer leichten Erhöhung des Tonus in der nicht stabilisierten Körperhälfte.

In der *dritten Phase* erfolgt die sinn- und zielgerichtete „Bewegungsausführung", die dann automatisch nach der Ausführung wieder in die stabilisierende (Unterlage, Seite) Phase eins der geführten Bewegung einmündet.

Eine solche „Wurzeltherapie" ist sehr aufmerksamkeitsbezogen und anstrengend – körpernah. Eine Supervision ist unerläßlich. Gelingt das „Geführtwerden" zum Beispiel beim Auspressen einer Orange, entnimmt das Kind diesem problemlösenden Alltagsgeschehnis angemessene Spürinformationen.

Um das Kind dabei nicht abzulenken, wird während der geführten Handlungsphase nicht gesprochen. Die Idee ist: Das Kind soll aus der Wirklichkeit des Geschehnisses lernen – und Sprache ist nicht Wirklichkeit. Erst später werden Sprachformen mimisch-gestisch, zeichnerisch, als Gesprochenes oder Geschriebenes angeboten. Das Kind wird nicht direkt zum Sprechen aufgefordert (Sprachproduktionen im Sinne von Ayres „Endprodukte der

Entwicklung"). Vielmehr beobachten wir das Aufmerksamkeitsverhalten des Kindes während unserer Darbietung sprachlicher Formen. Entscheidend für die erfolgreiche Förderung nach Affolter ist die Frage, ob das Kind den Inhalt von Handlungsabläufen aufmerksam verfolgen kann. Während der geführten Bewegung wird mit dem wahrnehmungsgestörten Kind solange nicht gesprochen, bis es entsprechend gespürte Inhalte aus dem Problemlösegeschehnis entnommen hat und dann auch freie Kapazität zur Aufnahme visueller und/oder auditiver Information zur Verfügung hat.

Der Phase des Innehaltens – der eigentlichen Bewegungsplanung – kommt bei der Regulierung hyperaktiven Verhaltens im Sinne einer verbesserten Eigen- und Selbststeuerung eine besondere Bedeutung zu. Die Bewegungsplanung ermöglicht dem hyperaktiven Kind eine Erweiterung seiner Handlungskompetenz. Die geistige Vorwegnahme der Bewegungsausführung ist die Schnittstelle zwischen äußerer und innerer Balance des Kindes. Im tonischen, leibnahen Dialog vernetzen sich Gleichgewichtserfahrung und Bewegungssicherheit mit geistiger Aktivität und den sie begleitenden Gefühlen (Passolt 1995, 25 f.). Dem Kind und sich selbst Zeit und Ruhe zu schenken, ermöglicht den zielgerichteten Übergang von der Bewegungsplanung zur Bewegungsausführung. Im Grunde folgt der oder die „Führende" der im Dialog spürbaren Eigeninitiative des Kindes und verstärkt sie dadurch. Die von der ungarischen Kinderärztin Pikler (1988) beschriebenen Übergangsbewegungen (vgl. Passolt in diesem Band) entsprechen im Affolterschen Konzept der Phase des Innehaltens und der Bewegungsplanung. Zu Recht weist Aly darauf hin, daß diesen wenig sichtbaren *Bewegungsübergängen* meist keine besondere Bedeutung zugemessen werde (1994, 111).

Das zentrale Anliegen Affolters ist die Verbesserung und Ausweitung dieser Wurzelerfahrung und nicht das Einüben bestimmter Funktionen oder das Stimulieren bestimmter Sinnesbereiche ohne einen vom Kind aus gesehen sinnvollen Ziel- und Handlungsentwurf.

Formale und materielle Bildungskategorien kommen in der Förderung explorativer Handlungsmuster im Sinne der kategorialen Bildung (Klafki 1975) im Ansatz Affolters zusammen. Ein „Gegenstand an sich" wird im tonischen Dialog geführter Bewegungen zum „Gegenstand für mich", für das hyperaktive Kind. Träger dieses Förderprozesses ist der leibnahe, tonische Dialog, der eine für die Entwicklung des Kindes katalysierende Wirkung bereithält.

Praxisbeispiel einer Wahrnehmungstherapie nach Affolter

Klaus (Name geändert), 7 Jahre, besucht den Kindergarten der Schule für Kinder mit Wahrnehmungsstörungen. Klaus läuft oft durch den Gruppenraum, verbleibt nur kurze Zeit bei Beschäftigungen und wirft häufig Bauklötze und andere Spielmaterialien durch die Luft. Klaus wirkt unruhig und hektisch in seinen Bewegungen. Bei Ausführungen ist er höchstens eine halbe Minute dabei. Klaus berührt Gegenstände, ohne sie zu gebrauchen; er ergreift selten etwas. Klaus kann nicht sitzen und über 1 bis 2 Minuten zuhören.

Bei der Zubereitung eines Vanillepuddings unterstütze ich Klaus durch die geführten Bewegungen am ganzen Körper (siehe oben die Beschreibung der drei Phasen) in den folgenden für ihn kritischen Phasen: Milchtüte öffnen, mit Fingern und Mund die Öffnung erspüren, die Milch in die Schüssel gießen; das Öffnen des Beutels mit dem Puddingpulver, das Pulver in die Milch schütten, einen Schaumbesen berühren, umfassen, bewegen und zum Umrühren benutzen und das Probieren des Puddings.

Klaus ist bei diesem Alltagsgeschehnis 20 Minuten mit Verständnis dabei; nach der Fertigstellung des Puddings nehme ich Klaus von meinem Schoß und stelle ihn auf den Boden – doch Klaus klettert sofort wieder zu mir und möchte weitermachen. Ich gebe ihm einen Lappen in die rechte Hand und drücke seinen linken Fuß, sein Bein, seine Hüfte sanft gegen das Tischbein und die Tischplatte. Meine linke Hand liegt über der linken Hand von Klaus – er beginnt, mit der rechten Hand den Tisch abzuwischen. Nach ca. 20 Sekunden schiebe ich Klaus den Lappen blitzschnell unter die linke Hand und stabilisiere seine rechte Körperseite. Klaus wischt die Tischplatte jetzt mit der linken Hand … Über 30 Minuten kann Klaus zielgerichtet und konzentriert seinen Pudding anrühren, kosten, den Tisch wischen usw.

Durch kleine Zeichnungen und pantomimische Darstellung des Puddingrührens und Wischens etc. gelingt es mir am nächsten Morgen, Klaus' Aufmerksamkeit auch auf der sprachlich-symbolischen Ebene für 8 bis 9 Minuten zu binden. Er schaut und hört meinen Darstellungen offensichtlich interessiert zu.

Kritische Aspekte zur Affolterschen Wahrnehmungstherapie

Drei wesentliche Themen – zentral für ganzheitliche Entwicklungsförderung – fehlen im therapeutischen Ansatz von Affolter: „das Du, das Spiel und die (sprachliche) Kommunikation" (Zollinger 1995, 129). Nach Zollinger geschieht der Aufbau der Wirklichkeit beim Kind nicht allein durch die problemlösenden Alltagsgeschehnisse, sondern durch ein Du, ein Gegenüber des Kindes, das es durch Blickkontakte begleitet und aktiv bestätigt (Triangulierung). Der Motor der Entwicklung sei das kindliche, phantasievolle Spiel und nicht die Alltagshandlung: „Das Kind entwickelt die Vorstellung eines Staubsaugers nicht dadurch, daß es vom Einstecken des Steckers, Einfügen des Schlauches, Saugen bis zum Entleeren des Staubsackes geführt wird, sondern indem es einen Stab nimmt und diesen brummend durch das Zimmer führt" (S. 131).

Zollinger kritisiert im weiteren, daß die Sprache des Kindes ja nicht dazu diene, allein Alltagsgeschehnisse zu kommentieren, „sondern um Absichten und Gefühle auszudrücken: ‚nein‘ zu sagen, ‚ich will‘, ‚du bist lieb‘ oder ‚ich bin wütend‘" (S. 131).

Die Schwachpunkte der Affolterschen Wahrnehmungstherapie können meiner Ansicht nach in einem offenen, mehrdimensionalen, dialogisch orientierten Ansatz sowie in der Vernetzung von therapeutischen und pädagogischen Erfahrungen ausgeglichen werden. Eine solche Öffnung kann dann zugunsten des hyperaktiven Kindes die dogmatisch ausschließende Sicht einer Therapieschule überwinden (v. Lüpke/Voss 1994; Kuntz 1992; Passolt in diesem Band). Im folgenden werden Aspekte einer interaktionalen, dialogischen Förderung hyperaktiver Kinder erörtert.

Der tonische Dialog als Träger von Entwicklungsprozessen

Im leibnahen Kontakt spüren sich die Interaktionspartner wechselseitig. Der Zug der Muskelfasern, die Einrichtung und Spannung der Gelenke, der Fluß des Atems ist begleitet von einem wortlosen und intensiven Austausch der Gefühle. Detailliert umschreibt René Spitz diese Austauschprozesse auf der Ebene der Mutter-Kind-Dyade:

„Der Dialog ist der sequentiell ablaufende Zyklus von Aktion und Reaktion und wieder Aktion innerhalb der Mutter-Kind-Beziehung. Die sehr spezielle Form der Interaktion schafft für das Kleinkind eine einzigartige Welt, mit ihrem spezifischen affektiven Klima. Dieser Zyklus Aktion-Reaktion-Aktion ist es, der das Kleinkind bestätigt, Schritt für Schritt bedeutungslose Reize in bedeutungserfüllte Signale umzuwandeln. Daraus ergibt sich ein Strom von gemeinsamen Interaktionen, der alsbald in wiederkehrenden, zeitlichen Abständen stattfinden wird, die der Säugling immer mehr vorausfühlt. Dieser Austausch aktiviert Schritt für Schritt sich entwickelnde Funktionen und Fähigkeiten im Kind" (1967, 8).

Die schwierige Neu- oder Wiederaufnahme eines solchen Dialoges mit wahrnehmungsgestörten Menschen beschreibt Aucouturier in seinem speziellen Anforderungscharakter an den nichtbehinderten Interaktionspartner:

„Der Therapeut begibt sich mit dem Kind in einen intraverbalen authentischen Dialog, bei dem jeder den Körper des anderen erlebt. Eine Kommunikation auf derart primitiver Ebene mit einem derart gestörten Kind ist fein nuanciert: ein Lächeln, ein Innehalten, eine Geste. All dies wird gezwungenermaßen ‚erlebt‘ und ist rational nicht kontrollierbar, da sonst die Echtheit verlorenginge. Was das Kind jedoch empfindet, ist die Echtheit, nicht die Theorie" (1995, 13).

In Anlehnung an die psychotherapeutische Methode von Rogers (1972) kennzeichnet Aucouturier als wesentliche Eigenschaften des Förderns „Authentizität", „Bereitschaft" und „Empathie". Theoretische Kenntnisse bleiben in der Wahrnehmungstherapie so lange nutzlos, bis sie auf der Leibebene erlebt und in der Fördersituation fein nuancierend angewandt werden können. Die Beziehung zum eigenen Körper, zum Objekt, zum Raum, zum anderen, zur Gruppe, zum eigenen Körperschema müssen die fördernden Interaktionspartner bei sich selbst erleben und reflexiv bearbeiten können. Der tonische Dialog in der Wahrnehmungstherapie ist gekennzeichnet durch zwei Aspekte:

– Zum einen erlebt der Wahrnehmungsgestörte die körperliche Beeinflussung,
– zum anderen lernen die Fördernden über ihren eigenen Körper, insbesondere die Hände, ein bewußtes Spüren und Empfinden.

Beide Interaktionspartner erhalten neue Informationen über ihre Partner und sich selbst. Beide werden zu nicht verbaler, leibbezogener Aufmerksamkeit und Konzentration veranlaßt. In den am ganzen Körper geführten Bewegungen erfährt das Kind auch Sicherheit durch starken Widerstand, also eine propriozeptive Stimulation. Dies dürfte wesentlich auch die Prozesse der sensorischen Integration beeinflussen. Maximale Widerstandsempfindungen, Kontrastbildungen in der Wahrnehmung von Unterlage und Seite, die das Kind während des Führens am ganzen Körper erfährt, dürften adaptative Reflexe, wie sie Ayres beim Einsatz der Schwebeschaukel oder des Rollbretts beschreibt, auslösen. Die in der Wahrnehmungstherapie von Affolter vermittelten Sinnesreize verbessern so wahrscheinlich auch die Wahrnehmungsintegration im Sinne Ayres. Im therapeutischen Führen werden demnach auch sensorisch integrative Prozesse angeregt. Die Führenden übernehmen sozusagen die Programmierung einer Handlung und stellen die geschlossene Einheit des Wahrnehmungs- und Bewegungszyklus,

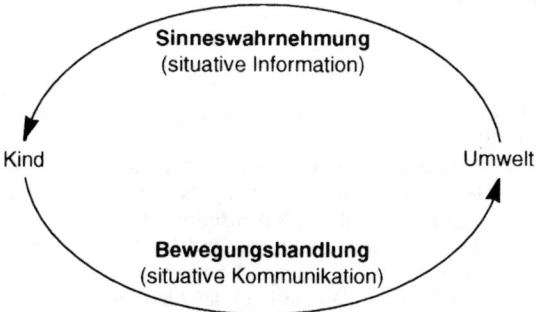

Abb. 1: Der Weizsäckersche Gestaltkreis nach Kiphard (1979, 13)

das ständig taktil-kinästhetische Feedback im Sinne von Weizsäckers (1973) Gestaltkreis her (s. Abb. 1).

Jede Berührung, jegliches Bewegt*sein* drückt im psychotonischen Erleben die Beziehung aus, die – auf wechselwirkenden, tonischen Spannungsmodalitäten beruhend – Fördernde und Geförderte oftmals gleichermaßen fordern. Beide können sich im nonverbalen Austausch für neue Handlungsschemata öffnen. Im tonischen Dialog fließen intuitiv und oftmals blitzschnell variierende Methodenimpulse ein. So können z. B. bei geführten Bewegungen am ganzen Körper (Affolter) die Gelenkstellungen durch kurzen Druck und Zug (Ayres) für das Kind noch stärker spür- und erlebbar werden. Leibbezogenes, nonverbales Austauschen ist Nahtstelle zwischen Biologischem und Pädagogischem. So verbessern die geführten Bewegungen am ganzen Körper die psychophysische Gesamtregulierung des Körpers – also auch die Atmung und die funktionelle Spannung in den Organen (Fuchs/ Elschenbroich 1996).

Blickkontakt, Kommentare zu gespürten Geschehnissen und Symbolspiele sind wichtige Anknüpfungspunkte zur Förderung der Selbstentdeckung von Welt und Sprache des Kindes (Zollinger 1995). So öffnet sich die Dyade im tonischen Dialog (Aucouturier/Lapierre 1995) weit über den Ansatz Affolters hinaus – in der Psychomotorik als Förderprinzip in Kommunikationshandlungen (Eggert 1990) – in den soziomotorischen Raum: „Dabei wird das Kind und seine soziale Umgebung als untrennbare Einheit gesehen. Diese Ganzheit ist wichtigster Orientierungspunkt für die Förderarbeit. Der Therapeut wäre mehr Mittler bestimmter fachlicher Kenntnisse zur Förderung der je eigenen Möglichkeiten des Kindes" (Passolt 1995, 25).

In einer offenen, dialogisch orientierten und mehrdimensionalen Wahrnehmungstherapie für hyperaktive Kinder bündeln sich somit sprachwirksame, emotionale, sozialgegenständliche und kognitive Komponenten in einem ganzheitlichen Sinne.

Literatur

Affolter, F. (1974): Leistungsprofile wahrnehmungsgestörter Kinder. Pädiatrische Fortb. Praxis 40, 169-185
– (1985): Zentrale Störungen der Sprache im Zusammenhang der Wahrnehmung. In: Deutsche Gesellschaft für Sprachheilpädagogik (Hrsg): Zentralbedingte Kommunikationsstörungen. Maier, Ravensburg, 41-45
– (1987): Wahrnehmung, Wirklichkeit und Sprache. Neckar, Villingen
Aly, M. (1994): Verzögerte Entwicklung – Überlegungen zur therapeutischen Begleitung und Behandlung von Kindern mit leichten Entwicklungsstörungen. In: v. Lüpke/Voss (Hrsg.): Entwicklungen im Netzwerk. Centaurus, Pfaffenweiler, 111-122

Aucouturier, B.; Lapierre, A. (1995): Bruno. Bericht über eine psychomotorische Therapie bei einem zerebral geschädigten Kind. 2. Aufl. E. Reinhardt, München/ Basel

Ayres, J. A. (1985): Bausteine der kindlichen Entwicklung. Springer, Berlin

Eggert, D. et al. (1990): Die Bedeutung der Psychomotorik für die Sprachbehindertenpädagogik, Teil 2. Die Sprachheilarbeit 35, 230-245
– (1994): Theorie und Praxis der psychomotorischen Förderung. Borgmann, Dortmund

Fuchs, M.; Elschenbroich, G. (Hrsg.) (1996): Funktionelle Entspannung in der Kinderpsychotherapie. 2. Aufl. E. Reinhardt, München/Basel

Kiphard, E. (1979): Motopädagogik. modernes lernen, Dortmund

Klafki, W. (1975): Studien zur Bildungstheorie und Didaktik. Beltz, Weinheim

Kuntz, St.; Grunwald, V. (1990): Das Prinzip der „Sensorischen Integration" in der Aus- und Fortbildung von Fachkräften sozialpädagogischer Arbeitsfelder. Erfahrungen und Perspektiven. In: Bewegung 2: Wahrnehmungs- und Bewegungsförderung Mehrfach- und Schwerstbehinderter. Akzente 2, Schwalmstadt, 44-53

Kuntz, St. (1991): Psychomotorische Förderung bei schwerster Behinderung. In: Fröhlich, A. (Hrsg.): Handbuch der Sonderpädagogik. Bd. 12. Spiess, Berlin, 207-216
– (1992): Tonischer Dialog in der Wahrnehmungstherapie und Sprachentwicklungsförderung. In: Lotzmann (Hrsg.): Psychomotorik in der Sprach-, Sprech- und Stimmtherapie. Fischer, Stuttgart

Lüpke, H. v.; Voss, R. (Hrsg.) (1994): Entwicklung im Netzwerk. Systemisches Denken und professionsübergreifendes Handeln in der Entwicklungsförderung. Centaurus, Pfaffenweiler

Montessori, M. (1952): Kinder sind anders. Klett, Stuttgart

Neuhäuser, G. (1988): Neurophysiologische Aspekte von Bewegung und Sprache. In: Irmischer, T. u. E. (Hrsg.): Bewegung und Sprache. Hofmann, Schorndorf, 42-51

Passolt, M. (1995): Übergänge. Aktive Kinder auf der Suche nach ihrem Gleichgewicht. Motorik 1 (18), 22-32

Petzold, H. (1993): Integrative Therapie. Modelle, Theorien und Methoden für eine schulenübergreifende Psychotherapie. Bd. II, 1. Junfermann, Paderborn

Pikler, E. (1988): Laßt mir Zeit. Die selbständige Bewegungsentwicklung des Kindes bis zum freien Gehen. Pflaum, München

Rogers, C. R. (1972): Die Klient-bezogene Gesprächsführung. Kösel, München

Schilling, F. (1981): Grundlagen aus der Motopädagogik. In: Clauss, A. (Hrsg.): Förderung entwicklungsgefährdeter und behinderter Heranwachsender. Perimed, Erlangen

Spitz, R. (1967): Vom Säugling zum Kleinkind. Naturgeschichte der Mutter-Kind-Beziehungen im ersten Lebensjahr. Klett, Frankfurt/M.

Weizsäcker, V. v. (1973): Der Gestaltkreis. Thieme, Stuttgart

Wygotski, L. S. (1988): Denken und Sprechen. Fischer, Frankfurt/M.

Zollinger, B. (1987): Spracherwerbsstörungen. Grundlagen zur Früherfassung und Frühtherapie. Haupt, Basel
– (1995): Die Entdeckung der Sprache. Haupt, Basel (Außerdem: CD zur Entdeckung der Sprache. Haupt, Basel)

Der weiße Hai:
Ein „hyperkinetischer Junge" in den Netzen der „Helfer"

Von Richard Hammer

„Mein Lieblingstier ist der weiße Hai, der kann andere blutig beißen, der ist der Größte und Mächtigste. " Diese Aussage steht für das Lebensthema eines Jungen, ich nenne ihn Matthias, der mit 9 Jahren in ein Kinderheim aufgenommen wurde, in dem er drei Jahre betreut wurde. Die Fallgeschichte beschreibt die Zeit seines Aufenthaltes, die gekennzeichnet war vom Bemühen aller Beteiligten, dem Jungen bei der Bewältigung seiner Probleme zu helfen und ihm dadurch bessere Entwicklungschancen für seine Zukunft zu eröffnen.

Es wird sich zeigen, daß trotz aller Anstrengungen dabei nicht immer die günstigsten Ergebnisse erzielt werden, wenn es nicht gelingt, zu einer gemeinsamen Sichtweise über den „Fall" zu kommen, da dadurch die ohnehin schon komplexe Situation, in der sich das Kind befindet, unnötig verkompliziert wird. Das Kind wird zum Spielball der Interessen von Eltern, Schule, Heim und Klinik, die jeweils die ihrer Meinung nach „besten" Maßnahmen ergreifen – vermutlich alle, ohne die Lebenswelt des Kindes in ausreichendem Maße zu berücksichtigen.

Im folgenden Bericht soll der Entwicklungsprozeß nur insoweit Berücksichtigung finden, wie er für das Verständnis des Ganzen notwendig ist. Im Mittelpunkt der Betrachtung steht die Analyse der institutionellen Verflochtenheit des Helfersystems, das sich um das „Wohl des Kindes" kümmert. Um der besonderen Problematik eines „hyperkinetischen Kindes" gerecht zu werden, wurde der Versuch unternommen, einen psychomotorischen Ansatz mit systemischer Sichtweise zu verbinden, um damit – zumindest im Rückblick – zu einer optimalen Handlungsstrategie für den Umgang mit dem uns gestellten Problem zu kommen.

Matthias, 11 Jahre alt

Es ist Sonntag abend, und Matthias, ein 11jähriger Junge, der seit zwei Jahren in unserer Einrichtung untergebracht ist, wird von seinem Vater, nach dem zu Hause verbrachten Wochenende, wieder im Heim abgegeben. Was geht in ihm vor? Er hat das Wochenende genossen, war zu Hause bei seiner Familie, den Eltern, der Schwester. Wie immer gab es auch wieder Ärger. Deshalb mußte er ja ins Heim. Auf der langen Fahrt, die mehr als drei Stunden dauerte, hat Matthias es sich auf der Rückbank des Autos bequem gemacht und sich vom Vater seine Lieblingskassette einlegen lassen. Geht er seinen Phantasien nach? Denkt er an das, was auf ihn zukommen wird oder an die Gruppe mit den neun Kindern, mit denen er viele tolle Erlebnisse hatte, die ihm aber auch schon einigen Ärger bereiteten? Oder an die ErzieherInnen, die für ihn da sind, ihm helfen, ihm Trost spenden, wenn er es braucht, die ihm aber auch enge Grenzen setzen, ihn bestrafen, wenn er über die Stränge schlägt?

Er hat ein mulmiges Gefühl im Bauch, als er mit seinem Koffer auf die Gruppe kommt. Sein Erzieher begrüßt Matthias und dessen Vater, den er zu einer Tasse Kaffee einlädt, um einige wichtige Informationen über den Verlauf des vergangenen Wochenendes auszutauschen. Matthias will noch schnell zum Auto laufen, um sich seine Kassette zu holen, die er dort vergessen hat. Doch der Vater ruft ihn zurück, er solle sie doch dort lassen, hier im Heim gehe sie ja doch nur verloren. Matthias, der vorher noch sehr ruhig und leise war, gerät plötzlich in Wut, schreit, brüllt, geht mit wüsten Beschimpfungen auf seinen Vater los und schlägt den Erzieher mit der Faust in den Magen. Er ist kaum zu bändigen, wird aber mit vereinten Kräften beider Erwachsener in sein Zimmer gebracht, wo er noch einige Zeit Türen und Schränke tritt und auf Gott und die Welt schimpft.

Nach ca. zwei Stunden – sein Vater ist inzwischen weggefahren – kommt er aus seinem Zimmer, schmiegt sich mit gesenktem Kopf an seinen Erzieher und drückt ihm drei Vignetten in die Hand: „Da, die habe ich für dich gezeichnet, damit du nicht mehr so traurig bist!" Der Erzieher freut sich, nimmt die Bilder und damit auch die Entschuldigung von Matthias an, der darüber sichtlich erleichtert ist. Die Welt scheint wieder in Ordnung zu sein.

Was mag sich da für Matthias alles abgespielt haben, nachdem er im Heim angekommen ist. Er wurde nach dem Erleben höchster Ruhe und Geborgenheit im Auto seines Vaters jäh mit der Realität konfrontiert, als der Wunsch nach seiner Musikkassette verwehrt wurde. Seine Welt, die er sich während der Autofahrt aufgebaut hat, bricht mit einem Schlag zusammen. Der Ausbruch von Wut und Aggression könnte als verzweifelter Rettungsversuch gewertet werden, diese seine Welt und damit die eigene Existenz zu bewahren.

Mattner beschreibt ähnliche Erfahrungen mit Heimkindern, deren Ver-

sagungstraumata durch Frustrationserlebnisse dieser Art permanent re-
inszeniert werden und die unsichere Existenz zu vernichten drohen. „Das
betroffene Kind, in einem archaischen Affektstau von Wut, Angst und Aggression gefangen, wirft sich auf den Boden und schlägt laut schreiend wild
um sich. Der wild agierende Körper ist in solchen verzweifelten Situationen der letzte intentionale Faden, mit dem das Kind noch psychisch mit
der Welt verbunden ist. Die vermischten Affekte gebärden, somatisieren
sich am Kinde, um verzweifelt zu bestätigen: ‚Ich bin noch da'" (Mattner
1989, 97).

Nach Ausbrüchen dieser Art, bei denen die Gefühlswelt des Kindes völlig überflutet und durcheinandergewirbelt wird, braucht es viel Mühe und
Anstrengung, diese chaotische Welt wieder in Ordnung zu bringen. Wie
erging es Matthias in diesen zwei Stunden, die er alleine in seinem Zimmer verbrachte? Er kommt nach einem chaotischen Ausbruch zur Ruhe,
sitzt am Tisch, denkt über sich, über seine Situation nach:

Wohin gehöre ich? Nach Hause, ins Heim? Wo ist meine Heimat? Lieben mich diese Menschen, mit denen ich es hier oder dort zu tun habe? Sie
schieben mich doch immer nur ab, oder verlassen mich, weil ihre Schicht
zu Ende ist oder weil sie den Arbeitsplatz wechseln. Sie hassen mich alle.
Nicht einmal meine Kassetten durfte ich behalten. Ich muß mich wehren,
muß das kaputtmachen, was mich kaputtmacht! Oder? Vielleicht doch
nicht? Meine Eltern, mein Erzieher haben doch auch schon oft tolle Sachen
mit mir gemacht, mich auf den Schoß genommen, mich umarmt, mir beim
Schlafengehen eine Geschichte erzählt. Liebt mich mein Erzieher noch –
obwohl ich ihn geschlagen habe? Ich muß es noch einmal versuchen, weil
ich ihn doch brauche, ohne ihn völlig alleine, ohne Hilfe bin. Vielleicht trö-
stet es ihn, wenn ich ihm ein Bild male, das ihm Freude macht.

Matthias ist es gelungen, in diesen zwei Stunden seine Welt halbwegs
wieder in Ordnung zu bringen. Es zeigte sich, daß er noch ausreichend Kräfte hat, aus Situationen der totalen Zerrissenheit, des Chaos, auch ohne Hilfe des Erwachsenen – der jedoch innerpsychisch präsent war – zu einer neu-
en Ordnung zu kommen. Er konnte seinem Erzieher etwas von sich geben,
was seine Selbsteinschätzung steigerte und ihn in seiner Persönlichkeitsentwicklung einen Schritt weiterbrachte. Er hat gelernt, Grenzen zu akzeptieren, hat aber auch erfahren, daß er vom Erzieher nicht abgelehnt wird,
obwohl er diesen tätlich angegriffen hat. Er hat auch gelernt, daß man un-
überlegte, schlechte Handlungen wiedergutmachen kann, daß Beziehungen riskiert, in Frage gestellt und immer wieder neu hergestellt werden
können und müssen.

Auch die beteiligten Erwachsenen lernen aus dieser Situation, ihre Beziehung zu Matthias neu einzuschätzen, sie fragen sich aber auch, warum er es immer wieder nötig hat, sich durch solche Momente des Chaos durchzukämpfen. Eine Antwort auf diese Frage kann nur in der Biographie des Kindes gefunden werden, die erhellt, weshalb Matthias sich selbst und seine Umwelt immer wieder in Frage stellen muß.

Matthias' Vorgeschichte (nach medizinischen Berichten)

Matthias wurde kurz nach seiner Geburt von seiner leiblichen Mutter zur Adoption freigegeben. Nach der Trennung der Adoptiveltern während des 2. Lebensjahres ging seine Adoptivmutter sehr schnell eine neue Partnerschaft ein, aus der ein Jahr später eine Tochter hervorging. Auch die zweite eheliche Beziehung war, zumindest anfänglich, durch häufige Auseinandersetzung wegen divergenter Erziehungseinstellungen Matthias betreffend belastet. Bei der Mutter entwickelte sich zunehmend eine überbesorgte, auf Förderung bedachte, gleichzeitig überfordernd-resignierte, ablehnende Haltung Matthias gegenüber. Bei einer unrealistischen Einschätzung der intellektuellen und sozialen Leistungsfähigkeit fehlte es der Mutter an genügender Empathiefähigkeit für das Kind, was trotz aller Bemühungen bei ihr ein erhebliches Schuldgefühl zurückließ. Der Vater unterstützte die Mutter bei ihren Anstrengungen, wobei auch er die Verhaltensstörungen von Matthias unabhängig von den familiären Beziehungen erlebte und darstellte.

Matthias, über dessen Schwangerschaftsverlauf uns keine Kenntnisse vorliegen, kam als Frühgeburt mit einem Gewicht von 2240 g und einer Größe von 43 cm zur Welt. Schon als Baby sei er unruhig gewesen, immer in Bewegung, gleichzeitig jedoch auch sehr aufgeweckt. Er sei bereits mit 10 Monaten gelaufen und habe auch früh gesprochen. Im Kindergarten haben sich die ersten größeren Schwierigkeiten ergeben. Matthias habe häufig gestört, nur schlecht mit anderen Kindern, aber auch alleine nur selten konzentriert und ausdauernd spielen können. Die Mutter nahm, nach eigenen Literaturstudien, die Diagnose eines Hyperkinetischen Syndroms an und suchte Hilfe bei Erziehungsberatungsstellen.

Therapieversuche mit Ritalin, psychomotorische Förderung und Entspannungsbehandlung brachten nicht den erwünschten Erfolg, so daß Matthias schließlich in einer Klinik vorgestellt wurde, von der die Diagnose eines Hyperkinetischen Syndroms, verbunden mit einer sekundären Neurotisierung mit Beziehungsschwierigkeiten und einer ausgeprägten Leistungsproblematik, bestätigt wurde.

Bei Aufnahme in die Klinik bot sich das Bild eines deutlich depressiv verstimmten, einerseits vermehrt körperliche Zuwendung suchenden, andererseits durch häufige aggressive Ausbrüche Distanz schaffenden Jungen, der wegen seines geringen Selbstwertgefühls bei Anforderungen schnell resignierte und seine Leistungsunfähigkeit durch Clownereien und Imponiergehabe überspielte. Dies schien für ihn die einzige Möglichkeit, Zuwendung zu erlangen und sein negatives Selbstkonzept zu kompensieren. Seine erheblichen aggressiven Neigungen werden vor allem im Spiel deutlich, wo er sich mit Vorliebe mit dem „weißen Hai" identifiziert.

Die testpsychologische Untersuchung ergab einen deutlich unter dem Erwartungswert der Eltern liegenden Gesamt-IQ von 101, wobei auffiel, daß Matthias über einen Zeitraum bis zu einer Stunde gut konzentriert mitarbeiten konnte, daß er jedoch sehr schnell aufgab, wenn er befürchtete, Aufgaben nicht erledigen zu können. Die körperlich-neurologische Aufnahmeuntersuchung war im wesentlichen unauffällig, auch das EEG zeigte sich ohne Befund.

Nach einem Aufenthalt von 7 Monaten in der Kinderklinik wurde die Verdachtsdiagnose „Hyperkinetisches Syndrom" verworfen. Vielmehr sei auszugehen von einer „schweren emotionalen Störung mit aggressiv-hyperkinetischer Ausgestaltung im Rahmen einer depressiven Entwicklung bei schwer gestörter Mutter-Kind-Beziehung". Da der Junge, nach Einschätzung der Mediziner und Psychologen der Klinik, einer zwar direktiv geführten, jedoch auf ständige positive Verstärkung bedachten Einzelbeschulung bedurfte, wurde für ihn die Einschulung in eine Schule für erziehungsschwierige Kinder mit Klassenstärken von durchschnittlich 6 Kindern mit einer damit verbundenen Heimeinweisung beschlossen.

Die Eltern folgten mit der Umschulung und Heimeinweisung zwar dem Rat der Klinik, konnten jedoch die gestellte Diagnose nicht akzeptieren, da sie ihr Verhalten eher als Folge des Verhaltens von Matthias als umgekehrt sahen.

Exkurs: Frühkindliche Entwicklung

Betrachten wir, um Matthias besser verstehen zu können, zunächst einmal die Entwicklung eines Kindes, wie sie sich im „Normalfall" darstellt.

Nehmen wir an, unser Säugling ist vier Wochen alt. Er ist hungrig, sein Körper ist angespannt, sein Mund macht Saugbewegungen und seine Hände bewegen sich unruhig vor seinem Gesicht. Ganz zufällig (?) gerät eine Hand in den Mund, die Saugbewegungen nehmen diese Hand auf, der Säugling lutscht an den Fingern und findet dabei vorübergehend Trost. Er entspannt sich, wird ruhiger – für einen Moment. Der vorübergehende Trost, die Ersatzbefriedigung verliert schnell an Wirkung. Jetzt braucht er wirklich Essen. Die Mutter kommt, nimmt den Säugling hoch, wiegt ihn sanft in den Armen, streichelt ihn und gibt ihm die Brust, um seinen Hunger zu stillen. Der Säugling wird ruhiger, sein Körper entspannt sich, er beginnt gierig zu saugen.

Der Säugling erfährt, daß er selbst und die Außenwelt etwas Getrenntes sind, daß sein Körper nicht mit dem seiner Mutter eins ist. Er lernt, zwischen Subjekt und Objekt zu unterscheiden, indem er sich als getrennt von der Umwelt wahrnimmt. Beim Saugen an seinen Fingern spürt er in seinem Mund zwei Sensationen, am Finger und am Mund.

„Das In-Kontakt-Kommen mit dem eigenen Körper bringt zwei Sinnesempfindungen gleicher Qualität hervor, und diese beiden führen zur Unterscheidung zwischen dem Selbst und dem Nicht-Selbst, zwischen Körper und dem, was später Umgebung wird. Daher trägt dieser Faktor zum strukturellen Differenzierungsprozeß bei. Abgrenzungen zwischen dem Selbst-Körper und der äußeren Welt, der Welt, in welcher die Objekte zu finden sind, werden so eingeleitet" (Hoffer 1978, 187).

Beim Spiel mit seinem Körper entdeckt der Säugling seine Funktionen, spürt, wie er sich anfühlt – lernt, daß er etwas anderes ist als die Mutter, die sich anders anfühlt, auch anders als die Gegenstände, mit denen er hantiert. „Mein Körper ist nicht das gleiche wie die anderen Körper – er ist etwas Eigenes." Die Entdeckung des eigenen Körpers als von der Umwelt getrennt ist Grundlage für die Entwicklung eines Ich-Bewußtseins und damit auch der Fähigkeit, eigenständig zu handeln.

Mit seinem Körper beginnt der Säugling die Umwelt zu begreifen, sie zu erforschen, sie wahrzunehmen. Er erfährt sich als Person durch die Aktivitäten seines Körpers. Allein durch die Anspannung oder Entspannung dieses Körpers kann er der Mutter mitteilen, ob es ihm gut oder schlecht geht, ob er Bedürfnisse hat, die er gerne befriedigt hätte.

Noch braucht er ja die Hilfe von außen. Auch diese Erfahrung trägt zur Trennung von Subjekt und Objekt bei, denn die Befriedigung der geäußerten Bedürfnisse erfolgt nicht unmittelbar. Durch dieses Warten wird Distanz geschaffen zwischen Ich und Umwelt, Distanz, die einen Begriff von Raum und Zeit entstehen läßt.

Der Säugling erfährt, daß er Bedürfnisse mitteilen kann, daß er selbst vorübergehend sich Trost spenden, also handeln kann, daß er von jemand anderem versorgt wird, daß also er selbst von der Außenwelt getrennt ist. Vor allem aber erfährt er auch, daß er sich auf diese Außenwelt verlassen kann. Es kann zwar etwas dauern, aber eine „gute Mutter" kommt schließlich, um seine Bedürfnisse zu befriedigen. Sie trägt ihn, gibt ihm Halt (Winnicott 1974) und Wärme, sie streichelt und liebkost ihn. Sie läßt den Säugling damit frühe Einheitserfahrungen erinnern, schafft aber dadurch auch schon erste Grenzerfahrungen, vermittelt dem Säugling das Gefühl, Körpergrenzen zu haben, über die Kontakt zum anderen aufgenommen wird. Erlebt der Säugling diesen Kontakt als angenehm, dann wird er eine positive Beziehung zu seinem Körper aufbauen und damit die Grundlage nicht nur für eine positive Beziehung zu sich selbst, sondern auch zu seiner Umwelt erwerben. Er wird selbstbewußt und vertrauensvoll in der sozialen Gemeinschaft handeln lernen.

Matthias' Frühgeschichte

Betrachten wir noch einmal den ersten Lebensabschnitt von Matthias, so ist der Verlust der leiblichen Mutter 12 Tage nach seiner Geburt als erstes Ereignis zu sehen, das sicher nicht spurlos an Matthias vorübergegangen ist. Aus Säuglingsbeobachtungen ist bekannt, daß Neugeborene deutliche Unruhe zeigen, „wenn sie zwar sahen, daß ihre Mutter den Mund bewegte, dazu aber eine fremde Frauenstimme hörten. Ebenso schauten sie irritiert drein, wenn die Stimme der Mutter von der Seite aus einem Lautsprecher kam. Offenbar erwarteten sie, die vertraute Stimme aus der richtigen Richtung, also aus dem Munde der Mutter, zu hören" (Schrader 1993, 29). Säuglinge können offensichtlich von Geburt an die Stimme ihrer Mutter identifizieren, weil sie mit ihr vertraut sind. Es irritiert sie, wenn sie eine „falsche" Stimme hören.

Hinzu kommt, daß Matthias seine weiteren Lebenserfahrungen mit einer Adoptivmutter machte, die über die Maßen besorgt und verängstigt und zudem belastet war durch eine angespannte Beziehung zu ihrem Mann, der sich schließlich von ihr trennte. Dieser erneute Verlust einer Bezugsperson in einer instabilen Familie verhinderte, daß der Junge Vertrauen zu sich selbst und seiner Umwelt aufbauen konnte. Er reagierte darauf mit massiv störenden Verhaltensweisen, die verstärkt im Kindergarten auftraten und sich in der Schule verschärften.

Die Reaktionen der Eltern auf diese Probleme führten zu einer Vielzahl von Maßnahmen, die Matthias daran hinderten, eine eigenständige Persönlichkeit, ein „wahres Selbst" (Winnicott), zu entwickeln. Er wurde nie als der angenommen – was in diesem Falle sicher eine hohe Anforderung an die Eltern gewesen wäre –, der er war, sondern immer nur als Problemfall gesehen, der verändert werden mußte. Matthias konnte deshalb nie Vertrauen zu sich selbst und zu seiner Umwelt aufbauen und genügend Ich-Stärke entwickeln, die es ihm ermöglicht hätte, den Anforderungen der Außenwelt angemessen zu begegnen. Es fehlte ihm in dieser Situation auch noch das „„Hilfs-Ich', das in einer dem jeweiligen Entwicklungsstand angepaßten Balance Stimulation und Hemmung, Anregung und Schutz vermitteln kann" (v. Lüpke 1990, 62). Er mußte sich wehren, um nicht aufgefressen zu werden von der Angst, sich im Nichts zu verlieren, d. h. „in Stücke zu zerfallen und sich in einen grenzenlosen Raum aufzulösen, zusammenzubrechen, unaufhörlich zu fallen, keine Beziehung zum Körper, keine Orientierung zu haben" (v. Lüpke 1991, 57). Matthias griff zur Selbsthilfe und organisierte mit den ihm zur Verfügung stehenden Mitteln die Beziehung zu seiner Umwelt so, daß sie ihm das Überleben sicherte.

v. Lüpke beschreibt ein in drei Phasen abgestuftes System von Abwehrmechanismen, die sich über aktive, zum Teil kämpferische Reaktionen bis zum Rückzug erstrecken.

Auf der *ersten Stufe* stehen integrative Leistungen des Kindes, die es einsetzt, wenn die Gefährdung nur in Ansätzen oder nur kurzzeitig gegeben ist. Hierzu gehört das Lutschen an der Hand, das dem Kind Erlebnisse früher Kindheit wiedererinnern läßt.

Die *zweite Stufe* ist gekennzeichnet „von gesteigerter Bewegung bis hin zur Erhöhung der Muskelspannung, des Tonus" (v. Lüpke 1990, 63). Man kennt die Reaktionen eines Säuglings, dessen Körper bei Erschrecken in eine plötzliche Streckung übergeht. Die Muskelspannung dient der erhöhten Selbstwahrnehmung, um sich Halt und Stabilität gegen die Unterversorgung von außen – etwa einem einfühlsamen Getragen- und Angefaßtwerden – zu geben. Sie hält das bröckelnde Selbst zusammen und schützt zudem vor den Gefahren von außen. Hierzu gehört auch das Schaukeln, dessen Rhythmus dem Kind die „Kontinuität des fortdauernden Seins" (Winnicott) verspricht und so die Angst vor dem Nichts zerstreut.

Gelingt es dem Kind nicht, durch seine Kraft der Selbstorganisation auf der körperlichen Ebene dem drohenden Nichts zu widerstehen, kommt es auf der *dritten Stufe* zur „Zerstückelung des Seins". Heinrich Hoffmann (1871), der mit seinem *Zappelphilipp* schon ein Paradebeispiel für die Verarbeitungsmechanismen auf Stufe zwei beschrieb, liefert auch für diesen Ernstfall eine genaue Beschreibung (in: v. Lüpke 1990, 64):

Adolf der Renner

Wenn Adolf auf der Straße war,
Dann lief er pfeilschnell immerdar,
Er lief so schnell als wie der Wind,
Das unbesonnen wilde Kind.
Der Mutter Fleh'n, des Vaters Faust,
Sie halfen nichts – der Adolf saust.
Doch einmal trieb er's gar zu toll,

> Daß man es kaum noch glauben soll,
> Der Vater ruft, die Mutter schreit,
> Der Adolf ist schon meilenweit,
> Er rennt und – hast Du nicht gesehn!
> Da ist das Unglück schon geschehn:
> Grad' an dem Gürtel reißt er ab
> und ist nur noch ein halber Knab'.
> Die beiden Beine hält nichts mehr,
> Und Kopf und Brust schrei'n hinterher.

Bricht das Körper-Ich auseinander, ist eine Interaktion nicht mehr möglich. Als Mittel gegen den Schmerz ist nur noch eine Art von selbstherbeigeführter Anästhesie möglich. Nur noch die Abschottung gegen alles, was von außen kommt, hilft, das Leben zu ertragen, denn „die äußere Realität ist eine unerträgliche Quelle der Irritation" (Mahler, in: v. Lüpke 1990, 65). Eine Variante dieses Rückzugs verläuft unauffälliger, zeigt ihre Folgen oft erst später. „Sie besteht in der Selbstaufgabe zugunsten einer totalen Anpassung an die Umwelt. Winnicott (…) spricht vom ‚falschen Selbst', Miller (…) sieht darin einen Ausgangspunkt für die Entwicklung von Depressionen" (v. Lüpke 1990, 66).

Gehen wir davon aus, daß die Bewegungsunruhe von Matthias als Selbstheilungsversuch zu werten ist, der durch gesteigerte Selbstwahrnehmung die Konflikte zu bewältigen versucht, die durch ungünstige Umweltbedingungen erzeugt wurden, so dürfen wir nicht mehr von einer Krankheit sprechen, die als „Hyperkinetisches Syndrom" bezeichnet wird, sondern müssen darin – wie es Winnicott auch für die Aggression tut (vgl. Hammer 1992 b) – ein Zeichen der Hoffnung sehen, „als erfolgreiche Abwehr gegen schwerwiegendere Störungen wie Psychosen und Depressionen. Sie ist eine psychisch gesündere Reaktion, da hier nicht resigniert, sondern noch gekämpft wird" (v. Lüpke 1990, 68).

Die erste Heimgeschichte

Mit diesem Verständnis wurde Matthias bei uns im Heim aufgenommen, wo ihm zwar die Grenzen für sein Verhalten aufgezeigt werden sollten, jedoch unter Berücksichtigung seines Kampfes ums Überleben, der für uns zwar oft nur schwer zu ertragen, aber für ihn lebensnotwendig war. Belastend war für uns der Auftrag der Eltern, ihn nach einer Diätvorschrift zu versorgen, bei der uns zum einen der Sinn nicht klar war, für deren Einhaltung uns darüber hinaus im Heimkontext die Mittel fehlten, diese auch durchzuhalten. Er wurde durch die getrennte Versorgung, vor allem aber durch das Verbot vieler Speisen, die von unseren Kindern nicht nur begehrt

(Süßigkeiten), sondern für sie auch lebensnotwendig waren (Milchprodukte), zum Außenseiter abgestempelt, so daß die (negativen) sozialen Folgen den hypothetischen Nutzen dieser Diät mehr als aufwogen. Wir haben deshalb darauf gedrängt, die Diät wieder absetzen zu dürfen, was uns von den Eltern auch genehmigt wurde.

Bei der Aufnahme erlebten wir Matthias als ein Kind, das ständig mit flinken und katzenartigen Bewegungen für Unruhe sorgte. Selbst beim Essen, das er oft gierig verschlang, konnte er nicht still sitzen. Seine Konzentrationsfähigkeit reichte von 5 bis 20 Minuten, wobei sie besonders hoch war, wenn er sich alleine beschäftigen konnte oder mit einer ErzieherIn alleine war. Durfte er Lieblingsbeschäftigungen wie Malen oder Spielen mit seinem Game-boy nachgehen, so reichte diese in Ausnahmefällen bis zu zwei Stunden. Im Unterricht konnte er bis zur zweiten Stunde gut und konzentriert mitarbeiten. Erst in der dritten Schulstunde fiel seine Konzentration ab, er begann zu stören, vor allem dann, wenn er Aufgaben zu bewältigen hatte, die ihn überforderten, wobei er dann seine Frustration in Aggressionen gegenüber seinen Mitschülern ausagierte. Er suchte seine Grenzen, die ihm vermutlich den fehlenden inneren Halt ersetzen sollten. Dies zeigte sich, wenn er nach erfahrenen Sanktionen die körperliche Nähe der ErzieherInnen verlangte und im engen Körperkontakt wieder *emotional auftankte* (Mahler et al. 1978), d. h. gleichsam wie ein dreijähriges Kind wieder die Nähe und den Schutz der Mutter suchte, nachdem sich, in Überschätzung seiner eigenen Kräfte, zu weit hinausgewagt hatte in die weite Welt. Er war noch zu unsicher, um die Welt wirklich herausfordern zu können, versuchte es aber immer wieder, auch hier wieder im Kampf um seine Identität, um Autonomie und Selbstverwirklichung. Gelang ihm dies nicht, so überspielte er seine Unsicherheit mit Aggressionen und Clownereien, die ihm das Leben in der Gruppe oft erschwerten. Schwierigkeiten bereitete ihm auch die soziale Integration innerhalb dieser Kindergruppe, da er sich nicht einordnen konnte, sondern Jüngeren gegenüber sehr dominant war und im Spiel nicht unterlegen sein konnte.

Diesen Verhaltenszug bestätigte eine psychologische Befunderhebung nach einem diagnostischen Fragebogen (Havel), der Matthias in der Dimension Dominanz mit einem Prozentrang von 97 – 100 einen weit überdurchschnittlichen Wert zuwies, der erkennen ließ, wie ungewöhnlich stark sein Geltungsdrang, seine jähzornigen Ausbrüche, sein egoistisches und angeberisches Verhalten ausgeprägt waren. Zu verstehen sind diese Verhaltensweisen, wenn man berücksichtigt, daß sein schwach entwickeltes Ich, das nicht in der Lage war, sich der Realität zu stellen, sich permanent aufblasen mußte, um in der Kindergruppe bestehen zu können, das aber bei der geringsten Herausforderung zerplatzte und einen Jungen zurückließ, der von tiefer Traurigkeit gekennzeichnet war. Diese Nähe von hyperkinetisch-aggressivem Verhalten und depressiven Stimmungslagen stimmte uns bedenklich und verstärkte unsere Bemühungen um eine gezielte Förderung seiner emotionalen Entwicklung.

Als zusätzliche Hilfe neben der erzieherischen Arbeit in der Wohngruppe wurde deshalb eine psychomotorische Entwicklungsförderung in Anspruch genommen, die als gruppenergänzende Maßnahme in unserer Einrichtung angeboten wird.

Bei der Planung, Durchführung und Reflexion der psychomotorischen Förderpraxis orientieren wir uns an einem Ansatz, bei dem das körperbezogene und bewegungsorientierte Spiel im Mittelpunkt steht. Hier haben die Kinder die Möglichkeit, verpaßte Entwicklungschancen nachzuholen, gegenwärtige Probleme aufzuarbeiten und sich auf die Zukunft vorzubereiten. Spiel und Bewegung werden als Medium des Ausdrucks, der persönlichen Befindlichkeit, der individuellen Lebensgeschichte und der Beziehung zur personalen und materialen Umwelt verstanden (vgl. dazu Hölter 1984; Mattner 1985, 1987; Prechtl 1986; Denzer 1992; Färber 1992; Hammer 1992 b; Seewald 1992 b).

Psychomotorische Entwicklungsförderung

In unserer therapeutischen Tätigkeit gehen wir dabei von Praxisbeispielen aus der Lebenswelt des Kindes aus, die als Geschichte oder als Bilder gelesen werden müssen, da sie sich wegen ihres oft präverbalen Ausdrucksmodus nur schwer in einer rationalen Analyse fassen lassen.

In diesem Prozeß, in dem wir als Pädagogen oder Therapeuten, aber auch als unmittelbar Beteiligte, d. h. in der Regel als Mitspieler, miteinbezogen sind, können wir in einem komplexen Wechselwirkungsprozeß von Erkennen und Handeln die Bedeutung dieser von den Kindern erlebten Geschichten erschließen. Eine Entwicklungstheorie, die sich nicht an der quantitativen Zunahme der intellektuellen oder motorischen Fertigkeiten orientiert, sondern an der Veränderung kindlicher Lebensthemen, hilft, diese Geschichten zu verstehen und daraus die wesentlichen Impulse für die psychomotorische Förderpraxis abzuleiten (Seewald 1992 b, 205).

Die Kinder lieben es, Geschichten zu spielen; aus der emotionalen Beteiligung, die sie bei diesen Spielen an den Tag legen, können wir schließen, daß sie diesen Szenen eine zentrale Bedeutung geben. Es sind ihre Lebensthemen, die hier entwickelt werden, sei es, um Erfahrungen nachzuholen und zu verarbeiten, mögliche Rollen für die Zukunft zu entwerfen, eigene Gefühle, Hoffnungen, Wünsche und Ängste darzustellen. Die Kinder eignen sich dadurch ihre eigene Geschichte an und nutzen die heilenden und entwicklungsfördernden Kräfte des kindlichen Spiels.

Diese persönliche Geschichte ist vor allem durch Körper- und Bewegungsaktivitäten geprägt und auch im Körper und in der Bewegung gespeichert. Wir können aus der Beobachtung des Körper- und Bewegungsausdrucks den Sinn, den diese für das Kind haben, und auch die Bedeutung, die diese für den Beobachter haben, erschließen. Aus diesem Verständnis heraus können wir die Schlüsselszenen der Kinder erfassen und sie, vor dem Hintergrund einer thematisch orientierten Entwicklungstheorie, zum Maßstab unserer Förderpraxis machen. Durch die Gestaltung der notwendigen Rahmenbedingungen können wir den Kindern Gelegenheiten bieten, diese Themen zu entwickeln, sie auszuspielen, um so die „heilenden Kräfte des kindlichen Spiels" (Zulliger) zu nutzen.

Ein *Raum,* der ausreichend Bewegungsmöglichkeiten anbietet, jedoch nicht so groß ist, daß den Kindern die Orientierung abhanden kommt, eine *Zeitstruktur,* die es den Kindern erlaubt, ihr Spiel aufzubauen und in aller Ruhe zu Ende zu spielen, bieten den äußeren Rahmen für die Psychomotorikstunden. Durch die bewußte Auswahl der *Materialien,* die ihren Sinn für die Kinder durch den Appellcharakter entfalten, wird dieser Rahmen gefüllt und bietet jedem Kind den ihm angemessenen Spielraum. Aus der Art des Umgangs mit den Gegenständen können wir nicht nur auf den Entwicklungsstand der Kinder schließen, sondern darüber hinaus durch den gezielten Einsatz der Materialien wesentliche Impulse für die weitere Entwicklung geben. Diese Impulse können auch über einen Eingriff in die Auswahl und Ausarbeitung der *Themen* erfolgen, wobei sie in der Regel von den Kindern selbst kommen sollen, da ja an dieser Stelle der „intermediäre Raum" (Winnicott) konstituiert wird, in dem die kindliche Phantasie an den zur Verfügung gestellten Materialien real und damit der Außenwelt zugänglich gemacht werden kann.

Der Erwachsene bleibt bei diesem Geschehen eher im Hintergrund, ist Begleiter und Mitspieler. Er überläßt die Organisation des Prozesses den Kindern und greift nur ein, wenn es die Situation unbedingt erfordert, z. B. dann, wenn sich ein Kind in einem Thema festgefahren hat, keinen Ausweg findet, also nicht genügend Ressourcen hat, seinen Konflikt eigenständig zu lösen.

Betrachten wir vor diesem Hintergrund das Spiel mit dem „weißen Hai", das von Matthias – im Rahmen einer psychomotorischen Förderstunde mit vier anderen Kindern – so gern gespielt wurde. Er hat in diesem Spiel die

Möglichkeit, die ständig erlebte Ohnmacht in der überwältigenden Welt der Erwachsenen zu verarbeiten und durch das spielerische Erproben eigener Kraft ein Stück weiterzukommen in der Herausbildung seiner Ich-Stärke. In dieser selbstverfaßten Szene kann er sich in die Lage versetzen, die starke und beängstigende Figur des Erwachsenen zu überwältigen.

In der Anfangsphase des Spiels werden zunächst verschiedene Handlungsmöglichkeiten erprobt, die vom Wunsch nach Freiheit und Stärke bestimmt werden. Er neckt und ärgert den „weißen Hai" – verkörpert vom Therapeuten – und zeigt ihm gegenüber ein Gefühl der Überheblichkeit, bis dieser wütend wird und mit Drohgebärden die ersten zurückhaltenden Angriffe startet.

Es kommt zur unmittelbaren Konfrontation, in der Matthias die eigene Ohnmacht und Ängste erfährt. Er erlebt seine eigene Schwäche und die Unzulänglichkeit seiner Mittel. Die Sehnsucht nach Sicherheit lebt auf, und er flieht verschreckt an einen sicheren Ort der Turnhalle, den er zu einem bombensicheren Bunker oder einer tabuisierten Zone erklärt. Manchmal ereilt ihn dabei das Schicksal, vom „weißen Hai" gefangen, gebissen und in seine Höhle gebracht zu werden.

Erst nachdem er in sicherer Distanz neuen Mut geschöpft hat, formiert er sich mit den anderen neu und beginnt, unter Einsatz von Laserstrahlen, Bomben, aber auch durch List, Kooperation und durch Überschreitung der Regeln den „weißen Hai" zu bekämpfen. Mit den anderen Kindern entwickelt er hierbei gemeinsame Strategien und demonstriert seine Stärke, die er sich jedoch nicht aus seiner eigenen, körperlichen Kraft holen kann, sondern nur über die Heranziehung fiktionaler Mittel. Er erschafft sich im Spiel selbst sein Hilfs-Ich. In dem Erleben von Sieg und Niederlage, von Tod und Wiederauferstehung setzt er sich auf symbolischer Ebene mit dem „mächtigen Vater" als Vertreter der Außenwelt auseinander. Es ist der Vater, der im symbolischen Spiel bekämpft und zerstört werden muß, da nur aus der „Zerstörung" heraus neues geschaffen und damit Identifikation mit der „neuen Welt" erreicht werden kann (Lapierre/Aucouturier 1984). Das Kind erfährt hier, daß dieser stark und schwach ist, daß er besiegt werden kann, damit aber nicht verschwindet, sondern immer wieder aufersteht, um sich neu dem Kampf zu stellen. Ihm werden damit die Schuldgefühle genommen, die er sonst bei der symbolischen „Ermordung des Vaters" entwickeln könnte (Hammer 1992 b).

Matthias gelingt es in diesen Spielen nur schwer, sich in die Spielgemeinschaft der anderen Kinder einzuordnen. Nur dann, wenn die anderen Kinder ihm gegenüber sehr einfühlsam sind und seine dominante Rolle akzeptieren, gelingt es ihm, die sozialen Kontakte über längere Zeit aufrechtzuerhalten. Auch hier zeigt sich jedoch, daß er sich – wie so oft – in seiner Stärke überschätzt. Er hält die Spannung im Kampf gegen den „weißen Hai" nicht aus und wechselt nach kurzer Zeit die Seite. Er verläßt seine Gefährten und sucht in der Identifikation mit dem Angreifer Schutz – aber auch Macht. Er hat noch nicht die emotionale Stabilität, um diese Situationen zu ertragen.

Deshalb ist es für ihn wichtig, daß ihm immer wieder Gelegenheiten geboten werden, in einfachen Bewegungssituationen, wie z. B. auf dem Trampolin, sein vorhandenes Bewegungsgeschick auszuspielen, um dadurch mehr Sicherheit und Selbstvertrauen zu bekommen. In schnellen und kampfbetonten Bewegungsspielen, die ihm eine intensive Körpererfahrung vermitteln, ist er oft zu hektisch und rücksichtslos gegenüber den anderen, aber auch gegen sich selbst, was bei ihm häufig zu Verletzungen führt. Er scheint immer auf der Flucht vor sich selbst und vor der engen Beziehung zu anderen zu sein. Emotionale Nähe, Körperkontakt ist für ihn nur erträglich in sehr entspannten Situationen, wenn Geschichten erzählt oder vorgelesen werden. Hier wird er ruhig, nimmt intensiven Körperkontakt auf und genießt es, in einem sicheren Rahmen seinen Körper massieren zu lassen.

Die Unruhe von Matthias, die sich vor allem in einer ständigen Bewegung nach vorne zeigt, könnte mit seinem frühzeitigen Laufenlernen biographisch zusammenhängen. v. Lüpke (1985) zeigt, daß Kinder, die in den ersten Lebensmonaten die notwendige emotionale Hilfe entbehren müssen, ihre Entwicklung selbst in die Hand nehmen und sich einige Meilensteine verfrüht aneignen. Sie ergreifen die Flucht nach vorne, ohne allerdings den nötigen Rückhalt zu haben, weshalb sie dann auch oft fallen und sich verletzen. Sie können nur mit voller Kraft vorwärts laufen, kennen kein Zurück und kein seitliches Ausweichen.

Dies wird deutlich, wenn Matthias versucht, mit Erwachsenen Kontakt aufzunehmen. Er kann nicht ruhig auf jemanden zugehen und ihn begrüßen. Entweder er kommt mit den martialischen Bewegungen eines Karatekämpfers oder er springt mit aller Kraft in den Rücken. Eine Kontaktaufnahme mit dosiertem Krafteinsatz und wohlüberlegter Annäherung ist ihm nur selten möglich, da ihm die Rückversicherung fehlt, das Vertrauen in die Stabilität der erhofften Beziehung.

Die zweite Heimgeschichte

Unser Bemühen, in ihm dieses Vertrauen erwachsen zu lassen und ihm über eine positive Beziehung zu seinem Körper ein erhöhtes Maß an Selbstein-schätzung und Selbstwertgefühl zu vermitteln, wurde verstärkt, als in der ihn betreuenden Wohngruppe im Rahmen eines Praxisforschungsprojekts der Versuch unternommen wurde, in den Gruppenalltag vermehrt psycho-motorisch ausgerichtete Inhalte und Methoden zu integrieren und nicht nur auf die Durchführung einer psychomotorischen Förderstunde pro Woche zu beschränken (vgl. dazu Projektgruppe Puma 1994).

Matthias zeigte wesentliche Fortschritte in seiner Entwicklung. Er wur-de ruhiger, konnte sich intensiv mit Dingen beschäftigen, die für ihn von Interesse waren. Er reagierte auf die Aufnahme von Körperkontakt nicht mehr phobisch-aggressiv, sondern ließ sich auf Massagen und Spiele mit intensivem Körperkontakt ein. Seine Bewegungssteuerung wurde kontrol-lierter, wie auch seine Verhaltenssteuerung, was er bei einer Skifreizeit mit der Partnerklasse eines Gymnasiums unter Beweis stellte.

Lag es an der Ungeduld der Mutter oder an der Unfähigkeit, die Grund-lagen unserer Vorgehensweise zu verdeutlichen, daß wir – für uns wie aus heiterem Himmel – in unserer Arbeit „gestört" wurden? Für die Mutter war das Tempo des Fortschritts vermutlich zu langsam, so daß sie – ohne Ab-sprache mit uns – Matthias erneut in einer Kinderpsychiatrie vorstellte. Nachdem dort in der Eingangsdiagnose der Verdacht auf „Hyperkinetisches Syndrom" aufgrund einer funktionalen Hirnstörung bestätigt wurde, erhielt Matthias eine tägliche Dosis Ritalin zum Frühstück, wobei der Leiter der Klinik darauf verwies, daß die Verabreichung des Medikaments als Basis-therapie zu verstehen sei, auf der heilpädagogische und therapeutische Maßnahmen aufbauen sollten. Es kam über diesen Vorgang zu einer ernst-haften Krise zwischen den Kindeseltern und dem betreuenden Erzieher-team. Wir lehnten die Verabreichung des Medikaments Ritalin ab und über-legten uns, Matthias nach dem Klinikaufenthalt nicht mehr aufzunehmen.

Nachdem wir uns intensiv mit der Problematik von Psychopharmaka auseinandergesetzt hatten und unter zusätzlicher Beratung eines Kinder-psychiaters heimintern das Für und Wider abwägten, wurde mit den Eltern und Vertretern der Klinik, in der Matthias untergebracht werden sollte, ein Gespräch vereinbart, um das weitere Vorgehen abzuklären. Von seiten der Klinik wurde zunächst festgestellt, daß sie von den Kindeseltern den Auf-trag erhalten hatte, Matthias auf Ritalin einzustellen. Ihr Auftrag sei nun erfüllt. Der zuständige Psychologe berichtete von positiven Ergebnissen: Es sei festzustellen, daß Matthias nunmehr in Einzelsituationen, in denen schulische Leistungen abverlangt werden, sich wesentlich besser konzentrieren und auch ausdauernder arbeiten könne als zuvor. Eine Verbesserung seines Verhaltens in der sozialen Gruppe sei noch nicht zu beobachten, da dafür die Dauer der Medikamenteneinnahme noch zu kurz sei. Unsere Infragestellung der Stichhaltigkeit der Diagnose „Hyperkinetisches Syndrom des Kindesalters mit Störung von Aktivität und Ausdauer (ICD 314.0)" wurde nicht akzeptiert. Es gäbe zwar die Möglichkeit, die funktionale Hirnstörung direkt festzustellen, wegen der Kompliziertheit, der damit verbundenen Gefahr und des großen Aufwandes wurde dies aber nicht getan. Zu dem Ergebnis kam man durch ein Ausschlußverfahren, d. h. alle anderen Ursachen, die für ein „Hyperkinetisches Syndrom" in Frage kommen könnten, wie z. B. medizinische oder organische, wurden ausgeschlossen. Psychosoziale Ursachen wurden aufgrund der Aktenlage und der Anamnese verworfen. Auch unsere Bedenken, daß es bei der Unklarheit der Folgen und Nebenwirkungen nicht zu verantworten sei, Ritalin zu verabreichen, wurde mit der Gegenfrage zurückgewiesen, ob wir es verantworten könnten, Matthias dieses Medikament *nicht* zu geben und damit mögliche Entwicklungschancen für seine Zukunft zu verbauen. Die Eltern machten zum Abschluß des Gesprächs noch einmal deutlich, daß sie nur dann eine Möglichkeit sähen, Matthias aus dem Heim wieder nach Hause zu holen (was ihr tiefster Wunsch sei), wenn der Junge sich mit Hilfe des Medikaments wieder in den Familienkontext integrieren könne.

Nur nach langem Zögern und unter Mißachtung unserer festen Überzeugung entschlossen wir uns, Matthias wieder in die Wohngruppe aufzunehmen, da zu diesem Zeitpunkt eine schulische Unterbringung am Wohnort der Eltern nicht möglich war. Wir erfüllten unseren Auftrag, ihm zum Frühstück seine Dosis Ritalin zu verabreichen, das halbe Jahr lang, in dem Matthias noch bei uns in der Gruppe lebte, hatten dabei jedoch kein besonders gutes Gefühl.

Er schaffte es zwar, nach Aussagen des Lehrers, konzentrierter den Unterricht zu verfolgen – aber um welchen Preis. Er drehte nach dem Schulvormittag noch mehr auf als je zuvor. Die Ärzte der Klinik erklärten uns dies mit dem sogenannten Rebound-Effekt, der in diesen Fällen zu beobachten ist. Die betroffenen Kinder scheinen, nachdem die Wirkung des Medikaments nachgelassen hat, all die unterdrückten Bewegungsimpulse nachträglich herauszulassen und all dies nachzuholen, was sie während der Wirkdauer des Medikaments unterdrücken mußten.

Um es Matthias zu ermöglichen, in aller Ruhe auch noch die Hausaufgabenzeit über die Runden zu bringen, wurde er von den Eltern nochmals in der Klinik vorgestellt und erhielt in der Folge nach dem Mittagessen nochmals eine halbe Dosis Ritalin, das dann bis in den Spätnachmittag hinein seine Wirkung zeigte. Der Rebound-Effekt trat dann später auf.

Schlimmer noch war es für uns, zu beobachten, daß wir es nicht mehr mit „unserem Matthias" zu tun hatten. Es war nicht mehr der Junge, den wir kannten, der uns zwar viele Probleme bereitete, den wir jedoch in seiner Persönlichkeit akzeptierten und schätzten. Er war verlangsamt in seinem Bewegungsverhalten und zeigte viel öfters Phasen der Traurigkeit, die wir früher nur in Ausnahmefällen beobachten konnten. Wir mußten befürchten, daß er seinen Kampf aufgegeben und sich damit abgefunden hatte, mit seinem „falschen Selbst" (Winnicott) zu leben, das jetzt nicht mehr nur innerpsychisch repräsentiert war, sondern sich verstärkt auch an der Außenseite seines Verhaltens beobachten ließ.

Das Medikament nahm ihm den Willen in seinem Kampf um die Identität, verhinderte, daß er selbst, aus eigenen Kräften, mit seinem Leben fertig werden konnte. Er stellte sich darauf ein, mit dieser Krücke zu leben, verließ sich auf sie. Er selbst verlangte nach seinen Pillen, damit er ruhiger werden konnte. Seine früher vorhandenen Anstrengungen, die eigenen Selbststeuerkräfte zu mobilisieren, waren vernichtet. Der Weg in die Selbstaufgabe, in die Depression schien uns damit geebnet, da sein Leben nun beherrscht war von dem Gefühl, selbst nichts bewirken zu können (Seligmann 1979).

Wir wissen nicht, wie die Eltern damit zurechtkamen, mit *diesem* Matthias zu leben, ob sie damit zufrieden waren, ihr Kind mit dieser Hypothek zu belasten, aus der Hoffnung heraus, ihn so besser in die Familie integrieren zu können. Wir waren nicht froh, aber erleichtert, als er nach Hause entlassen wurde, weil wir damit befreit wurden davon, zum Handlanger einer Sache gemacht zu werden, der wir von Anfang bis zum Schluß ablehnend gegenüberstanden. Es bleibt uns die Hoffnung, daß Matthias noch genügend selbstheilende Kräfte hat, sich mit heiler Haut aus dieser Situation zu befreien.

Systemische Nachbetrachtung

Nach der Beschreibung dieser „Heimgeschichte", die bei allen Beteiligten – vor allem den Matthias betreuenden ErzieherInnen – tiefe Betroffenheit zurückgelassen hat, kann ich heute, ein gutes Jahr später, mit mehr „professioneller Distanz" und einer neuen Sichtweise den Fall betrachten als zu der Zeit, als Matthias noch bei uns war. Wir waren damals alle emotional zu stark verstrickt, um mit dem nötigen Abstand den oben geschilderten Prozeß sachlich beurteilen und danach handeln zu können. Wir lagen sicher richtig in unserer Einschätzung, das auffällige Verhalten von Matthias nicht als Krankheit zu sehen, die mit medizinischen Mitteln bekämpft werden sollte, sondern als gesunde Reaktion des Kindes auf eine lebensfeindliche Welt, „als Problemlösungsversuch, der es den Kindern in konkreten sozialen Situationen ermöglicht, die jeweilige Konfliktsituation zu über-leben" (Voß 1991, 38 f.). Wenn wir also davon ausgehen, daß wir es in der vorhandenen Konfliktsituation nicht mit dem Problem eines einzelnen Kindes zu tun hatten, sondern daß es sich um einen interaktionellen Konflikt innerhalb einer Familie handelte, dann hätte sich unsere Arbeit auch nicht alleine auf die Förderung und Stabilisierung der kindlichen Entwicklung konzentrieren dürfen.

Wir wußten, „daß die Beschäftigung mit einem ‚Problemkind' – ähnlich wie die gesteigerte Aktivität das Kind selbst vor Schlimmerem bewahrt – eine Familie davor schützt, daß etwa ein bedrohlicher Ehekonflikt aufbricht" (v. Lüpke 1990, 72), beschränkten uns aber dennoch darauf, Matthias zu helfen, neue Verhaltensmuster und mehr Selbstbewußtsein zu erwerben, um die belastenden Bedingungen in seinem Elternhaus zu ertragen. Wir gingen dadurch in die Falle, die uns die Eltern – sicherlich unbewußt – gestellt hatten. Durch unser Verhalten unterstützten wir die Sichtweise der Eltern, das bestehende Problem auf den Schultern des Kindes abzuladen.

Mit dieser Art des Vorgehens handelten und urteilten wir nach einem Erkenntnismuster, das in unserem Kulturkreis gültig ist: das Paradigma des linearen Ursache-Wirkung-Denkens, das jedem Ereignis eine eindeutig definierbare Ursache zuschreibt und jeder Ursache eine eindeutige Wirkung folgen läßt. Im pädagogischen oder therapeutischen Kontext äußert sich diese Denkweise im Versuch, beim Umgang mit bestimmten Verhaltensweisen von Kindern zunächst einmal das Problem herauszuarbeiten, es exakt zu definieren. Durch gezielte Aufmerksamkeit und immer längeres und häufigeres Focussieren auf dieses „Problem" steigert sich das Gefühl von Hilflosigkeit und Inkompetenz; die Suche nach der Ursache des „Problems" wird immer intensiver, bis schließlich der, die oder das Schuldige gefunden ist. In der Regel müssen hier das Kind, die Mutter, der Vater, ein Geschwister, ein Onkel, die Tante oder sonstige Verwandte oder Bekannte herhalten. Das Problem wird auf jeden Fall individualisiert, auf *eine* Ursache reduziert und aus dem situativen Zusammenhang gerissen. Beobachtete Verhaltensweisen gerinnen zu einer Krankheit, die nun – aus der Sicht der betroffenen Eltern – mit Medikamenten behandelt werden kann.

Um dem betroffenen Kind die „Schuld" für sein „krankhaftes" Verhalten zu nehmen, ist es erforderlich, die als „Krankheit" definierten Verhaltensweisen zu „verflüssigen" und sie in *den* Kontext zu stellen, in dem sie vorrangig beobachtet werden. Das Kind kann sich dadurch aus den Fängen der „Krankheit" befreien und wieder Kontakt zu sich und seinem Verhalten aufnehmen.

Im entsprechenden räumlichen, zeitlichen und personellen Kontext wäre das Verhalten für Matthias sinnhaft als Versuch zu interpretieren, die Familie zusammenzuhalten und die Aufmerksamkeit zu gewinnen, die – aus der Sicht von Matthias – zu einseitig auf seine Schwester konzentriert war. Dadurch würde die in dem Kontext gegenseitige Bedingtheit des beobachtbaren Verhaltens verdeutlicht, und jeder Beteiligte hätte die Gelegenheit, für sein Verhalten die Verantwortung zu übernehmen. Die Verabreichung von Ritalin schrieb Matthias eindeutig die Schuld zu und verwehrte ihm die Chance, seine Zukunft selbst in die Hand zu nehmen. Er mußte sie in die Hände des Medikaments legen.

Andererseits führte die einseitige Schuldzuweisung unsererseits – zu ungunsten der Eltern – zu einer Verhärtung der Beziehungen und zu einer massiven Ablehnung für eine weitere Zusammenarbeit. Durch die Behauptung, den richtigen Weg für die Zukunft für Matthias zu kennen, entrissen wir den Eltern die Verantwortung und zwangen sie, uns die Verantwortung wieder zu nehmen, sie aber nicht zu behalten, sondern sie an die Helfer weiterzugeben, die sie für kompetenter hielten: die Klinik. Das „Problem" wurde also in einer nicht endenden Spirale weitergereicht, ohne jemals im betroffenen Kontext bearbeitet werden zu können.

Betrachten wir die *generellen Richtlinien für den Aufbau und den Erhalt einer Allianz,* wie sie Rotthaus (1990) für die Zusammenarbeit von Helfersystemen mit Familien in Anlehnung an Ciompi formuliert hat, so lassen sich mühelos unsere „Kunstfehler" verdeutlichen, die in diesem Fall letztlich zu einem Abbruch der Zusammenarbeit geführt hatten.

Die erste der Regeln lautet: *Systematischer Einbezug des relevanten sozialen Umfeldes.* Vermieden werden soll eine einseitige Koalition mit dem Kind „zugunsten einer Einbeziehung der ganzen Familie in den Therapieprozeß" (Rotthaus 1990, 87).

Wir müssen den Vorwurf der Vernachlässigung des psychosozialen Kontexts bei der Erstellung der Diagnose und der Ausarbeitung der Therapievorschläge, den wir an die Klinik richteten, auch auf uns beziehen. Auch wir behandelten Matthias als Individuum, das sich zwar sein Problem in der Familie angeeignet hatte, taten aber so, als ob er jetzt nicht mehr zu diesem System, das zudem eingebettet ist in einen kulturellen Kontext und ein verzweigtes Netz sozialer Beziehungen, gehören würde, das sein Verhalten ja immer noch mitbedingt. Bei uns im Heim war er ja nur teilweise und vorübergehend untergebracht, da für den Moment innerhalb der Familie nicht ausreichend Ressourcen vorhanden waren, um dort das bestehende Problem zu bewältigen.

Durch diese einseitige Konzentration auf die Arbeit mit Matthias haben wir auch gegen die zweite Regel der Anerkennung *gleichberechtigter Partnerschaft* verstoßen. Wir wußten zwar, daß wir als Pädagogen oder Therapeuten nicht das Kind „ent-wickeln" oder „er-ziehen" konnten, sondern daß wir bestenfalls optimale Bedingungen schaffen konnten, daß sich das Kind entwickelt. Wir bezogen diese Erkenntnis jedoch nicht auf die Eltern, auf die Familie. Diese wollten wir erziehen, indem wir ihnen zeigten, daß wir es besser wußten und es besser machten.

Wir haben damit versucht, die *bei den Eltern liegende Verantwortung* für ihr Kind an uns zu nehmen und das Kind zu „adoptieren". Dies wurde deutlich, als Matthias von den Eltern, ohne Rücksprache mit uns, in der Klinik vorgestellt wurde, um dort auf Ritalin eingestellt zu werden. Wir hatten das Gefühl, übergangen worden zu sein. In einer Teamsitzung wurde sogar geäußert, daß uns Matthias „geklaut" worden sei. Wir eröffneten damit einen Machtkampf, der nicht nur die Beziehung zu den Eltern massiv anspannte, sondern vermutlich Matthias in massive Loyalitätskonflikte stürzte.

Man kann davon ausgehen, daß das Kind in diesem Fall die Spannungen spürt, die zwischen seinen Eltern und den ErzieherInnen bestehen, und daß von ihm erwartet wird, für die eine oder andere Partei Stellung zu beziehen. Entscheidet es sich für die BetreuerInnen im Heim und verbessert sich in seinem Verhalten, stellt es seine Eltern bloß und bezeugt deren Unfähigkeit, es erziehen zu können. Umgekehrt muß es ständig seine ErzieherInnen vor den Kopf stoßen und sie verärgern, wenn es zu den Eltern hält und ihnen hilft, ihr Gesicht zu wahren.

Nicht selten lösen die Kinder unter diesem Druck das Problem dadurch, daß sie in beiden Systemen die Rolle des Bösen übernehmen. „Da es ja gewohnt ist, die Sündenbockrolle zu spielen und damit dem bedrohten Selbstwertgefühl und der bedrohten Beziehung der anderen zu Hilfe zu kommen, wird es diese Rolle auch im Heim annehmen. Dies kann beispielsweise in einer solchen Eskalation negativen Verhaltens bestehen, daß selbst der gutwilligste Erzieher nach einiger Zeit ruhigen Gewissens für eine Verlegung in ein anderes Heim stimmen kann" (Linke, in Rotthaus 1990, 94).

Fruchtbare Zusammenarbeit mit den Eltern verlangt von den Vertretern des Heimes *Respekt gegenüber der Familie,* der ihr, wohl wissend um die Anstrengungen, die sie gemacht, und die Leiden, die sie hinter sich hat, gezollt werden muß. Das Zugeständnis des Scheiterns, das schließlich zur Heimaufnahme führt, ist für Eltern in der Regel kein Schritt, der leichten

Herzens gemacht wird. Diesem gebührt Respekt, und die Kompetenzen eines Teams lassen sich „gut daran ablesen, wie weit sie auf das Anklagen, Beschuldigen oder Lächerlichmachen von Angehörigen verzichten können, sowie darauf, aus einer vermeintlich die psychodynamischen Zusammenhänge fachlich so gut durchschauenden Sicht die Lauterkeit der Motive der Angehörigen in Frage zu stellen" (Rotthaus 1990, 89).

Die Konflikte zwischen uns und den Eltern lagen sicher auch teilweise in der Übertretung dieser Regel begründet, wobei eine einseitige Schuldzuweisung auf keinen Fall möglich ist. Auch wir fühlten uns nicht verstanden. Uns fehlte die Anerkennung unserer Arbeit von seiten der Eltern, so daß die Beziehung zwischen ihnen und uns immer mehr von Mißtrauen denn von Kooperationsbereitschaft geprägt war. Wir gerieten immer mehr in einen Strudel des Zweifels, der die Errichtung einer Allianz zwischen Familie und Heim verhinderte, die gekennzeichnet sein sollte von wechselseitigem Verstehen und Unterstützen, von Klarheit und Akzeptanz, sowie auf die beiderseitig einvernehmlich erarbeiteten Behandlungsziele für das Kind.

Diese kritische Nachbetrachtung sollte nicht dazu führen, der *Institution* Heim professionelle Fehler bei ihrer Arbeit vorzuwerfen. Wir wußten aus der Anamnese, daß die frühen Lebenserfahrungen für Matthias sehr unangenehm verlaufen waren, und wir wußten auch, daß diese Erfahrungen „eine untergründige, nichtverbalisierte, namenlose (…), aber nichtsdestoweniger höchst reale Existenz" führten (Stern 1992, 248). Und es ist vor allem deshalb so schwer, mit ihnen umzugehen, weil sie aus dem Untergrund agieren. Da diese Erfahrungen während der präverbalen Phase der kindlichen Entwicklung gemacht wurden, sind sie „über den Prozeß der verbalen Assoziation und symbolischen Kommunikation nur beschränkt zugänglich" (Dornes 1993, 22). Die Verarbeitung dieser Erfahrungen verlangt Methoden, die noch unterhalb der symbolischen Ebene liegen, da sie nicht sprachlich kodiert im Gedächtnis gespeichert sind. Sie „schlagen sich in ganz anderen Erinnerungsspeichern nieder und halten die seelischen Erkrankungen von dort aus weiter in Betrieb" (Moser 1993, 133).

Die Absicht, über bewegungsorientiertes und körperbezogenes Arbeiten die zentralen Probleme des Kindes aufzudecken und ihm so die Gelegenheit zu bieten, diese neu zu erleben und zu verarbeiten, war sicher ein Ansatz, der in die richtige Richtung wies. Was wir machten, war sicherlich gut und richtig für das Wohl des Kindes. Der Fehler ist in dem zu suchen, was wir *nicht* machten. Die Konzentration unserer Arbeit auf die Förderung des Kindes bezog zu wenig und zu selten die Eltern mit ein.

Die vorübergehende Einweisung in unser Heim hätte als Versuch gesehen werden müssen, die Familie und Matthias zeitweise zu entlasten. Matthias hätte mit dem Aufenthalt im Heim die Gelegenheit gegeben werden können, im Abstand zu dem für ihn sehr belastenden Kontext wieder zu sich zu finden und die in Leib und Seele gespeicherten Konflikte seiner Vergangenheit aufzuarbeiten. Dem gemeinsamen Versuch, über eine Familienberatung oder -therapie neue Wege für die Beziehungsgestaltung innerhalb der Familie zu suchen, wäre damit der Weg geebnet worden. Wir erschwerten durch unser Verhalten die Integration des Kindes in die Familie und trugen dazu bei, dem Kind seine „Krankheit" zu erhalten. Dank unserer Arbeit kann Matthias zwar besser mit ihr umgehen, er ist sie aber nicht losgeworden.

Literatur

Denzer, M. (1992): Mein Auto, das bin ich. Auf der Suche nach der „Persönlichkeit" in einer psychomotorischen Entwicklungsförderung. Motorik 4, 222-233
Dornes, M. (1993): Der kompetente Säugling. Fischer, Frankfurt/M.
Färber, H.-P. (1992): Mototherapie bei Tics? Motorik 4, 234 - 240
Hafer, H. (1978): Nahrungsphosphat als Ursache für Verhaltensstörungen und Jugendkriminalität. Kriminalistikverlag, Heidelberg
Hammer, R. (1992 a): Psychomotorisch ins Chaos. Vortrag auf den „Ersten Eiweiler Fachtagen". Neunkirchen (Eigendruck)
– (1992 b): Das Ungeheuer von Loch Ness. Motorik 4, 241- 248
– (1993): Heimatlos im Heim? Jugendwohl 11, 501- 510
Hölter, G. (1984): „Balancieren ist nicht genug!" Motorik 4, 167-171
Hoffer, W. (1978): Die Entwicklung des Körper-Ichs. In: Overbeck, G.; Overbeck, A. (Hrsg.): Seelischer Konflikt – Körperliche Leiden. Rowohlt, Reinbek, 185-191
Lapierre, A./Aucouturier, B.: La Symbologie du Mouvement. Paris 1984
Lüpke, H. v. (1985): Auffällige Motorik – Versuch einer Erweiterung der Perspektive. Prax. Kinderpsychol. Kinderpsychiat. 34, 210- 218
– (1990): Der Zappelphilipp. In: Voß, R. (Hrsg.): Pillen für den Störenfried. 2. Aufl. E. Reinhardt, München/Basel, 57-78
– (1991): Prophylaxe und Therapie bei frühen Formen auffälligen Verhaltens. In: Voß, R. (Hrsg.): Helfen – aber nicht auf Rezept. 2. Aufl. E. Reinhardt, München/ Basel, 56 -76
Mahler, M.; Pine, F.; Bergman, A. (1978): Die psychische Geburt des Menschen. Fischer, Frankfurt/M.
Mattner, D. (1985): Angewandte Motologie als ganzheitliche Therapie. Motorik 2, 67-72
– (1987): Zum Problem der Ganzheitlichkeit innerhalb der Motologie. Motorik 1, 19- 29
– (1989): Vom Sinn des Unsinnigen. In: Trescher, H.-G.; Büttner, Ch. (Hrsg.): Jahrbuch für Psychoanalytische Pädagogik I. Grünewald, Mainz, 90 -100
Moser, T. (1993): Der Erlöser der Mutter auf dem Weg zu sich selbst. Suhrkamp, Frankfurt/M.

142   Richard Hammer

Orban, P. (1988): Psyche und Soma. Suhrkamp, Frankfurt/M.
Prechtl, S. (1986): Kommt der Aspekt des subjektiven Bewegungserlebens in der Theorie der Motopädagogik zu kurz? Motorik 4, 120-126
Projektgruppe PUMA (1994): Abschlußbericht. Neunkirchen
Rotthaus, W. (1990): Stationäre systemische Kinder und Jugendpsychiatrie. modernes lernen, Dortmund
Schrader, Ch. (1993): Die geborenen Experten. Geo Wissen 2, 27-35
Seewald, J. (1992 a): Kritische Überlegungen zum Verhältnis von Theorie und Praxis in der Motologie. Motorik 2, 80-93
– (1992 b): Vorläufiges zu einer „verstehenden Motologie". Motorik 4, 204-221
Seligman, M. E. P. (1979): Erlernte Hilflosigkeit. Urban & Schwarzenberg, München
Stern, D. N. (1992): Die Lebenserfahrungen des Säuglings. Klett-Cotta, Stuttgart
Voß, R. (1991): Hyperaktivität: Warum Philipp zappelt. Psychologie heute 6, 36-42
Winnicott, D. W. (1974): Reifungsprozesse und fördernde Umwelt. Kindler, München

Die Bewegungsbaustelle –
Gestaltung und Wirksamkeit frei zugänglicher
Bewegungsangebote für hyperaktive Kinder

Von Anke Groschyk

Kindlicher Bewegungsalltag

Kinderalltag ist heute nicht immer auch ein Bewegungsalltag. Die Möglichkeiten, vielfältige Bewegungs-, Material- und Sozialerfahrungen zu sammeln, sind oft sehr gering. Im „Wandel der Kindheit" (Prenner 1989) haben sich Möglichkeiten für Primärerfahrungen, freie Zugänge in die Natur oder eigenverantwortliche, selbstbestimmte Bewegungserlebnisse gerade für Kinder sehr reduziert. „So sind die alltäglichen Bewegungsorte und -räume von Kindern kleiner und enger und auch ‚leiser‘ geworden" (Eggert 1994, 12). Es besteht für viele Kinder *kompensatorischer Handlungsbedarf*, und schon im Vorschulbereich müssen möglichst vielfältige Bewegungs- und Erfahrungsräume zurückgewonnen bzw. neu gestaltet werden, um die Entwicklung von Handlungskompetenzen und einer differenzierten Sensomotorik (Scherler 1979) zu ermöglichen.

Kiphard zeigt, wie notwendig ein Bewegungsausleben im Alltag gerade für hyperaktive Kinder ist, und er fordert, „sie in ihrem Tun gewähren zu lassen" (1988, 5). Für hyperaktive Kinder können vorstrukturierte – aber auch nach individuellen Bedürfnissen gestaltbare – Bewegungsreize helfen, ein allgemeines Wohlbefinden und einen Ausgleich zu ihren häufigen Bewegungsverboten in ihrem Alltag zu erzeugen. „Wenn hyperaktive Kinder eine besondere Vorliebe für alle möglichen Körperdrehungen, für Hüpfen, Wippen und Schaukeln zeigen, so tun sie damit nichts anderes, als ihrem unzureichend funktionierenden und reagierenden vestibulären System entsprechend starke Reize zuzuführen" (Kiphard 1988, 5).

In der *psychomotorischen Bewegungsförderung* wird das ganzheitliche Verständnis von Bewegung (verstanden als Einheit aus Wahrnehmung, Denken, Erleben und schöpferischem Handeln in der Auseinandersetzung mit der dinglichen und sozialen Umwelt) aufgegriffen. Dieser Weg bewegungstherapeutischer Förderung ist daher auch ein Beitrag zur Verbesserung von Handlungskompetenzen (Eggert 1994) im kindlichen Entwicklungsprozeß senso(moto)rischer Integration (Ayres 1984). D. h. motorische Basiskompetenzen werden gefördert, und gerade hyperaktive Kinder lernen, ihren Körper und ihre Bewegungen zu kontrollieren, Gedanken, Wünsche und Empfindungen differenzierter im Sichbewegen umzusetzen. Auch ist es eine zentrale pädagogische Aufgabe, bei bewegungsunruhigen Kindern Schuld- und Minderwertigkeitsgefühlen entgegenzuwirken, sie nicht ständig zu tadeln oder ihren Bewegungsdrang zu maßregeln. Vielmehr sollte ihnen Raum gegeben werden, ihre Bewegungsbedürfnisse und -wünsche in einer *offenen*, von Kindern *selbst gestalteten* Bewegungssituation auszuleben.

Das Konzept der Bewegungsbaustelle: Ein offener Bewegungs- und Erfahrungsraum

Die Bewegungsbaustelle (Miedzinski 1983) ist *ein* Beispiel für einen *kompensatorischen Bewegungs- und Erfahrungsraum.* Hier wird die Grundidee vom Bauen und Bewegen aufgegriffen. Ein vorrangiges Ziel der Bewegungsbaustelle ist es, die großräumigen Bewegungen und die Wahrnehmungsleistungen der Kinder in schöpferischer Handlungsfähigkeit anzuregen und zu fördern.

Einfach strukturierte, leicht handhabbare Bauelemente (Alltagsmaterialien) wie Bretter, LKW-Schläuche, Drehscheiben, Tücher, verschieden große Holzkisten und Schaukel- und Hängemöglichkeiten usw. bieten die Möglichkeit, phantasievolle Gebilde zu bauen und sich mit ihnen zu bewegen … In Anlehnung an die Fröbelsche Baukastenidee werden hier kindgerechte und individuell gestaltbare Bewegungsanlässe möglich. Es können Burgen, Autos, Höhlen, Pferdeställe etc. aus unterschiedlichsten Materialkombinationen entstehen, an denen in behutsamen oder überschäumenden Bewegungen ein gezielter Krafteinsatz stattfindet (Abb. 1 u. 2). Die notwendige soziale Interaktion und Kooperation beim Bauen und Bewegen sowie unterschiedlichste Materialerfahrungen (weich, glatt, schwer, wackelig …) sind so in einer offenen psychomotorisch orientierten Förderung Bewegungsbaustellenprodukte.

Die Kinder selbst werden zu Baumeistern. „Sie dosieren die Herausforderungen an ihre Bewegungsgeschicklichkeit, und sie tun das in einer ständigen Überprüfung der vorgegebenen Baumaterialien und Bedingungen ihrer durch sie selbst geschaffenen Konstruktionen" (Miedzinski 1994 a). Das Bauen, Bewegen und Gestalten nach eigenen Bedürfnissen und transparenten, mitgestalteten Regeln ist besonders hervorzuheben, denn wo sonst haben Kinder Gelegenheit, ihre individuellen Bewegungsbedürfnisse auszuleben und schöpferisch tätig zu werden?

Das Alltagserleben der Kinder kann so kompensatorisch im selbstge-

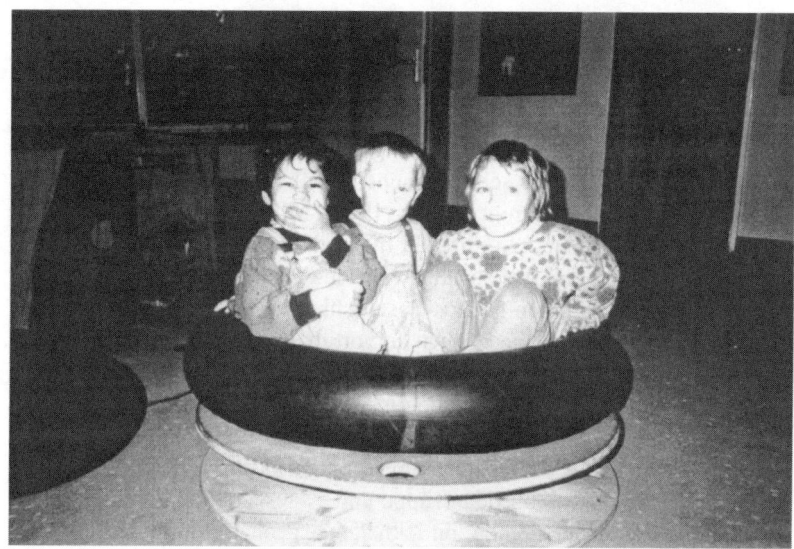

Abb. 1:
Kinder im Karussell

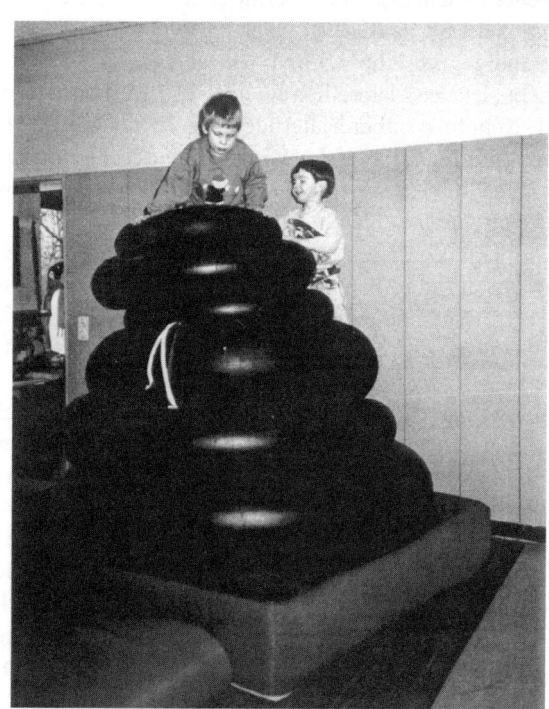

Abb. 2:
Kinder in ihrer
Gummiburg

stalteten Bewegungserlebnis umgesetzt, nachgespielt und durch unterschiedlichste Material-, Sozial- und Körper-Icherfahrungen verarbeitet werden. Hier findet der Aspekt der schöpferischen Freiheit in der Bewegungserziehung Umsetzung. Die Bewegungsbaustelle ist eine offene Lern-Lehr-Situation, die selbst die Voraussetzung für schöpferische Freiheit erfüllt und somit die Kinder zum schöpferischen Denken, Gestalten, Spielen und gemeinsamen Handeln anregt (Tholey 1987). Miedzinski weist darauf hin, daß es z. B. beim Schaukeln um weit mehr als nur vestibuläre Stimulationen und Auslösung von Anpassungsreaktionen geht, sondern sinnstiftende Aktionen sich im Rahmen ganzer Geschichten oder sogar Inszenierungen im kindlichen Bewegungsgeschehen hervortun. Die *symbolische Dimension* des Bewegungsgeschehens steht im Vordergrund (Miedzinski 1994 b).

Eine gezielte, bewegungstherapeutische Anleitung durch Fachkräfte erfolgt nur insofern, als Erwachsene die Bewegungs-Bausituation durch entsprechende Auswahl der Materialien (vor-)strukturieren und somit auf Bedürfnisse, Altersstruktur der Gruppe und Tagessituation der Kinder eingehen. Solch eine eher helfende, zurückhaltende pädagogische Rolle Erwachsener (Miedzinski 1983) ermöglicht eine gezielte Beobachtung der Kinder im sonst oft hektischen pädagogischen Alltag (Groschyk 1993). Die selbständige, umsichtige und phantasievolle Auseinandersetzung mit den verschiedensten Materialien einer Bewegungsbaustelle ermöglicht den Kindern,

1. Kenntnisse über Materialeigenschaften, physikalische Gesetzmäßigkeiten und Funktionen der Dinge zu erwerben und Eigenschaften der Materialien in ihren Abstufungen zu erleben: groß – klein, breit – schmal, hart – weich, schwer – leicht, beweglich – starr ... *(Sach-Materialkompetenz);*
2. im Bauen, Bewegen und Rollenspiel mit anderen in Kontakt zu treten, Wünsche und Absprachen auszuhandeln und die Sinnhaftigkeit von Regeln zu erfassen und einzuhalten *(soziale Handlungskompetenz);*
3. eine zunehmende Sicherheit in den motorischen Basiskompetenzen zu erlangen *(sensomotorische Handlungskompetenz);*
4. und natürlich das eigene Bewegungsbedürfnis auszuagieren und dabei eigene Grenzen, Fähigkeiten und Kräfte einschätzen zu lernen. Kinder erfahren somit ein positives Selbst-Ursache-Sein und gewinnen an Selbstvertrauen *(Körper-Ich-Kompetenz).*

Die bewegungstherapeutische Funktion einer Bewegungsbaustelle liegt also nicht in einer bestimmten therapeutisch, heilpädagogisch ausgerichteten Förderung, sondern versteht sich eher als ganzheitlich ausgerichtetes, psychomotorisches Bewegungsangebot mit Kompensationsfunktion. Sie ist daher ein notwendiger Beitrag zur bewegungsarmen und wenig anregenden, gestaltbaren Umwelt vieler Kinder.

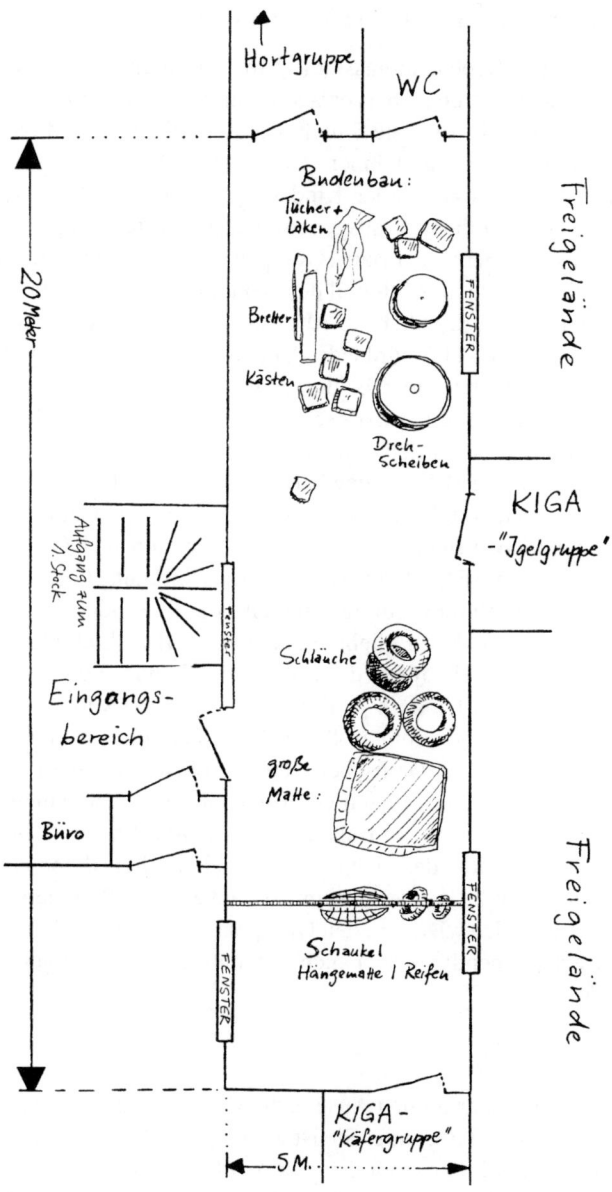

Abb. 3. Übersicht zur Materialgestaltung der Bewegungsbaustelle in Braunschweig

Beobachtungen auf einer Bewegungsbaustelle

Im Rahmen einer Beobachtungsstudie habe ich in einer Braunschweiger Kindertagesstätte mit einer hervorragend ausgestatteten Bewegungsbaustelle (BBS) unterschiedlichste Situationsbeschreibungen und Fallskizzen einzelner Kinder anfertigen können (Groschyk 1993).

Normalerweise ist es hier allen Kindern möglich, die BBS aufzusuchen, wenn sie dies gerne möchten (ausgenommen sind feste Gruppenzeiten wie z. B. Morgenkreis oder gemeinsame Gruppenaktivitäten). Dadurch, daß sich die BBS auf der Diele im Mittelteil des Gebäudes befindet (Abb. 3), kommen so Kinder unterschiedlichster Altersklassen und Gruppen in Kontakt. Mit dem Besuch der KITA wird jedes Kind mit bestimmten Regeln auf der BBS vertraut gemacht; wie z. b. die „Hausschuhpflicht" oder „maximal dürfen nur 12 Kinder auf der BBS sein". Da diese Regeln mit den Kindern gemeinsam erarbeitet wurden, um ein – auch für die Kinder – überschaubares Treiben auf der BBS zu gewährleisten, sind sie für die Kinder einsichtig und werden von ihnen bei Mißachtung untereinander eingefordert.

Im Rahmen meiner Beobachtungsstudien führte ich auch Gespräche mit den Kindern über ihre BBS durch. Die *Präferenz*befragung (Groschyk 1993) nach Lieblingsgerät und Lieblingstätigkeit von 46 Kindern im Alter von 3 bis 9 Jahren ergab klare Beliebtheiten auf der BBS: Lieblingsgerät war die Hängematte, wobei sowohl das hohe, schnelle wie auch das langsame Schwingen von allen Kindern gern gemacht werden (Abb. 4). Weiterhin erfreut sich das Springen vom großen Schlauch auf eine Weichbodenmatte und das Drehen auf der Drehscheibe einer großen Beliebtheit. Lieblingstätigkeit war eindeutig das Bauen von Buden aus unterschiedlichsten Materialien und das Klettern und Balancieren auf ihren Bauten (Abb. 5).

Es ist zu beobachten, daß sich die Kinder aller Altersstufen eine starke vestibuläre Stimulation in einer Hängematte, auf einer Matte, einem Schlauch suchen oder aber sich wieder in den Gruppenraum zurückziehen und einer ruhigeren, entspannenderen oder auch konzentrationsbedürftigen Tätigkeit nachgehen.

Beispiel: Nina (5;2)

Auch Nina suchte sehr oft den Ausgleich zwischen starker und schwacher Reizintensität einer Bewegung. Sie ist ein Ganztagskind und wird von der alleinerziehenden Mutter schon früh morgens in die KITA gebracht. Nina läuft immer sofort los, holt ihre Hausschuhe und geht auf die BBS; Nina: „Da kann ich so gut toben …" Hier ist sie dann zunächst regelmäßig auf ihrem Lieblingsgerät – der Drehscheibe – anzutreffen. Ihr Tagesablauf be-

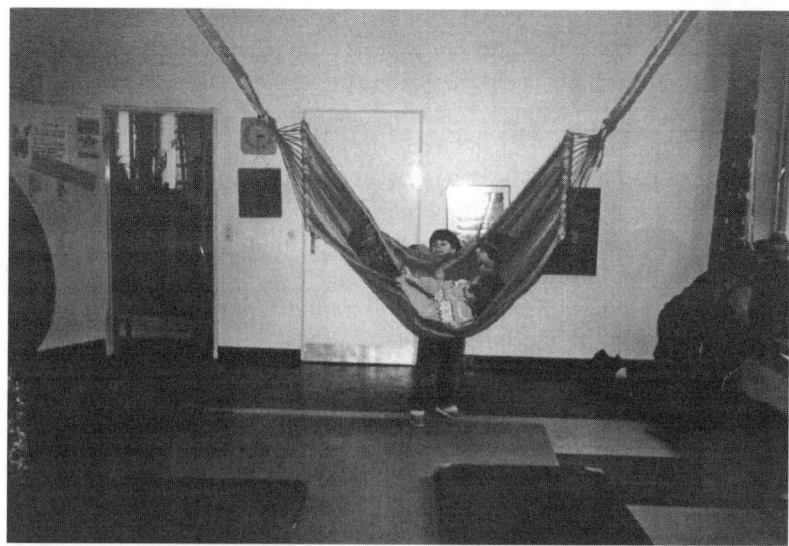

Abb. 4: Lieblingsgerät: Hängematte

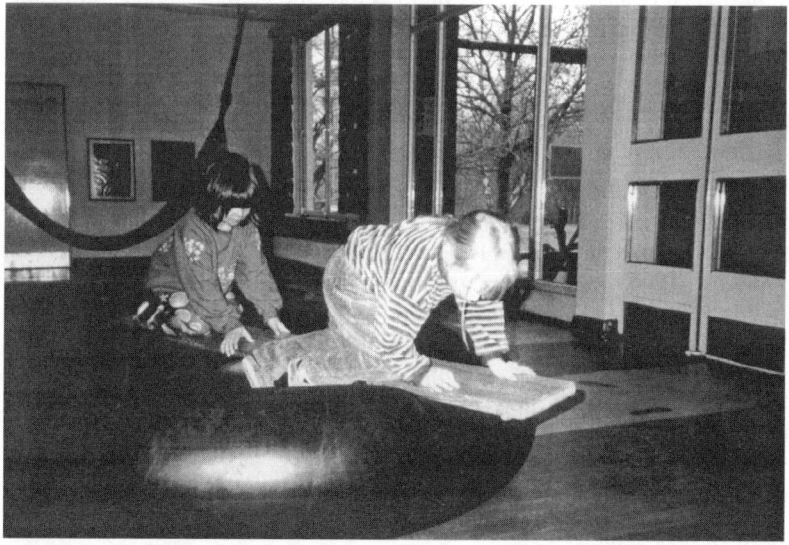

Abb. 5: Lieblingstätigkeit: Balancieren auf einem Wackelsteg

gann regelmäßig für ca. 20 Minuten mit Drehungen auf der Scheibe. Ein Stimulationswechsel von 1 Minute schneller Drehungen und dann ca. 5 Minuten langsamer Drehungen waren keine Seltenheit. Dabei lag sie auf der Scheibe, stieß sich mit einem Fuß am Boden ab und sang oftmals leise vor sich hin. Kam ein anderes Kind dazu, verweigerte sie diesem, die Scheibe mit ihr zu teilen und drehte sich wieder schnell ein. Nach dieser langen morgendlichen Anlaufzeit beschäftigte sich Nina mit anderen Dingen im Gruppenraum oder baute etwas auf der Diele. Insgesamt ist sie in ihren Bewegungs- und Bauaktivitäten sehr unkonzentriert, wenig ausdauernd. Sie möchte ihr Tun oft in Szene setzen und sucht die Anerkennung und Aufmerksamkeit der ErzieherInnen.

Allerdings ist sie im sozialen Gefüge der Gruppe eher eine Außenseiterin. Sie sucht wenig Kontakt zu anderen und wird kaum zu gemeinsamen Aktionen aufgefordert. Doch ist sie hier auf der BBS immer wieder gezwungen, sich mit anderen abzusprechen, auseinanderzusetzen und sich so eine erweiterte soziale Handlungskompetenz anzueignen. Sie hat hier die Möglichkeit, sowohl ihren enormen Bewegungsdrang auszuleben als sich auch über Bewegung als Kommunikationsmittel im sozialen Umgang zu üben.

Die selbst gewählten Momente der An- und Entspannung bzw. Bewegungs- und Ruhephasen haben meiner Meinung nach auch eine Ausgleichsfunktion zu Ninas bewegungsarmem Alltag und zum Leistungs- und Konzentrationsanspruch im Guppenleben. Nina hat zu Hause nur ein ca. 12 qm großes Zimmer und muß auf die Schichtarbeit der Mutter Rücksicht nehmen, was bedeutet, daß sie sich in der Wohnung kaum großräumig bewegen darf. Der tägliche Gang zur BBS ist für ihr Wohlbefinden ein wichtiger Beitrag, um Spannungen abzubauen und sich körperlich auszuagieren.

Auch setzte Nina in meiner Gegenwart oft lebensnahe Geschehnisse als Rollenspiel in Bewegung um. Als einmal die Müllabfuhr zur KITA kam, veranlaßte dies einige Kinder, darunter Nina, ein Müllauto zu bauen (Abb. 6). Da wurden Kästen zusammengeschoben, Bänke als Rampe für Mülltonnen aus Schaumstoffquadern genommen und diese ständig auf und abgeladen, Beratungen und Gespräche über ihr zu bauendes Müllauto geführt und gemeinsame Entscheidungen getroffen. Es wurden alle „Stadtteile" aus der Lebenswelt der Kinder in Braunschweig angefahren, sich in die Kurven gelegt und Pausen gemacht. Auch hier war eine selbstgewählte Regulation von Anspannung in großräumigen Bewegungen und Entspannung in Ruhephasen sowohl bei Nina wie auch bei den anderen Kindern zu beobachten.

Nina war Müllfahrerin und ging in dieser Rolle auf. Erfahrungen in der

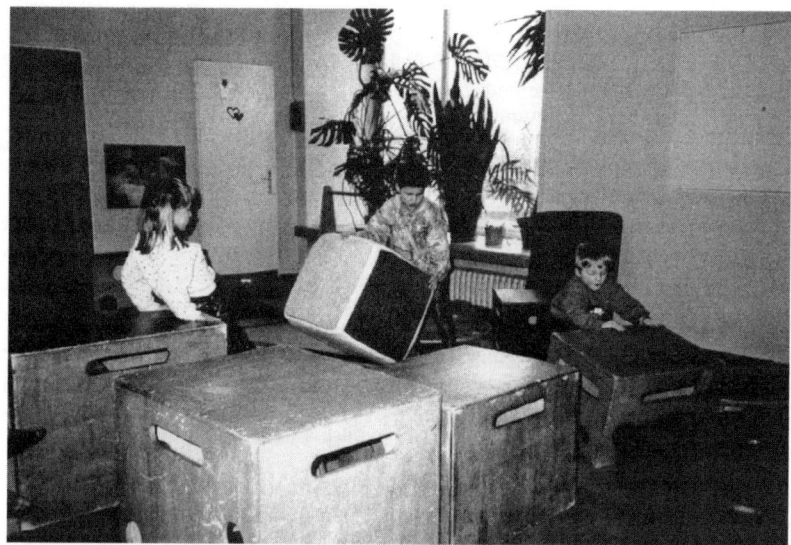

Abb. 6: Symbolische Dimension im Bewegungsgeschehen des Müllwagenbaus

Bau- und Bewegungssituation waren Anlaß zum Austausch mit anderen: „Puh, ist die Tonne schwer, schieb mal mit, das glitscht gut auf der Bank, die ist gar nicht wackelig, ich schwitze, ist der Wagen hoch, ich brauch 'ne Pause ...". Das selbstgestaltete Bauen ist mit großen Könnenserlebnissen verbunden. Kombinations- und Konstruktionsmöglichkeiten konnten ausprobiert werden, so daß an harten wie weichen, großen, kleinen, beweglichen ... Materialien die gesamte Sinneswahrnehmung gefördert wurde.

Das eigene Bauwerk und das selbstgewählte Bewegungstempo, Kraft und Ausdauer, der selbstbestimmte Wechsel von Ruhe und Spannung, Anstrengung und Pause sind wesentliche Voraussetzungen für positive Bewegungserlebnisse. Selbstgestaltete Bewegungserlebnisse aufgrund von Alltagserfahrungen haben gerade für Nina als sehr unruhiges Kind mit wenig sozialer Einbindung eine enorme Kompensationsfunktion.

Allerdings gibt es nicht *die* Bewegungsbaustelle. Vielmehr lassen sich aus einfachen Alltagsmaterialien Bewegungsräume nach individuellen Bedürfnissen gestalten, sowohl für Kleinkinder wie für Erwachsene, in der Schule wie im Freizeitbereich, drinnen wie draußen. Durch den geringen Kostenaufwand ist die Bewegungsbaustelle zudem eine vielerorts umsetzbare Möglichkeit, in unterschiedlichsten pädagogischen Arbeitsfeldern bewegungstherapeutisch tätig zu werden.

Literatur

Ayres, J. A. (1984): Bausteine der kindlichen Entwicklung. Springer, Berlin

Eggert, D. (1994): Theorie und Praxis der psychomotorischen Förderung (Textband). Borgmann, Dortmund

Groschyk, A. (1993): Sich-bewegen – Sich-erfahren. Beobachtungen auf der Bewegungsbaustelle Braunschweig. Unveröffentl. Examensarbeit am Fachbereich Erziehungswissenschaften II der Universität Hannover

Kiphard, E. J. (1988): Das Problem der Hyperaktivität aus motopädagogischer Sicht. Motorik 1, 2-8

Miedzinski, K. (1983): Die Bewegungsbaustelle. modernes lernen, Dortmund

– (1994 a): Was beim Bauen passiert und in Bewegung kommt… Bauen und Bewegen im Kinderspiel. Praxis der Psychomotorik 4, 197-204

– (1994 b): Spiel und Bewegung. Hilfen für das hyperkinetische Kind. In: Czerwenka, K. (Hrsg.): Das hyperaktive Kind. Beltz, Weinheim, 79-90

Prenner, K. (1989): Zum sozialen Wandel von Kindheit und Bewegungswelt. In: Irmischer, T.; Fischer, K. (Red.): Psychomotorik in der Entwicklung. Hofmann, Schorndorf, 39-54

Scherler, K. (1979): Sensomotorische Entwicklung und materiale Erfahrung – Begründung einer vorschulischen Bewegungserziehung durch Piagets Theorie kognitiver Entwicklung. Hofmann, Schorndorf

Tholey, P. (1987): Prinzipien des Lehrens und Lernens sportlicher Handlungen aus gestalttheoretischer Sicht. In: Jansen, J. P. et al. (Hrsg.): Handlungskontrolle und soziale Prozesse im Sport. Köln, 95-106

Die Bewegungslandschaft – ein Beispiel für psychomotorische Therapie bei bewegungsunruhigen und aufmerksamkeitsgestörten Kindern

Von Horst Göbel, Birgit Jarosch und Detlef Panten

Differenzierung von Hyperaktivität und Hyperkinetischem Syndrom

„Hyperaktivität" oder „Hyperkinetisches Syndrom" lautet ein häufig genannter Anmeldungsgrund bei den uns zur Motodiagnostik und zur Behandlung vorgestellten Kindern. Allerdings sind beide Begriffe wenig trennscharf, werden oft synonym verwendet, beinhalten in aller Regel aber eine von Kind zu Kind recht vielschichtige Problematik von Wahrnehmungs- und Koordinationsstörungen (ein zur Zeit aktueller Begriff hierfür ist der der „sensorischen Integrationsstörung"), verbunden mit Verhaltensauffälligkeiten unterschiedlicher Ausprägung, die eine sorgfältige differential-diagnostische Abklärung notwendig machen. Selbst die weltweit gültige Internationale Klassifikation (ICD 9 und 10) leistet keine eindeutige Trennung von Hyperaktivität und Hyperkinetischem Syndrom.

„Im Multiaxialen Klassifikationssystem nach Rutter, Shaffer und Sturge (Remschmidt/Schmidt 1977) wird die Diagnose Hyperkinetisches Syndrom gestellt, wenn eine extreme Hyperaktivität besteht und zusätzlich eine kurze Aufmerksamkeitsspanne, erhöhte Ablenkbarkeit, vermehrte Impulsivität und ausgeprägte Stimmungsschwankungen vorliegen" (Karch 1989, 85).

In einer rein sprachlichen Unterscheidung bedeutet Hyperkinetik übermäßige, zuviel Bewegung bzw. Bewegungsenergie, Hyperaktivität dagegen ein Zuviel an Tätigkeit bzw. Handlungsenergie (vgl. auch Schweizer/Prekop 1991). Das bedeutet in der Übertragung auf die Praxis und für das weitere methodische Vorgehen, daß hyperaktive Kinder in der Zielgerichtetheit und Ausdauer ihrer Bewegungen und Tätigkeiten, nicht jedoch in der Bewegungskoordination auffällig oder gestört sein müssen.

Beim Hyperkinetischen Syndrom liegen dagegen immer auch choreatische, dyskinetische und/oder athetotische Bewegungsformen sowie begleitende Störungen des Muskeltonus vor (ten Bruggencate 1984), die sich im Rahmen der Motodiagnostik insbesondere beim Trampolin-Koordinations-Test deutlich zeigen. Es handelt sich folglich aus neurologischer Sicht um

Störungen in extrapyramidalen Hirnbereichen und hier vor allem der Basalganglien aufgrund mangelhafter Reifung der Nervenzellen.

Kiphard (1988) führt die am häufigsten genannten Auffälligkeiten hyperaktiver Kinder auf, die wir hier ausschnittsweise wiedergeben:

- maßlos gesteigerte Bewegungsproduktionen,
- unwiderstehlicher Drang zu großräumigen (Fort-)Bewegungen,
- zu großer Kraftaufwand,
- alles schnell und hastig tun,
- Minderleistungen vor allem in der feinmotorischen Koordination (z. B. Körperbalance),
- Impulsgebundenheit im Sinne infantil-reflexhaften Reagierens,
- überwiegend taktil-haptische Aktivitäten,
- Vorliebe für primitiv-archaische Bewegungsmuster.

Gemeinsam sind der Hyperaktivität und dem Hyperkinetischen Syndrom offensichtlich der übermäßige Bewegungsdrang wie auch Störungen der Aufmerksamkeit. Aufmerksamkeit als „Zustand gerichteter Wachheit" (Huber 1993) ist nach Lurija (1992) die Grundlage jeder organisierten physischen und psychischen Tätigkeit des Menschen. Nach Wygotski ist die willkürliche Aufmerksamkeit nicht biologisch, sondern gesellschaftlich geprägt und somit in seiner Entwicklung abhängig von den wechselseitigen Beziehungen Kind–Umwelt. Die willkürliche Aufmerksamkeit entwickelt sich verhältnismäßig langsam und ist erst am Ende des Vorschulalters leistungsfähig und stabil (Lurija 1992, 267). Aufmerksamkeitsstörungen sind nicht isoliert zu sehen, sondern eingebettet in die Gesamtpersönlichkeit des Kindes:

- Sie treten nicht als Einzelsymptom auf, sondern als Teil eines meist übergreifenden Syndroms. Häufig dominiert ein Mangel an Kontrolle und Selbststeuerung.
- Sie führen unter Beteiligung beeinträchtigter kognitiver Faktoren (Wahrnehmung/Gedächtnis) zu entsprechenden Leistungsdefiziten.
- Figur-Grund-Störungen (visuell, akustisch, kinästhetisch) sind häufig mit Aufmerksamkeitsstörungen gekoppelt.

Zusätzlich bestehen besondere Probleme in der Lern- und Leistungsmotivation und bei Gedächtnisprozessen. Aufmerksamkeitsgestörte Kinder „können nicht still sitzen bleiben, rastlos wechseln sie von einer Tätigkeit zur anderen. Sie sind allen auf sie einstürmenden Eindrücken wie auch ihren eigenen inneren Impulsen ausgeliefert. Weil sie Wichtiges von Unwichtigem nicht unterscheiden können und nicht das Durchhaltevermögen haben, bringen sie Angefangenes nie zu Ende. Durch die Hektik, in der sich diese Kinder befinden und die Tatsache, daß sie sich aus nichts heraushalten können, ist es ihnen auch nicht möglich, Gefahren und ihr eigenes Verhalten im voraus einzuschätzen. Und es ist ihnen nicht möglich, sich selbst entsprechend zu steuern" (Schweizer/Prekop 1991, 12).

Zusammenfassend laufen Etikettierungen wie „Hyperaktivität" und „Hyperkinetisches Syndrom" zur Klassifikation bestimmter Symptomkonstellationen immer auch Gefahr, vereinfachend, schematisch und auch stigmatisierend zu werten und zu beurteilen. Nicht selten werden uns Kinder mit den Worten vorgestellt: „Daniel ist ein typisch hyperaktives Kind; das hat auch schon die Erzieherin im Kindergarten gesagt. Sie wissen schon, so ein Zappelphilipp, einer, der über Tisch und Bänke geht, ständig stört und mit anderen nicht auskommen kann ..."

Mit der Blickrichtung auf diese Klientel möchten wir uns im weiteren Verlauf mit einem sehr variablen Angebot im Rahmen der Klinischen Psychomotorischen Therapie beschäftigen, das sich gerade für bewegungsunruhige und aufmerksamkeitsgestörte Kinder vom Vorschulalter bis ins Jugendlichenalter bewährt hat: der Bewegungslandschaft in der Turnhalle.

Klinische Psychomotorische Therapie im Westfälischen Institut für Kinder- und Jugendpsychiatrie

Zum besseren Verständnis dieser Ausführungen erfolgen hier zunächst einige Hinweise zu den institutionellen Rahmenbedingungen, in denen diese Behandlung stattfindet:

Die AutorInnen sind MitarbeiterInnen der Fachabteilung für Psychomotorik im Westfälischen Institut für Jugendpsychiatrie und Heilpädagogik in Hamm. Diese Klinik verfügt (Stand: Ende 1995) über 12 Stationen mit insgesamt 130 vollstationären Behandlungsplätzen für PatientInnen im Alter von ca. 4–25 Jahren. Die Fachabteilung Psychomotorik ist ausgestattet mit derzeit 7,5 Mitarbeiterstellen, die von zwei Diplom-/SportpädagogInnen sowie von MotopädInnen besetzt sind.

Innerhalb des multidisziplinär zusammengesetzten Behandlungsteams für die stationären Patienten bestehen die Hauptaufgaben des Psychomotorik-Teams in der motodiagnostischen Befunderhebung der Patienten, aus der ein psychomotorischer Behandlungsplan resultiert. Neben der Behandlung der stationären Patienten, die in der Regel an vier Behandlungsterminen wöchentlich teilnehmen, bestehen zwei Behandlungsangebote zu 45 bzw. 60 Minuten pro Woche für ambulante Psychomotorik-Patienten.

In der Klinischen Psychomotorischen Therapie, die sich als Weiterentwicklung der von Kiphard und Hünnekens entwickelten psychomotorischen Übungsbehandlung versteht (Jarosch/Göbel/Panten 1989), wird die Gruppenkonstellation der Patienten ausdrücklich als wichtiges methodisches Mittel verstanden. So ist es gerade für die schwerpunktmäßig in diesem Beitrag behandelten bewegungsunruhigen und aufmerksamkeitsgestörten Kinder wichtig, nicht einfach nach Stationszugehörigkeit, Lebensalter oder „Wartelistenplatz" in eine Gruppe integriert zu werden, sondern in eine therapeutisch positiv wirkende Heterogenität. Wer eine Gruppe aus 5 – 6 als „hyperaktiv" angemeldeten Kindern zu einer Behandlungsgruppe konstelliert, wird sehr viel länger brauchen, bis Behandlungsziele, wie z. B. Konzentration und Entspannung erreicht werden. Viele KollegInnen neigen in dieser Situation zu einer Verkleinerung der Gruppe. Unsere Erfahrungen hingegen zeigen, daß gegenüber einer Gruppe mit 2 – 3 Kindern manchmal eher eine Heraufsetzung der Gruppenstärke Erfolg verspricht (so ist hier z. B. die Wahrscheinlichkeit, positive Partnerkontakte zu finden, deutlich größer), wobei gleichzeitig allerdings die Besetzung der Gruppe mit zwei TherapeutInnen erfolgt, kombiniert mit attraktiven Bewegungsangeboten.

Hier können wir auf den Ausführungen von Kiphard aufbauen (Kiphard 1993, 64 – 84), die wir auf einen Gerätegroßaufbau erweitern mit spezifischeren Hinweisen auf Fördermöglichkeiten der visuellen Wahrnehmung und der graphomotorischen Basisfunktionen. Dabei betrachten wir das Gerätesetting als hochmotivierendes Arrangement, Entwicklungsmöglichkeiten zu bieten.

Die Bewegungslandschaft in der Turnhalle

Zu diesem Zweck wandeln wir die Turnhalle zu einer großen Bewegungslandschaft um. Die herausziehbaren Sprossenwände, Kästen, Turnbänke, Rundbalken, Barren, Böcke sowie Matten aller Art bilden die wesentlichen Bestandteile des „Spielplatzes". Eine Vielzahl von Seilchen, die das unbeabsichtigte Abrutschen oder Wegkippen einzelner Teile verhindern, sind ein weiterer wichtiger Bestandteil des Aufbaus.

Der Einwand, hier werde für die Kinder eine „Laborsituation" geschaffen, ist nicht ganz unberechtigt. Hier ist allerdings zu berücksichtigen, daß gerade die Kinder und Jugendlichen, die einer psychomotorischen Behandlung bedürfen, in ihrem Wohnumfeld häufig keine entsprechenden Erfahrungsmöglichkeiten vorfinden, oder an der Nutzung dieser Möglichkeiten durch eine Neurotisierung verhindert sind bzw. durch motorische Ungeschicktheit, Wahrnehmungs- und Konzentrationsstörungen erhöht unfallgefährdet sind. Demgegenüber bietet der „Turnhallenspielplatz" tatsächlich eine gewisse Reduktion der Alltagskomplexität von Verkehrssituationen, Spielplätzen, Parks: Der Raum ist endlich, zumindest nach einer Eingewöhnungszeit überschaubar, ruhig, nicht durch Außenreize beeinträchtigt.

Die einzelnen Hindernisse stellen eine Vielzahl von Herausforderungen dar: die Schwingtaue, die zum „Tarzanspiel" einladen oder zum „Flugweitsprung"; die Turnbank oder der Rundbalken (Abb. 1), die über einem gefährlichen Sumpf zum Balancieren (ggf. mit Hilfe eines Partners) einladen; die schräge Ebene, die als Rutschbahn dient oder zum Hinauf- bzw. Hinablaufen provoziert; die Hochebene, die nach jedem Herabsprung das Gefühl vermittelt, eine Gefahr gemeistert zu haben; das Trampolin als „Springmeister-Prüfung", wenn es gelingt, hier eine Strukturierung und Rhythmisierung der Bewegung zu erreichen; die Höhle, die zum Kuscheln einlädt; die Hängematte, in der man sich „ausklinken" und entspannen kann.

So ist die Bewegungslandschaft voll von motivierenden Erlebnisreizen, die allerdings auch reale Gefahrensituationen beherbergen: Eine hochgelegte Turnleiter hat große – und damit gefährliche – Leerräume; nicht jede Höhe, nicht jedes Trampolin kann und soll nach allen Seiten hin mit Matten abgesichert werden.

In der Anfangsphase des Aufbaus ist es daher gerade für die uns hier

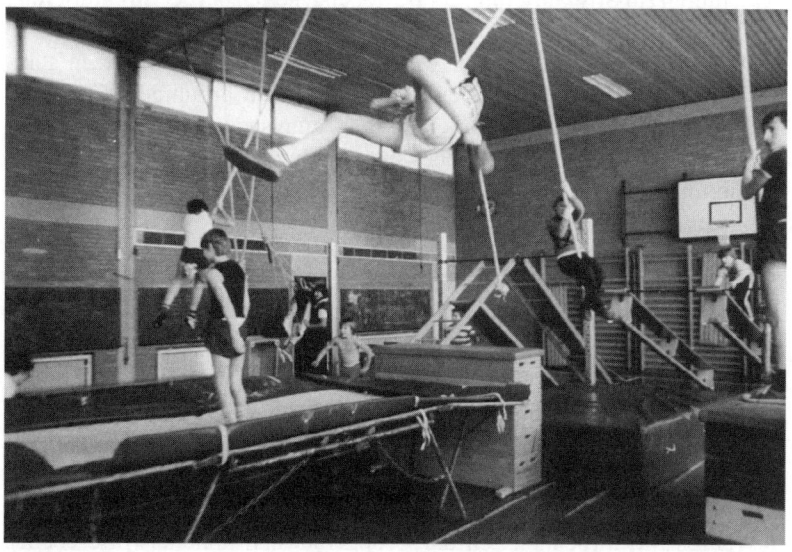

Abb. 1

näher interessierende Klientel wichtig, sehr konzentriert als „Expeditions-
forscher im Urwald" oder als „Sicherheitsingenieur" gefährliche Engpäs-
se oder Höhen bzw. „Wackelstellen" zu erkennen, zu erkunden und erfolgreiche Handlungsstrategien zu entwickeln. Methodisch ist es weiter bedeutsam, daß die Kinder den Aufbau zunächst durch vielseitiges, freies
Erproben der einzelnen Betätigungsmöglichkeiten kennenlernen.
Jedem sind dabei Erfolgserlebnisse möglich. Auch die lange Konstanz
der Bedingungen verbessert die Sicherheit auf den Geräten und hilft bei der
Selbststeuerung der Kinder. In unserem Fall kann ein solcher Großaufbau
über 6 – 8 Wochen stehen bleiben und immer wieder genützt werden.

Wir sind uns im klaren darüber, daß diese Bedingungen in üblichen Be-
wegungsräumen und Turnhallen so nicht vorliegen, da diese Räume oft auch
von anderen Nutzern in Anspruch genommen werden. Dennoch gelten unsere Ausführungen auch für kleinere Räume. Prinzipiell sind die Bedingungen unserer Bewegungslandschaft auch in kleineren Räumen realisier-
bar, auch wenn auf- und abgebaut werden muß. Die weiter unten ange-
führten Wahrnehmungsübungen sind ebenfalls übertragbar.

Der anfangs sehr freie Umgang mit verschiedenen Geräten und Situationen, für den nur wenige Verhaltensregeln vereinbart werden, gewähr-
leistet ein individuelles Lern- und Anpassungstempo ohne Stressoren. Dadurch werden die Strukturen des Raums zunehmend erkannt und verinnerlicht, führen zur Strukturierung der Bewegung, helfen bei der Strukturierung
des Verhaltens.

Die zwischenzeitlich immer wieder an fest definierten Plätzen statt-
findenden gemeinsamen Treffen helfen auch dem unruhigen Kind, sich
zumindest für einen Moment aus dem Bewegungsgeschehen herauszuneh-
men, innezuhalten, das Erlebte bewußter wahrzunehmen und durch Ver-
balisierung zu verarbeiten. Helferspiele (z. B. welches Paar schafft „zu-
sammengekettet" wie viele Teile des Bewegungsparcours) kanalisieren
unter motivierenden Bedingungen Hast und überschießende Bewegungen,
Suchspiele („Wer findet mit verbundenen Augen das selbst benannte Ziel?")
festigen Raumwahrnehmung, Gedächtnis und Konzentration, Verbalisie-
rungen („Möchtest Du uns erzählen, welche Abenteuerreise Du gerade
erlebt hast?") machen Begriffsfindung, Raumlage-Orientierung, Figur-
Hintergrund-Wahrnehmung deutlich.

Erst nachdem der Aufbau auf diese Weise intensiv erarbeitet, kennengelernt, gespeichert wurde, ist eine gefahrlose Erhöhung der Komplexität,
z. B. durch Lauf- und Fangspiele, möglich.

Während in diesen Phasen die Großgeräte den üblicherweise ebenen
Raum des Hallenbodens als Abenteuer- und „Hügellandschaft" ersetzen,

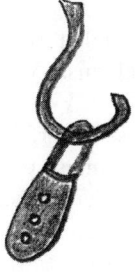

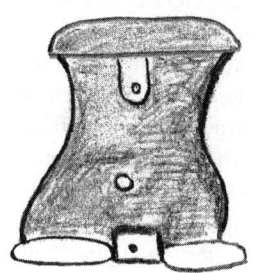

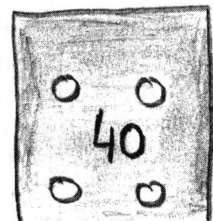

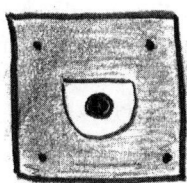

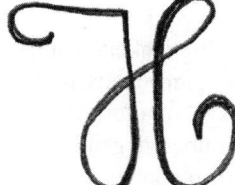

Abb. 2: „Was ist das?" Beispiele von Detailzeichnungen aus der Bewegungsland-
schaft

kann schließlich die Funktion der Geräte umgekehrt werden: bei Fang- und Laufspielen, die sich zumindest teilweise auf dem Boden abspielen, werden die Geräte teils als schwierige, teils als willkommene Hindernisse verstanden.

Die nachfolgende methodische Reihenfolge führt nach unseren Erfahrungen zur effektiven und optimalen Ausnutzung der Bewegungs- und Wahrnehmungsangebote des Gerätegroßaufbaus durch die Kinder, wobei innerhalb der einzelnen Therapieeinheiten auf einen angemessenen Wechsel zwischen großräumigen Bewegungsphasen einerseits und Konzentrationsphasen andererseits bei z. B. Wahrnehmungs- und feinmotorischen Anforderungen geachtet wird. Dies sollte aber auch aus Gründen der Unfallverhütung eingehalten werden:

- freies Erproben, Experimentieren und Ausagieren im Sinne von großräumigen, elementaren (vor allem vestibulär und taktil-kinästhetischen) Bewegungserfahrungen;
- differenziertes Wahrnehmen und Erfahren, Orientieren, Speichern und Erinnern der Bewegungslandschaft (visuell, akustisch, taktil, kinästhetisch), z. B. mit Hilfe eines „Turnhallen-Quiz" (s. Anhang);
- Details erkennen, Zusammenhänge finden, z. B. durch Pläne, Puzzles, Bildausschnitte, dabei erfolgt die Integration fein- und graphomotorischer Förderanteile;
- Probleme erkennen und lösen, Gefahren bewältigen, sicheres Bewegungsverhalten erlernen;
- Standpunkte einnehmen, verändern und vermitteln, z. B. durch Partnerübungen im Sinne von Führen und Folgen;
- Erweiterung der Aufmerksamkeits- und Konzentrationsspanne durch differenziertere und komplexere Aufgabenstellungen, z. B. durch Lauf- und Fangspiele.

Anregungen aus und für die Praxis

Nachfolgend zeigen wir eine kleine Auswahl der Möglichkeiten auf, wie die oben erläuterten Förderschwerpunkte einer Bewegungslandschaft über einen längeren Zeitraum konkret in die Praxis der Psychomotorischen Therapie umgesetzt werden können. Hierzu wählen wir überwiegend themenorientierte Spielideen aus, da Kinder aus Erfahrung auf solche sinnvollen Betätigungen mit höherer Motivation, Konzentration und somit besseren Lernchancen herangehen als an „Übungsvorschläge". Auch sprachlich nähern wir uns dabei den Kommunikationssituationen mit Kindern.

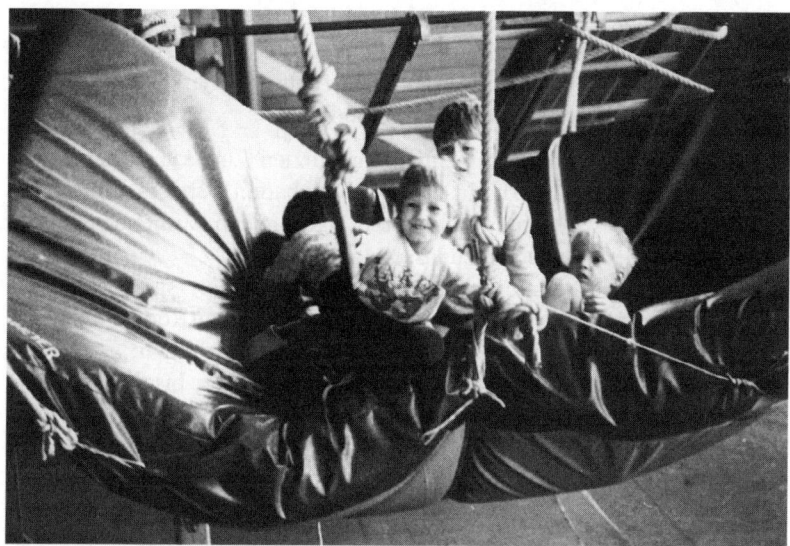

Abb. 3

Vorab noch einmal die beiden wichtigsten Elemente der obenstehenden methodischen Vorgehensweise:

1. Vor dem Einbringen der doch stark strukturierenden Spielideen ist den Kindern ausreichend Gelegenheit zum freien Ausagieren zu geben (Abb. 3).
2. Die extreme Steigerung der Anforderungen an die Kinder in der Bewegungslandschaft hinsichtlich Komplexität und Schnelligkeit, die auch eine Mehrfach-Konzentrationsfähigkeit beanspruchen, wie z. B. bei Lauf- und Fangspielen, darf erst nach vielen Eingewöhnungsstunden, wenn der Geräteaufbau wirklich gut bekannt ist und motorisch beherrscht wird, eingeführt werden.

Beispiel „Kolumbus"

Handlungsthema: Das Boot (Trampolin) bringt Kolumbus und seine Mannschaft zu einem neuen Land mit vielen Gebirgen und tiefen Sümpfen (grüner Hallenboden). Wer bei der Erkundung plötzlich in den Sumpf tritt, harrt dort aus, bis ein anderer ihn herauszieht!

Gemeinsames „Forschen": Alleine die Insel zu erkunden, ist offensichtlich zu gefährlich. Deshalb gehen alle nur noch mit Partner, am besten, indem sie dem Führenden unmittelbar folgen und seine Bewegungen übernehmen (persönliche Handlungsspielräume und -bedürfnisse müssen hier kurzzeitig unterdrückt und angepaßt werden, zusätzliche Aufmerksamkeit auf die Bewegungen des Partners gerichtet werden).

„Blindgänger“: Den vom Sonnenlicht „geblitzten“ und kurzzeitig erblindeten Partner sicher über die Insel zum vereinbarten Versteck führen, ohne Worte – um das Geheimnis nicht preiszugeben; den Partner das Ziel ertasten und schließlich benennen lassen.

Der „Blinde“ sollte intensiv die Geräte auf dem Weg spüren und sich merken, um ggf. den Weg noch einmal alleine gehen zu können bzw. ihn unter Zuhilfenahme von Augen und Hand zurückzuverfolgen;

Der „sehende“ Partner erteilt vom höchsten Berg der Insel aus verbale Anweisungen an den „Blinden“, um ihn zum Ziel zu führen;

Es ist stockfinstere Nacht, und die Mannschaft findet nur über die Schiffssirene zu ihrem Boot zurück. Dabei ist es gut, ein räumliches Gedächtnis zu haben, um sicher über die Insel zu gelangen. In der anschließenden Mannschaftsbesprechung auf Deck berichtet jeder über seine Erlebnisse: was er unterwegs angefaßt hat, wo sich unerwartete Hindernisse oder Tiefen aufgetan haben usw.

Mit dem Boot werden verschiedene Inseln angesegelt; wer erobert als erster die genannten oder nur beschriebenen Inseln (z. B.: „Sie ist rot, quadratisch und aus Holz.“)?

Eine kleine Gruppe Ureinwohner versucht, die „Eindringlinge festzusetzen“. Wer berührt wurde, bleibt sofort stehen und kann nur durch die Berührung seiner Freunde wieder befreit werden. Schaffen die wenigen Fänger durch strategisch gute Zusammenarbeit die „Festnahme“ aller „Eroberer“? Es handelt sich durch die Hindernisse mit ihren hohen motorischen Anforderungen, gleichzeitig jedoch auch Versteckmöglichkeiten um ein sehr anspruchsvolles Spiel.

Bei einer erneuten Verfolgungsjagd mit den Ureinwohnern darf jeweils der neue Fänger sich blitzschnell eine andere „Sicherheitszone“ ausdenken (ein Gerät benennen), an oder auf dem die Verfolgten nicht gefangen werden dürfen.

Wieder zu Hause in Spanien, berichten alle von ihren Erlebnissen, beschreiben und malen ihre persönlichen Lieblingsgeräte.

Nun muß für die nächsten Seefahrer und Inselbewohner eine Landkarte erstellt werden. Auf einer großen Tapetenrolle versuchen alle, den richtigen

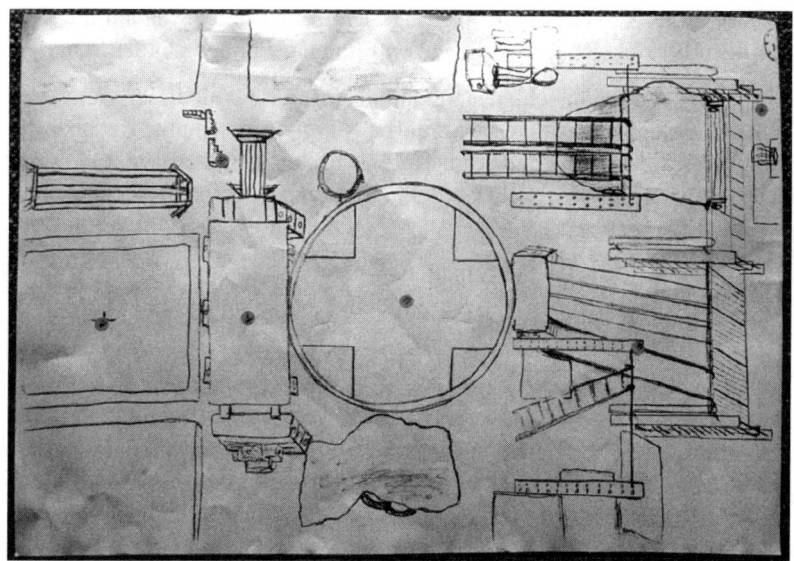

Abb. 4

Platz ihrer inzwischen ausgeschnittenen Lieblingsinseln zu finden, natürlich in richtiger Lage und Beziehung zu den anderen Geräten.

Diese Landkarte wird dann (meist vom Kapitän/Therapeuten) auf DIN-A4-oder A3-Größe fotokopiert und allen Matrosen zur Verfügung gestellt (Abb. 4). Eine jüngere Besatzung malt dann erst mal alle „Inseln" bunt, um sie besser wiedererkennen zu können.

Schatzsuche: Es befindet sich ein verborgener Schatz auf der Insel; Kolumbus zeichnet jedem auf seine Landkarte einen individuellen Weg zu diesem Ort.
   Die Karte ist verlorengegangen. „Wer weiß seinen Weg noch auswendig oder kann einen neuen Weg, den er gerade ausprobiert hat, auf die Karte übertragen?" (konkret drei- bzw. vierdimensional Erlebtes wird so sichtbar auf eine zweidimensionale Vorlage übertragen).

Ein Sturm hat die alten Karten alle heftig zerrissen (in Puzzleteile). Welcher der beiden Mannschaften gelingt es, ihre Karte wieder richtig zusammenzufügen, um den darauf markierten Schatz bzw. den Weg zu finden?

Ein erneuter Orkan hat die anderen Kartenteile mit Buchstaben darauf in der gesamten Halle „verstreut". Nun sind Suchen und Fundortmarkierung auf der bisherigen Landkarte angesagt. Dem Buchstabenweg auf der Karte folgend ergibt sich das Lösungswort für den geheimen Ort des Schatzes.

Erst nach so vielen verschiedenen Entdeckungsreisen mit diesen vielen verschiedenen „Problemsituationen", die bewältigt werden mußten, kennen die „Matrosen" das neue Land recht gut und fühlen sich sicher. Nun können neue Aufgaben an sie gestellt werden, z. B. durch Hinzunahme neuer Kleinmaterialien:

– Bälle zum Abwerfen der feindlichen Piraten;
– „Gold"-Sandsäckchen müssen mit dem Körper sicher zum Boot transportiert werden;
– die Erkundung des Dschungels mit kleinen Beibooten (Rollbrettern) eröffnet neue Perspektiven!

Beispiel eines Stundenablaufs mit 7 – 9jährigen Kindern
in der Bewegungslandschaft

Wir treffen uns vor der geöffneten Turnhallentür. Mit einem großen imaginären Schlüssel dürfen sich die Kinder den Mund verschließen. Es wird auf einmal ganz still. In der Tür steht ein „blinder" Türwächter. Wem es gelingt, sich leise an ihm vorbeizuschleichen, gelangt in die Turnhalle. Abgesehen von den Geräuschen der Füße auf dem Hallenboden, dem Quietschen der Trampolinfedern und dem Knarren der Leitern und Balken bleibt es ruhig. Wir verständigen uns mit Gesten und Gebärden. Erst auf ein vereinbartes Signal hin ist der Zauber gebannt, es darf wieder gesprochen und gerufen werden. Nach einiger Zeit des Erkundens und Ausprobierens – „Was hat sich seit gestern verändert? Was macht mir besonders Spaß? Wo fühle ich mich unsicher?" – fragt Sven laut: „Machen wir wieder ein Fangspiel – so wie beim letzten Mal?"

(Lauf- und Fangspiele gehören in dieser Altersgruppe zu den beliebtesten Spielen überhaupt. Die Regeln sind leicht zu behalten, lassen sich mit immer neuen und recht einfachen Variationen abwechslungsreich und spannend gestalten, verändern jedoch nicht völlig die ursprüngliche Spielidee. Auf den bedeutsamen Gehalt symbolischer Bezüge – weglaufen, in die Enge getrieben werden, in aussichtsloser Lage stecken, gefangen und befreit werden – können wir an dieser Stelle nur hinweisen).

Wir treffen uns auf dem großen runden Trampolin wie zu jeder Besprechung. „Gerätefangen mit Versumpfen" schlägt Olaf vor. „Das war super." Silke erklärt das Spiel noch einmal: „Keiner darf den Turnhallenboden berühren. Passiert es ihm doch, ist er versumpft und muß von einem Mitspieler durch Abklatschen mit beiden Händen wieder befreit werden. Und Du sollst ‚Yeti' sein, Frau Jarosch, Du mußt uns alle anschlagen, und wer angeschlagen ist, ist versteinert, darf sich nicht wieder bewegen, bis wir ihm das Befreiungswort ins Ohr flüstern."

„Ich weiß eins", ruft Simone, „aber ihr müßt Euch hinlegen und die Augen schließen und dann sag' ich's einem ins Ohr und der sagt das Wort dem Nachbarn weiter und wenn es dann der letzte ins Ohr von Frau Jarosch flüstert, dann ruft sie's ganz laut und dann geht's los!"

Sven muß nun erst eben noch einmal auf das Trampolin hüpfen, Silke muß ihrer Nachbarin unbedingt noch etwas aus der Schule erzählen, Dirk versucht, Olafs Schnürsenkel zu lösen, aber nach einigem Hin und Her gelingt es doch, daß alle sich hinlegen, still sind, die Augen schließen. Nun flüstert Simone ihr Befreiungswort in Olafs Ohr, der es weitersagt usw., bis Frau Jarosch schließlich mit dem Ruf: „Sumpfmonster" die Spannung löst und alle auseinander rennen.

(Durch häufiges Wiederholen dieses Spiels in den vorangegangenen Stunden achten die meisten Kinder auf die Spielregeln, korrigieren sich untereinander, bestehen auf Regeleinhaltung. Die Spielregeln als Ordnungsprinzip sind Orientierung und Strukturierungshilfe zugleich. Sie vermitteln Konstanz und Sicherheit, dienen so der Selbststeuerung und der Handlungskontrolle.)

Nach wenigen Minuten sind alle Kinder festgesetzt. Simone und Dirk sind sauer. „Nur weil Olaf uns nicht befreit hat, hast Du gewonnen!" Wir überlegen kurz, wie wichtig es ist zu helfen und zu befreien, wenn ein Kind „versumpft" ist oder „versteinert" wurde. „Wir haben doch noch Zeit für noch ein Spiel, dann schaffst Du es nicht", fordert die Gruppe.

Tatsächlich verläuft das Spiel jetzt anders: Der grüne Hallenboden wird kaum noch berührt, und wenn doch, ist gleich ein anderes Kind hilfreich zur Stelle. Auch die, die „versteinert" wurden, können durch geschicktes Zusammenspiel rasch wieder befreit werden. Zuletzt gibt „Yeti" auf. Lachend läßt sich Frau Jarosch auf das Trampolin fallen: „Jetzt habt Ihr mich geschafft!"

Triumphierend fallen die Kinder über sie her. Nach kurzem Getümmel gelingt es, die Aufmerksamkeit erneut zu gewinnen für die heutige Schlußaufgabe: Jedes Kind darf sich einen schon vorher in der Halle versteckten Plan suchen, einen Weg vom runden Trampolin über möglichst viele Geräte bis zur Hallentür einzeichnen und die Halle entsprechend dem Weg auf dieser Karte verlassen – wenn es schließlich ganz behutsam am „blinden" Türwächter vorbeigeschlichen ist.

Literatur

Bruggencate, G. ten (1984): Medizinische Neurophysiologie. Thieme, Stuttgart
Huber, A. (1993): Konzentration: Sind Sie noch bei der Sache? psychologie heute 11, 20- 29
Internationale Klassifikation der Krankheiten (ICD) (1986), 9. Revision. Kohlhammer, Köln
Internationale Klassifikation der Krankheiten (ICD) (1993), 10. Revision. Kohlhammer, Köln
Jarosch, B.; Göbel, H.; Panten, D. (1989): Von der psychomotorischen Übungsbehandlung zur Klinischen Psychomotorischen Therapie. In: Irmischer, T.; Fischer, K. (Red.): Psychomotorik in der Entwicklung. Hofmann, Schorndorf
Karch, D. (1989): Teilleistungsstörungen. In: Karch, D.; Michaelis, R.; Rennen-Allhoff, B.; Schlack, H. G.: Normale und gestörte Entwicklung. Springer, Heidelberg
Kiphard, E. J. (1988): Das Problem der Hyperaktivität aus motopädagogischer Sicht. Motorik 11, 2- 9
– (1993): Das hyperaktive Kind aus psychomotorischer Sicht. In: Passolt, M. (Hrsg.): Hyperaktive Kinder: Psychomotorische Therapie. E. Reinhardt, München/Basel
Lurija, A. R. (1992): Das Gehirn in Aktion. Rowohlt, Reinbek
Remschmidt, H.; Schmidt, M. (Hrsg.) (1977): Multiaxiales Klassifikationssystem psychiatrischer Erkrankungen im Kindes- und Jugendalter nach Rutter, Schaffer und Sturge. Huber, Bern
Schweizer, Ch.; Prekop, J. (1991): Was unsere Kinder unruhig macht. Thieme, Stuttgart
Wygotski, L. S. (1972): Denken und Sprechen. Fischer, Frankfurt/M.

Anhang: Turnhallen-Quiz

Versuche möglichst viele der Fragen zu beantworten!

1. Wieviele Sprossen hat die längste Leiter in der Turnhalle?
2. Wieviele Kästen gibt es in der Turnhalle?
3. Wieviele Kastenteile kannst Du erkennen?
4. Wieviele Matten liegen in der Halle?
5. Zähle alle runden Gegenstände in der Halle.
6. Kannst Du die Anzahl der Geräte aufschreiben, die *schräg* stehen oder liegen?
7. Welche Farbe findest Du am häufigsten in der Turnhalle?
8. Welche anderen Farben findest Du noch?
9. Welches ist die gefährlichste Stelle in der Turnhalle?
10. Unter welchen Teilen darf niemand hindurchlaufen oder drunter herkriechen?
11. Wo darfst Du *nicht* hinunterspringen?
12. Hast Du ein Lieblingsgerät?

Das Pferd als Medium mototherapeutischer Intervention für hyperaktive Kinder

Von Juliane Deppisch

Erlebnis- und Erfahrungsqualitäten durch das Pferd

Um die Wirkmechanismen zwischen Mensch und Pferd und deren mögliche therapeutische Nutzbarmachung für hyperaktive Kinder genauer untersuchen zu können, wird eine detaillierte Analyse des Bewegungs- und Wahrnehmungsgeschehens zwischen Pferd und Reiter entscheidend zur Aufklärung beitragen. Viele pferdtypische Verhaltensweisen dienen als Identifikationsmöglichkeit. Das Wissen um verschiedene entwicklungsgeschichtliche Analogien und Vertrautheiten zwischen Mensch und Pferd läßt den Reittherapeuten die Motivation und teilweise intuitive Hingabe der Kinder für das Pferd besser verstehen. Diese Zusammenhänge bilden auch die Basis für den Aufbau und die Entwicklung von Beziehungsformen zwischen Mensch und Pferd, die denen im zwischenmenschlichen Bereich vergleichbar sind. Weiterhin ist der hohe Erlebniswert beim Umgang mit dem Pferd keinesfalls zu unterschätzen. Nicht zuletzt bietet sich das Pferd durch seinen starken Aufforderungscharakter geradezu als idealer „Therapeut" an.

Identifikationsmöglichkeiten

Die emotionale Identifikation mit Verhaltensweisen des Pferdes hat oft einen subtilen, sich unbewußt auswirkenden Einfluß auf konkrete Situationen mit dem Tier. Werden diese Zusammenhänge zwischen Pferd und Mensch jedoch angesprochen, können Kinder lernen, sich als Teil der Natur, als Teil eines Ganzen zu empfinden.

Parallelen in der Evolution zwischen Mensch und Pferd bestehen laut Blendinger (1977) vor allem im Hinblick auf den verstärkten Bewegungsdrang und eine große Hautaktivität. Wie der Mensch schwitzt auch das Pferd durch seine gesamte Hautoberfläche. Im Vergleich mit anderen Reittieren (Kamel, Elefant) besitzt es eine dem Menschen angemessene Größe, bzw. für jeden Menschen läßt sich das größenmäßig passende Pferd finden. Sowohl dem Menschen als auch dem Pferd dient das Auge als emotionales Ausdrucksmittel, in dem sich Zufriedenheit, Furcht, Wachsamkeit, Übermut und Müdigkeit widerspiegeln können. Es kommt nicht von ungefähr, daß es eine Reihe sprachlicher Analogien zwischen Mensch und Pferd gibt, wie Pony, Pferdeschwanz und Mähne.

Sowohl der Mensch als auch die meisten unserer heutigen Pferde sind ursprünglich Fluchtlebewesen (es gibt mehrere Urpferdetypen, die sehr unterschiedlichen Lebensbedingungen ausgesetzt waren und somit auch sehr verschiedene anpassungsbedingte Verhaltensformen entwickelten). Durch die Hochtechnisierung ist es dem Menschen heute meist nicht mehr gestattet, bei drohender Gefahr zu flüchten, was bekannterweise weitreichende negative Folgen hat.

Ähnlich wie bei hyperaktiven Kindern gibt es auch Pferde mit einem ständig erhöhten Erregungsniveau, die bei jeder Kleinigkeit im wahrsten Sinne des Wortes aus der Haut fahren können. Zum konkreten therapeutischen Einsatz eignen sie sich sicher weniger. Aber die Kinder können so erfahren, daß es genau wie bei den Menschen auch bei den Pferden sehr verschiedene persönlichkeitsbedingte Ausprägungen gibt.

Wenn Pferde artgerecht, und d. h. zumindest in einem Offenstall mit ständiger Bewegungsmöglichkeit und Kontaktmöglichkeit untereinander, gehalten werden, kann man ihr Bedürfnis nach Nähe und direktem Sozialkontakt, die Ordnungsprinzipien innerhalb der Herde, aber auch direkte Zweierfreundschaften beobachten. Trotz der Orientierung an möglichst naturnaher Lebensform steht das domestizierte Pferd in ständiger Auseinandersetzung zwischen freiheitlichen Empfindungen und Anforderungen, die an es gestellt werden. Auch der Mensch befindet sich oft in solch einem ambivalenten Zustand. Er löst diesen Konflikt, indem er zur Selbstbeherrschung gelangt, ein homöostatisches Gleichgewicht herstellt zwischen individuellen Wünschen und gesellschaftlichen und alltäglichen Zwängen. Da gerade hyperaktive Kinder mit dieser Problematik zu kämpfen haben, erkennen sie im Pferd einen „Leidensgenossen", der sich in einer vergleichbaren Situation befindet.

Ähnlich wie Kinder sind Fohlen von Geburt an mit einer nicht zu stillenden Neugierde und Entdeckungsfreude ausgestattet. Wird nun dieser Spieltrieb des Pferdes während der Ausbildung weiter gefördert, können erwachsene Pferde als hervorragende Spielpartner fungieren, die mitmachen anstatt nur alles über sich ergehen zu lassen. Da wird einem rollenden Ball hinterhergelaufen (Abb. 1), in ein flatterndes Band gebissen oder ein Hütchen umgestoßen, weil etwas Freßbares darunter vermutet wird.

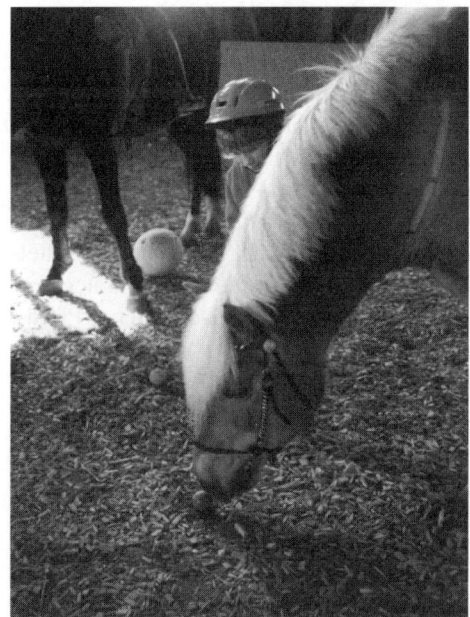

Abb. 1

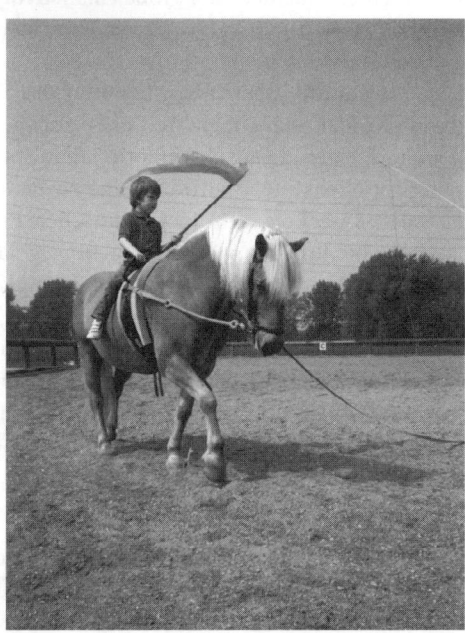

Abb. 2

Übertragungsphänomene

Viele dem Pferd zugesprochene Eigenschaften dienen dem Menschen lediglich zum Ausgleich eigener Defizite. Es handelt sich dabei um Fähigkeiten wie Mut, Kraft, Ausdauer, Eleganz, Schnelligkeit, Leidenschaft, Stolz und Macht. Die Projektion dieser Attribute ist sehr individuell und führt oft zur Vermenschlichung des Pferdes. Daß das Pferd ein Gefühl der Freiheit und Lebendigkeit vermittelt und die Erlebnismöglichkeiten mit ihm oftmals in den Vordergrund gestellt werden, hat sicher neben den unmittelbaren Bewegungserfahrungen etwas mit der Übertragung bestimmter Vorstellungen und Phantasien auf das Pferd zu tun (Abb. 2: Der Ritter zu Pferd). Durch die Abhängigkeit, in der der Mensch das Pferd hält, ist es auf Hilfe und Pflege angewiesen. In diesem Kontext ist es gewohnt, direkten Kontakt zuzulassen und auch zu genießen. Kinder können hier verschiedenste taktile Erfahrungen machen beim Putzen, Streicheln, Schmusen. Diese unmittelbaren Erlebnisse mit Natur, mit „wirklicher Wirklichkeit" (Meyer 1987) sind für hyperaktive Kinder äußerst wichtig und nicht immer einfach anzunehmen. Gerade das hektische Treiben unserer hochtechnisierten Umgebung läßt es immer wichtiger erscheinen, sich im Einsfühlen mit der Natur auf archaische Lebens- und Erlebensformen zu besinnen. Gerade hier liegt meines Erachtens die große Chance für ältere hyperaktive Kinder, allmählich zu sich selbst zu finden und die ständige Suche nach äußeren Reizen zu überwinden.

Seine enorme Sensibilität befähigt das Pferd, die Gefühlslage der mit ihm in Kontakt stehenden Menschen genauestens wahrzunehmen. Dies bedeutet, daß gerade auf der emotionalen Ebene eine Vielzahl von Übertragungsmöglichkeiten stattfinden und zwar sowohl in Richtung Pferd – Kind als auch umgekehrt. Im therapeutischen Prozeß kann dies Vorteile, aber auch Nachteile haben. In einer spannungsgeladenen, hektischen Atmosphäre reagieren Pferde oft ängstlich und schreckhaft, was dann einen circulus vitiosus zwischen Kind und Pferd auslösen kann. Hier läßt sich schon erkennen, wie wichtig das „richtige" Pferd für diesen Einsatz ist, wobei die Bedeutung einer sowohl elementaren Ausbildung als auch einer weiterhin begleitenden einfühlsamen und abwechslungsreichen Arbeit mit dem Pferd außerhalb des therapeutischen Gebrauchs nicht unterschätzt werden darf.

Der Bewegungsaspekt

In unserer westlichen Kultur gibt es außer dem Pferd kein vergleichbares Lebewesen, das uns die Möglichkeit des Getragenwerdens und Bewegtwerdens bietet. In der Hippotherapie nutzt man die Analogie der dreidimensionalen Schwingungsbewegung eines Schritt gehenden Pferdes mit der Gangbewegung des Menschen zur nervalen Bahnung bei Gehentwicklungsstörungen. Dies soll hier nur am Rande angesprochen werden.

Für hyperaktive Kinder von elementarer Bedeutung dürften Überlegungen sein, die sich mit dem Zusammenhang zwischen dem Schwingungsrhythmus und frühkindlichem Erleben beschäftigen. Spitz (1976) spricht von einem frühen nonverbalen Bewegungsdialog, der als ganzheitlicher Prozeß im Aktions-Reaktions-Geschehen zwischen Mutter und Säugling abläuft. Ein Anknüpfen an diesen präverbalen, sogenannten coenästhetischen Bewegungsdialog durch das Reiten hält Klüwer (1981) für möglich.

Wenn man sich auf dem Pferd befindet, werden interessanterweise die vor allem sich ontogenetisch früh entwickelnden Wahrnehmungsbereiche angesprochen. Der Mensch ist auf dem Pferd – egal in welcher Position und welcher Gangart – einer ständigen Vestibulärstimulation ausgesetzt. Danneil (1987) spricht von der Wirksamkeit selbstregulierender Mechanismen, die durch das Reiten eventuell erst neu geweckt werden. Um auch intensive taktile Erfahrungen auf dem Pferd zu ermöglichen, sollte das Pferd lange Zeit ohne Sattel (eventuell mit Gurt zum Festhalten) ausgerüstet sein. Die Integration der drei elementaren Sinneseindrücke (vestibulär, propriozeptiv, taktil) läßt sich noch verstärken durch das Ausschalten des visuellen Sinns. Erfahrungsgemäß lassen sich Kinder auf einem longierten oder geführten Pferd sehr gerne die Augen verbinden, während sie in allen Gangarten unterschiedliche Positionen ausprobieren.

Des weiteren gestattet das sich ständig bewegende „Objekt" Pferd verschiedene Erfahrungen im Bereich der Körper- und Raumorientierung. Um alle angesprochenen Zusammenhänge im Wahrnehmungsgefüge Mensch – Pferd erfahrbar zu machen, bedarf es vom Pädagogen geschaffener, geeigneter Lerngelegenheiten (z. B. Strukturierung des Raums Reithalle/Reitplatz).

In allen Gangarten des Pferdes dürfte es für uns Menschen eine entscheidende Rolle spielen, durch das Sich-im-Einklang-Befinden mit den rhythmischen Bewegungen des Pferdes dessen natürliche Gesetzmäßigkeiten auch als eigene Gesetzmäßigkeiten zu empfinden. Sich in dieser Form mit der Natur im Gleichmaß gemeinsamen Schwingens zu erleben, gibt uns die Möglichkeit, eine Balance zu finden zwischen kulturellen Anforderungen und archetypischen Bedürfnissen. Nicht nur bei hyperaktiven Kindern ist dieses Gleichgewicht aus den Fugen geraten. Hier werden erste Ansätze der therapeutischen Wirksamkeit durch den Kontakt mit dem Pferd offensichtlich.

Das Pferd als „Therapeut"

Wenn man selbst nicht bei sich sein kann, die eigene Mitte nicht findet, kann ein – und das ist äußerst wichtig – ausgeglichenes, ausbalanciertes Pferd diese Aufgabe übernehmen. Es „setzt" ein Kind ins Gleichgewicht, und zwar im Sinne einer Bewegungsanforderung, die es an das Kind stellt. Wenn man auf dem Pferderücken bleiben will, muß der Körper auf diese ständigen Reize antworten. Geht das über das passive Getragenwerden hinaus, d. h. versucht man durch Veränderung von Haltung, Gewichtsverlagerung usw. auf das Pferd einzuwirken, tritt man mit ihm in einen Bewegungsdialog (Deppisch 1992).

Nicht nur im Bereich der Bewegung verhilft das Pferd dem Menschen, seine Mitte zu finden. Baum (1991) stellt fest, daß das Pferd sowohl männliche als auch weibliche Eigenschaften symbolisieren kann. In der Begegnung mit dem Pferd kann sich die Präsenz beider Prinzipien harmonisierend auf die psychische Konstitution von Kindern auswirken.

Die therapeutischen Qualitäten des Pferdes beruhen vor allem auf der ihm immanenten Unfähigkeit zur Verstellung. Seine Reaktionen sind direkt, und sie erfolgen nonverbal. Neben den Bewegungsaufgaben stellt das Pferd psychische Forderungen an den Menschen. Rücksicht, Verständnis und Einfühlungsvermögen, also ein empathisches Empfinden dem Tier gegenüber, entwickeln sich während der gemeinsamen Aktivitäten mit ihm. Das Pferd gibt die Möglichkeit, sowohl Distanz als auch Nähe zu erfahren, ohne mit Eifersucht oder Trauer zu reagieren (Adolph/Euler 1994). Seine Reaktionen sind nicht moralisierend, sind wertfrei. Es hat keine Vorurteile und nimmt den Menschen so, wie er sich ihm gegenüber verhält.

So kann das Pferd gerade für Kinder, die mit den ständig von außen auf sie einwirkenden Ermahnungen und nicht erfüllbaren Forderungen kämpfen müssen, eine Partnerrolle übernehmen. Die vom Therapeuten geforderten Verhaltensmodalitäten zum Aufbau einer emotionalen Beziehungsebene zum Patienten bzw. Kind decken sich nach Voßberg (1990) erstaunlicherweise mit den vom Pferd vermittelten Beziehungsinhalten. Folglich liegt die große Chance im weiteren therapeutischen Prozeß in der Möglichkeit, das Pferd als Mittler zwischen Kind und Therapeut fungieren zu lassen.

Die hohe Sensibilität vieler Pferde innerhalb einer emotional geladenen Atmosphäre läßt Situationen entstehen, die den Kindern ihr eigenes Verhalten widerspiegeln. So entstehen im Umgang mit dem Pferd auch für hyperaktive Kinder Lernfelder, die sich als wichtige Hilfe auf der Suche nach der eigenen Identität anbieten.

Das Schaukeln auf dem Pferderücken und Getragenwerden, verstanden im symbolischen Bedeutungszusammenhang, verweist auf den Archetypus Mutter. Das Pferd „ist das tragende Tier, aber auch das hinwegtragende" (Baum 1991). Kinder, die den phasenspezifischen Konflikt in ihrem 1. Lebensjahr zwischen Urvertrauen und Urmißtrauen nicht lösen konnten, können dies auf dem Pferderücken aufarbeiten. Nach Erikson (1950/1989) besteht die Möglichkeit, psychosoziale Defizite in späteren Lebensphasen zu beheben.

Adolph/Euler (1994) beschäftigten sich innerhalb einer empirischen Untersuchung mit der Rolle des Pferdes bei heranwachsenden Mädchen. Zur Erklärungsgrundlage benutzten sie die Bindungstheorie des britischen Psychiaters Bowlby. Dieser geht von einer phasenspezifischen Bindung des Menschen aus, die als relativ dauerhaft, emotionale Sicherheit produzierend und von existentieller Wichtigkeit erlebt wird. Adolph/Euler fanden heraus, daß in der Phase der Lösung aus der Primärbindung Freiraum entsteht für neue Bindungen. In dieser Entwicklungsphase des Konflikts zwischen Identität und Rollendiffusion (Fischer 1993) kann das Pferd als Bindungspartner eine wichtige Stellung einnehmen.

Zusammenfassend läßt sich konstatieren, daß das ganze Erlebnis- und Erfahrungsspektrum, das sich durch das Pferd dem hyperaktiven und aufmerksamkeitsgestörten Kind eröffnet, dazu geeignet ist, ihm bei der Suche nach der eigenen Identität behilflich zu sein. Allerdings bedarf es dazu der Schaffung geeigneter Lerngelegenheiten durch qualifizierte Reit- und Mototherapeuten. Außerdem müssen sowohl die zur Verfügung stehenden Pferde als auch die Rahmenbedingungen andere sein als in traditionell arbeitenden Reitinstitutionen.

Der mototherapeutische Einsatz des Pferdes bei hyperaktiven Kindern

In der aktiven, handelnden Auseinandersetzung mit der Umwelt findet Entwicklung statt. Sie beinhaltet Erfahrungen mit sich selbst, mit anderen und mit der materialen Umgebung. Diese drei Bereiche müssen auch bei einem mototherapeutisch ausgelegten Förderkonzept unter Einbeziehung des Pferdes Berücksichtigung finden. Die Schwerpunkte sind folglich:

- Sensibilisierung der eigenen Wahrnehmung im Kontakt mit dem Pferd,
- Anwendungsmöglichkeiten und -beschränkungen verschiedener Spielgegenstände und Materialien beim Reiten,
- und (neben den zwischenmenschlichen Erfahrungen in der Gruppe) der Beziehungsaufbau zu einem weiteren Lebewesen: dem Pferd.

Kiphard (1993) stellt ein in sechs Phasen gegliedertes motopädagogisch orientiertes Programm zur Minderung hyperaktiven Verhaltens vor. In der sechsten Phase: „Sportliches Handeln als Mittel zur Selbstdisziplinierung" verweist er auf positive Wirkungen durch heilpädagogisches Reiten und Voltigieren. Meines Erachtens kann aber der Umgang mit dem Pferd, wenn er im Sinne der Motopädagogik ermöglicht wird, schon weit früher verhaltens- und entwicklungsunterstützend eingesetzt werden. Neben umfassend geschulten Therapeuten im Hinblick auf Pferdeerfahrung und Mototherapie müssen für diesen Einsatz speziell ausgebildete Pferde vorausgesetzt werden. Stimmen die Rahmenbedingungen, sehe ich aufgrund der durch das Pferd sich eröffnenden Erfahrungsmöglichkeiten und der von Neuhaus (1993) angesprochenen ausgeprägten Liebe hyperaktiver Kinder zu Tieren und der Natur ein vielschichtiges Lernfeld von unschätzbarem Wert.

Grundlegende mototherapeutische Prinzipien

Immer wieder wird in der Literatur darauf hingewiesen, wie schwierig eine Klassifizierung des Hyperkinetischen Syndroms ist. Deshalb muß auch beim therapeutischen Einsatz des Pferdes als oberstes Prinzip die *Orientierung an den individuellen Bedingungen des jeweiligen Kindes* gelten. Anhand der hervorstechendsten Symptome soll beispielhaft aufgezeigt werden, welche Möglichkeiten individuellen Vorgehens der Umgang mit dem Pferd bietet.

Kindern mit größeren Problemen im Bereich der Konzentration kommen kürzere Phasen auf dem Pferd sehr entgegen. In den entstehenden Wartezeiten können sie mit einfachen Aufgabenstellungen (Halten von Reifen, durch die der Reiter Bälle wirft, oder Einnehmen von verschiedenen Positionen usw.) am Geschehen weiter beteiligt bleiben (Abb. 3). Kinder, deren Hauptproblem die ständige Suche nach neuen Reizen ist, können durch Mitlaufen am Pferd oder Führen des Pferdes in Bewegung bleiben, was aber trotzdem eine gewisse Anpassung erfordert, nämlich die an den Bewegungsrhythmus des Pferdes.

Das große Bedürfnis nach vestibulärer Stimulation vieler hyperaktiver Kinder gerät beim Reiten oft in Konflikt mit ihrem Unvermögen, eigene Fähigkeiten einzuschätzen. Nach Skrodzki (1993) fehlen Angstgefühle oft völlig. In der ersten Stunde möchten sie gleich galoppieren. Hier heißt es für den Therapeuten behutsam abschätzen, ob die Frustrationstoleranz des Kindes so weit geht, einen „kontrollierten Abrutscher" vom Pferd psychisch zu verkraften. Nur im Spiel mit der Grenze lernen die Kinder, sich und ihr Vermögen besser einzuschätzen. Wegen der großen Impulsivität und den Schwierigkeiten mit der Impulssteuerung bei vielen hyperaktiven Kindern

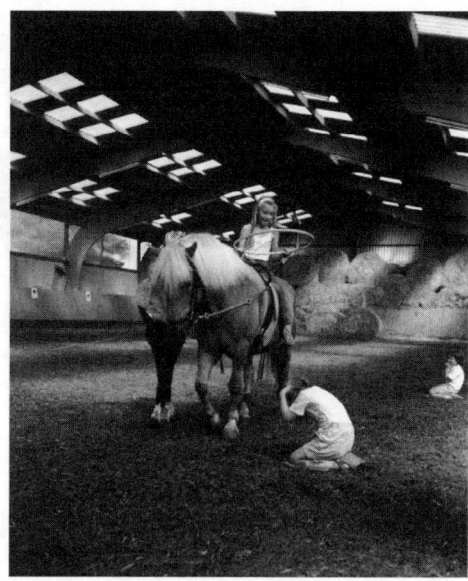

Abb. 3

muß die Pferdeauswahl sorgfältig getroffen werden. In meiner jahrelangen Tätigkeit ist es jedoch noch nie vorgekommen, daß ein Kind sich dem Pferd gegenüber aggressiv verhalten hat.

Einerseits haben hyperaktive Kinder oft Schwierigkeiten, sich an Absprachen zu halten. Andererseits gibt ihnen die konsequente Forderung nach Einhalten eines *minimalen Regelkataloges* Sicherheit, Situationsübersicht und die Möglichkeit, Abläufe besser einschätzen zu können. Für einen weitgehend ungefährdeten Einsatz des Pferdes ist es wichtig, einige grundlegende Regeln aufzustellen, z. B.: beim an der Longe gehenden Pferd darf man nicht unter der Longe durchtauchen, oder, wenn das Pferd in Bewegung ist, darf man nicht einfach darauf losstürmen usw. In jedem Fall müssen die Regeln für die Kinder verständlich, einsichtig und klar formuliert sein. Eventuell läßt sich das durch eine kleine Demonstration verdeutlichen. Manchmal kann es hilfreich sein, diese Absprachen anfangs von den Kindern wiederholen zu lassen. Es muß bei allen Regelaufstellungen darauf geachtet werden, daß die Kinder mit der Einhaltung nicht überfordert werden. Die Regeln sollen nur den Rahmen für ein selbstbestimmtes, selbsttätiges Agieren mit dem Pferd sichern helfen.

Dieses selbstbestimmte Handeln wird initiiert durch *offene Aufgabenstellungen,* wie z. B. „Jeder sucht eine Stellung auf dem Pferd, ohne auf

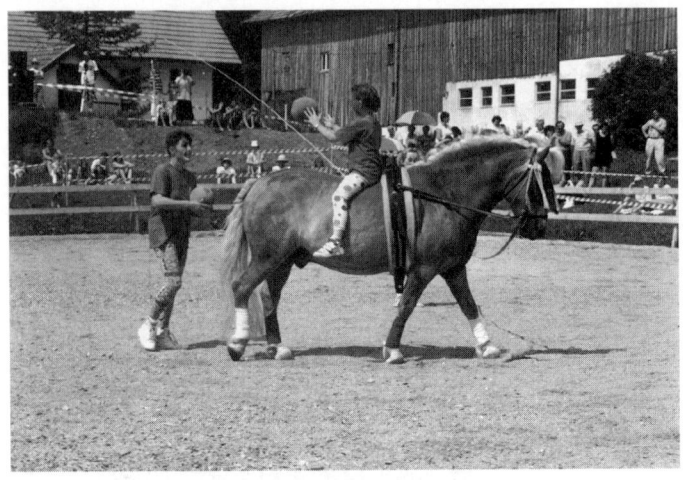

Abb. 4

seinem Po zu sitzen" oder „Ballspielen in verschiedenen Sitzpositionen"
usw. (Abb. 4). Um ein Einbeziehen weiterer Gruppenmitglieder zu ermöglichen, kann die Aufgabe so variiert werden, daß das Kind die Position des
vor ihm reitenden Kindes nachahmt und eine weitere findet für das nach
ihm reitende Kind. Durch die verschieden hohen Anforderungen während
der unterschiedlichen Gangrhythmen des Pferdes (Schritt, Trab, Galopp)
stehen den Kindern weitere individuell wählbare Varianten zur Verfügung.
Immer geht es um ein persönliches Erfolgreichsein. Es gibt unendlich viele Möglichkeiten, auf dem Pferd sitzend durch einen Reifen zu klettern.
Die innerhalb des Lösungsprozesses selbständig erworbene Handlungsstrategie ist individuell angepaßt und jederzeit abrufbar (Deppisch 1988).

Beim Einsatz verschiedenster Spielmaterialien muß immer auf eine
Materialbegrenzung geachtet werden. Mehr als zwei verschiedene Gegenstände gleichzeitig würden den überschaubaren Handlungsrahmen gerade
für hyperaktive Kinder sprengen. Die jeweilige Anzahl der Spielgegenstände
einer Sorte kann jedoch situationsbedingt stark wechseln.

Oft haben hyperaktive Kinder Probleme, sich auf wechselnde Personen
einzustellen. So sollte unbedingt darauf geachtet werden, daß sowohl der
Reittherapeut als auch die Helfer zumindest in der ersten Zeit nicht aus-
getauscht werden. Dieser Anspruch auf *Beziehungsstabilität* muß auch bezüglich des Pferdes berücksichtigt werden. Die Kinder bauen eine persönliche Beziehung zu „ihrem" Pferd auf. Die mit dem jeweiligen Pferd gemachten Erfahrungen sind nicht ohne weiteres auf ein anderes Tier
übertragbar.

Auch kurze *ritualisierte Abläufe* helfen hyperaktiven Kindern bei ihrer Suche nach Sicherheit und Orientierung. Ein Beispiel hierfür ist die Begrüßungsrunde, die immer nach einem genau festgelegten Schema abläuft: Jedes Kind hat eine Position innen, auf, außen, hinter dem Pferd, innerhalb der es das Pferd begrüßt, und die reihum gewechselt wird (Abb. 5).

Kennzeichnend für alle mototherapeutischen Interventionen ist die *Orientierung an Situationsanlässen* (Deppisch 1988). Durch den Einsatz des Pferdes erweitert sich das Spektrum an Situationsgegebenheiten ganz beträchtlich. Die Verhaltensweisen und Reaktionen dieses Lebewesens bieten die Möglichkeit, über Identifikation und den Aufbau von Empathie die oft eingeschliffenen, schematisiert ablaufenden Verhaltensmuster hyperaktiver Kinder aufzubrechen. Im freudvollen Erleben mit dem Tier können neue adäquate Verhaltensstrategien entstehen.

Nach dem von Kiphard (1993) aufgestellten Motto „Stop! – Schau! – Höre! – Denke!" kann ein Kind beispielsweise selbst Hypothesen entwickeln, warum sein Pferd immer später anhält als gewollt. Der nächste Schritt wäre herauszufinden, welche der möglichen Ursachen nun wirklich zutrifft. Zur Klärung kann der Reittherapeut eventuell durch geeignete Aufgabenstellung beitragen (z. B. Orientierungspunkte in unterschiedlichen Abständen vor dem gewünschten Haltepunkt aufstellen).

Der eher übertonisierten Muskelspannung hyperaktiver Kinder begegnet man am besten durch den häufigen *Wechsel zwischen Anspannung und Entspannung*. Dieses motopädagogische Arbeitsprinzip scheint nicht nur für den körperlichen Bereich, sondern ebenso für die Konzentrationsfähig-

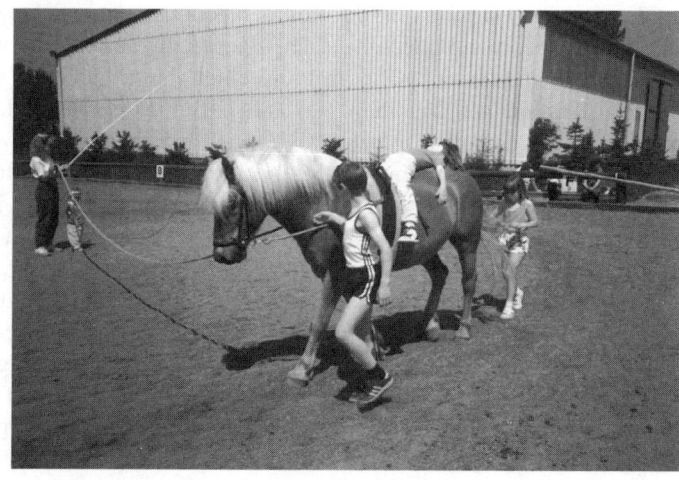

Abb. 5

keit wichtig zu sein. Allein schon wenn man zwischendurch die Füße aus den Steigbügeln nimmt oder seine Sitzposition auf dem Pferd verändert, tritt eine psychophysische Veränderung ein. Übrigens wird oft viel zu wenig Augenmerk darauf verwendet, daß auch Pferde eine Phase des Abspannens zwischendurch nötig haben, um darauffolgende neue Anforderungen wieder konzentriert und „mitdenkend" bewältigen zu können. Wichtig ist vor allem, daß die Kinder lernen, ihre eigene Befindlichkeit zu erspüren, um den notwendigen Zeitpunkt für eine Entspannungsphase selbst herauszufinden, und sie sich diese Zeit dann auch nehmen.

M. Feldenkrais hat eine weitere Möglichkeit entdeckt, wie der erhöhte Tonus der Muskulatur herabgesetzt werden kann. Indem der Feldenkrais-Lehrer die Muskelspannung weiter verstärkt, reagiert das Nervensystem mit entgegengesetzten Reizimpulsen und senkt den Muskeltonus. Vielleicht erklärt auch das teilweise den Reizhunger vieler hyperaktiver Kinder, vielleicht müssen sie manchmal immer mehr Bewegungsstimulation bekommen, um eine entspanntere Haltung finden zu können. Aus meiner praktischen Erfahrung heraus ist der Einsatz beider Prinzipien zu rechtfertigen. Es muß eine individuelle Wahl diesbezüglich getroffen werden.

Zur Konzeption

Das von mir 1988 entwickelte dreiphasige Konzept im Rahmen der Bewegungserziehung und Wahrnehmungsschulung am Pferd für den Elementarbereich läßt sich auch auf andere Zielgruppen übertragen. In der *Aufbauphase* geht es darum, vor allem Vertrauen zum Pferd zu finden. Sicher ist das gesamte Umfeld, d. h. der Reittherapeut und die anderen Gruppenmitglieder, auch von Bedeutung. Die Angebote in dieser Phase müssen so aufbereitet sein, daß das Kind im Pferd einen Partner erkennt, der es annimmt, so wie es ist. Das Pferd gewährt ihm direkten Kontakt, läßt sich streicheln, putzen und ansprechen. Dieses so anziehende Lebewesen muß erst von allen Wahrnehmungsebenen her erfahren sein, bevor eine sichere Vertrauensbasis entstehen kann. Das impliziert auch, daß der Therapeut nicht fordernd auf das Kind einwirken darf, wenn es in der ersten Zeit nicht auf das Pferd möchte. Viele, auch manche hyperaktive Kinder, benutzen vorrangig den visuellen Wahrnehmungskanal, um die Gesamtsituation besser einschätzen zu können und Vertrauen aufzubauen. Der Reittherapeut muß die Kontaktnahme des Kindes akzeptieren. Er macht lediglich Vorschläge, gibt Hinweise und beantwortet ihm gestellte Fragen. Auf dem Pferderücken geht es zunächst um Gleichgewichtfinden, um das Ermöglichen elementarer Erlebnisse durch Schaukeln und Schwingen im Rhythmus des

Pferdes. Die erste Kommunikation zwischen Kind und Pferd ist weitgehend nonverbal und bleibt es manchmal noch weit bis in die zweite Phase hinein.

Ein weiterer Schwerpunkt der ersten Phase liegt im Kennenlernen, Vertrautwerden und Akzeptieren weniger wichtiger Regeln. Dabei muß den Kindern transparent gemacht werden (eventuell durch geeignete Demonstration), daß das Einhalten der Regeln als Grundlage für einen allen Beteiligten gerecht werdenden Ablauf notwendig ist. Die konsequente Forderung nach Orientierung an den aufgestellten Regeln hilft allen (Kindern, Pferden und Therapeuten), sich innerhalb dieses Rahmens bewegen zu können.

Während der *Erkundungsphase* wird das Angebot des Therapeuten direkter, und er bezieht auch immer mehr andere Kinder in die Aktivitäten mit ein. Bei der Aufgabe: Plätzetausch („Jeder sitzt so wie und dort wo der andere vorher gesessen hat") gibt es viele Lösungsmöglichkeiten. Spielerisch probieren die Kinder verschiedene Positionen auf dem Pferderücken aus, erleben, welch unterschiedliche Möglichkeiten man hat, auf- oder abzusteigen. Im gemeinsamen Tun lernen die Kinder, sich und ihren Körper im Raum, auf dem Pferd und im Verhältnis zum Partner zu koordinieren. Je mehr Erfahrungen in dieser Art gesammelt werden, desto sicherer wer-

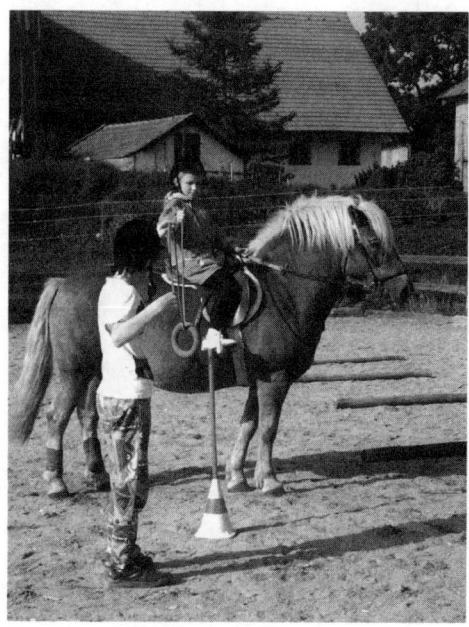

Abb. 6

den die Kinder im Umgang mit sich, anderen und bei entsprechenden Aufgabenstellungen auch mit dem Pferd. Ein Spiel (Abb. 6) bei dem ein an einem Baumwollseil hängender Tennisring über einen Stab gebracht werden soll, erfordert, daß man sein Pferd punktgenau anzuhalten vermag. Der Partner hilft beim Balanceakt. Gerade das oft sehr lädierte Selbstbewußtsein hyperaktiver Kinder erfährt durch die enorme Kompetenzerweiterung im Umgang mit dem Pferd in dieser Phase einen kräftigen Aufschwung.

In der *Gestaltungsphase* zieht sich der Reittherapeut mehr und mehr zurück, damit die Kinder aufbauend auf die vorangehenden Erfahrungen ihre Aktivitäten mit dem Pferd immer mehr selbständig planen, organisieren und durchführen lernen. Dabei übernehmen sie allmählich immer mehr Eigenverantwortung für das, was sie tun oder nicht tun. Der Reittherapeut fungiert als Hilfsperson, die das Geschehen beobachtet, zur Verfügung steht und darauf zu achten hat, daß die Bedürfnisse des Pferdes gewahrt bleiben. Immer wichtiger wird es für die Kinder, das Verhalten, die Reaktionen des Pferdes zu spüren, zu werten und wieder selbst angemessen darauf zu reagieren.

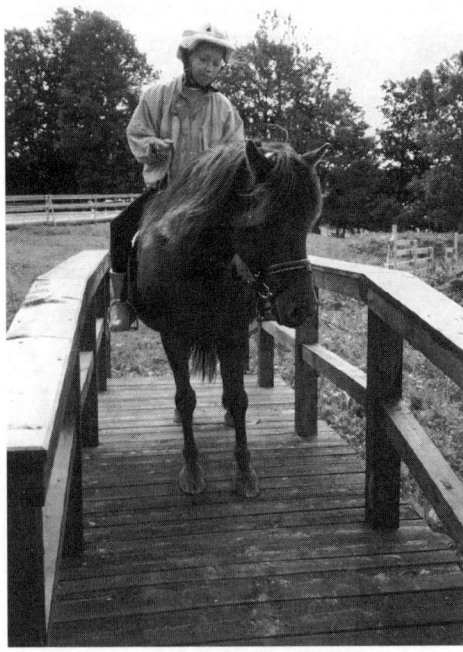

Abb. 7

An dieser Stelle kann ein Pferdewechsel auch einmal als sinnvolle Maßnahme eingesetzt werden, um den Kindern die Individualität der Tiere nahezubringen. Damit erhalten sie eine neue Möglichkeit, variabel handeln zu lernen. Wenn die Rahmenbedingungen es zulassen, kann man Wanderungen in die Natur unternehmen. Im freien Gelände verhalten sich Pferde wieder ganz anders. Was erwarten wir, welche Möglichkeiten haben wir, um bei unvorhersehbaren Dingen auf die Pferde zu reagieren usw.? Fragen, mit denen sich die Kinder unbedingt vorher beschäftigen sollten. Ideal ist es, wenn eine Zwischensituation in Form eines abgegrenzten größeren Geländestückes oder einer als Reitpark zu gestaltenden Weide zur Verfügung steht. Hier können Geländeereignisse und -hindernisse im vorhinein gezielt angegangen werden, und der Reittherapeut kann noch in „eingreifbarer" Nähe um Rat gefragt werden (Abb. 7).

Fischer (1993) stellt für die praktische Förderarbeit mit hyperaktiven Kindern drei entwicklungsorientierte Grundthemen auf: Vertrauen bilden, Autonomie aufbauen, Initiative entwickeln. Genau diese drei Schwerpunkte lassen sich in dem dreiphasigen auf die Reittherapie bezogenen Konzept wiederfinden.

Die praktische Umsetzung

Entsprechend unterschiedlicher Entwicklungsthemen im Kindes- und Jugendalter muß auch der Einsatz des Pferdes inhaltlich adäquat gestaltet sein. Eine organisatorische und inhaltliche Unterteilung nehme ich vor für Kinder zwischen 4 bis 8 Jahren und ab 9 Jahren bis ins Jugendalter hinein. Innerhalb dieser Grenzen bevorzuge ich sowohl altersbezogen als auch in bezug auf die Auffälligkeitssymptomatik eine heterogene Gruppenzusammensetzung. Die Gruppenstärke variiert zwischen 4 und 8 Kindern, wobei der Anteil hyperaktiver Kinder 25 % nicht übersteigen sollte. Der Vorteil dieser Gruppenkonstellation liegt einerseits in der Möglichkeit, voneinander zu lernen. Andererseits erleben die Kinder aber auch Andersartigkeit und entwickeln Verhaltensstrategien, damit umzugehen und sie zu tolerieren.

Immer noch weitgehend unüblich im therapeutischen und pädagogischen Einsatz des Pferdes ist die Benutzung von Spielmaterialien. Läßt die Ausbildung der Pferde es jedoch zu, sind dem kreativen Gebrauch verschiedener Spielmaterialien, psychomotorischer Übungsgeräte und durch Umdeutung umfunktionierter Alltagsgegenstände nur selten Grenzen gesetzt. Unsere über Jahre gewachsene Sammlung umfaßt in bezug auf Flugeigenschaften, Größe und Konsistenz unterschiedliche Bälle, Stäbe, Seidentücher, Flatterbänder, große und kleine Reifen, Tennisringe, Seile, Klämmerchen,

Schmuckbänder, Zauberstäbe, Sandsäckchen, Fähnchen, Boffer, Eimer, Reitpositionskarten, diverse Reitaufgabenkarten, eine Schmink- und eine Verkleidungskiste usw. Sind Materialien jeweils in den vier Grundfarben vorhanden, lassen sich Spielideen entwickeln, die auf der Kombination dieser Farben beruhen. Beim Traben können beispielsweise verschiedene rhythmische Klanggegenstände wie Rasseln und Schellen den Takt des Pferdes neben der kinästhetischen Wahrnehmung auditiv wahrnehmbar machen, was sehr hilfreich sein kann.

Zur räumlichen Gestaltung und spielerischen Aufgabenstellung des Reitgeländes (Halle oder Platz) dienen Stangen, zerlegbare Cavalettis, Plastiktonnen, Hütchen, leichte Fänge, Planen, Fähnchenseile usw. Wenn man nach Abschneiden der Hütchenspitze Stäbe in die Hütchen hineinsteckt, können diese als Wurfziele für Lassos, Reifen und Ringe verwendet werden (Abb. 6, S. 179). Im Laufe der Zeit entstehen meist auf Initiative der Kinder immer neue Kombinationsideen. Alle Teile müssen so beschaffen sein, daß die Kinder sie leicht selbst transportieren und handhaben können.

Bewegungserziehung und Wahrnehmungsschulung am Pferd für Kinder zwischen 4 und 8 Jahren

Die hierfür hauptsächlich verwendete Organisationsform ist das an der Longe gehende Pferd. Das hat den Vorteil, daß die Kinder sich vollkommen auf sich selbst oder vielleicht noch auf den Reitpartner konzentrieren können und (außer eventuell stimmlich) nichts mit dem Dirigieren des Pferdes zu tun haben. Neben dem Reittherapeuten, der die Kinder lange Zeit neben dem Pferd hergehend begleiten und eventuell sichern muß, ist die Anwesenheit einer zweiten, mit dem sicheren voltigierbezogenen Longieren vertrauten Person unabdingbar. Generell wird das Pferd von der Helferin vor- und nachbereitet. Die Kinder können, müssen aber nicht helfen.

Die konkrete Einheit umfaßt eine Zeitstunde. Die ersten Minuten dienen sowohl dem Pferd zum Warmwerden als auch den Kindern, sich auf die Stunde vorzubereiten. Dabei machen sie sich mit den jeweils zur Verfügung stehenden Spielmaterialien vertraut, entwickeln eventuell Ideen, was sie reitend ausprobieren wollen oder versuchen fürs Reiten gestellte Aufgaben zunächst einmal ohne Pferd zu lösen. Verfügen die Kinder schon über mehr Erfahrung, kann das Pferd auch schon von Anfang an spielerisch miteinbezogen werden. Hierzu bieten sich verschiedenste Lauf- und Reaktionsspiele an (Kaune 1993). Die Anfangsphase bietet auch die Gelegenheit, die in jeder Stunde neu festzulegende Reihenfolge auszumachen. Auch hier muß das Interesse des Reittherapeuten dahin gehen, den Kindern mögliche Verhaltensstrategien transparent zu machen, damit sie lernen, Regelungen dieser Art untereinander selbständig zu klären.

Danach folgt die Begrüßungsphase am Pferd mit festgelegtem Positionsritual: Innen, oben, außen, hinten (am Schweif festhaltend) befindet sich jeweils ein Kind, das das Pferd begrüßt (Abb. 5, S. 177). Durch den Wechsel der Position haben die Kinder die Möglichkeit, nicht nur auf dem Pferd sitzend Vertrauen aufzubauen, sondern das Pferd auch intensiver von unten kennenzulernen. Kleine zusätzliche Aufgaben wie „Begrüße das Pferd mit verschiedenen Körperteilen!" „Versuche deine Füße im gleichen Rhythmus wie das Pferd zu bewegen!" „Schmückt das Pferd mit bunten Klämmerchen, Kordeln und Bändchen überall wo ihr hinkommt!" usw. erhöhen die Aufmerksamkeit für den eigenen Körper und schaffen eine Basis für einen aktiven Beziehungsaufbau. In dieser Hinsicht können Fragestellungen wie „Was glaubst du, wo der Joker das Massieren mit den Igelbällen am liebsten hat? Und wie zeigt er dir das?" unterstützend wirken.

In der verbleibenden Zeit machen die Kinder innerhalb offener Aufgabenstellungen oder auch vorstrukturierter Spiele vielfältige Bewegungs- und Wahrnehmungserfahrungen auf und neben dem Pferd. Beispielhaft dargestellt soll eine willkürlich getroffene Auswahl von Aufgaben, Spielen und Themen einen kleinen Einblick in die unerschöpflichen Möglichkeiten mototherapeutischer Inhalte im Erleben mit dem Pferd vermitteln. Grundlegend sind Erfahrungen bezüglich Gleichgewicht und Körperorganisation während verschiedenster individuell gewählter Positionen alleine oder zu zweit auf dem Pferd. Dies wird erreicht durch Aufgabenstellungen wie „Reite ohne nach vorne zu sehen!" oder „Nur einer von euch beiden darf auf seinem Po sitzen!" oder „Versuche durch den Reifen zu klettern!". Durch den vielfältig zu variierenden Einsatz von schematisierten Reitpositionskarten wird die visuelle Aufmerksamkeit angesprochen und die oft nicht altersgemäß entwickelte Körper- und Raumorientierung gefördert. Verschiedene Reitpositionen mit geschlossenen oder verbundenen Augen auszuprobieren, lenkt die Konzentration auf die innere Wahrnehmung und macht den meisten Kindern sehr viel Spaß. Beides (Reitpositionskarten und Blindreiten) kombiniert, setzt schon gewisse Grunderfahrungen voraus und stimmt auf einer höheren Organisationsebene visuelles Vorstellungsvermögen und Körperorientierung aufeinander ab.

Nachdem jedes Kind erste Erfahrungen mit einem Material auf dem Pferd allein hat sammeln können, werden die Gegenstände immer öfter umgedeutet, komplexere Spiele entstehen, oder sie werden in Geschichten eingebettet. Da gibt es verschiedenste Wurfspiele mit Bällen, Sandsäckchen, Tennisringen und Luftballons. Entweder können im Außenkreis stehende oder mitlaufende Kinder die Gegenstände fangen und zurückwerfen oder der Reiter versucht bestimmte Ziele wie Eimer, Kisten oder Reifen zu treffen. Wenn die Kinder einen Wasserball um das Pferd herum wandern lassen, kommt für die mitlaufenden Kinder – wollen sie vermeiden, das Pferd mit dem Ball zu berühren – zum normalen Koordinieren von Werfen und Fangen noch das Einbeziehen der Beinbewegungen des Pferdes hinzu. Durch die Kombination verschiedener Materialien entwickeln die Kinder kreative Ideen, und es entstehen phantasievolle Assoziationen, wenn beispielsweise aus einem Stab und einem Seidentuch eine Fahne entsteht und der Reiter zum Ritter wird (Abb. 2, S. 169).

Aus solchen Einfällen werden Geschichten, wie z. B. „Der Ritt durch den Zauberwald", „Die Räuberjagd", „Die Zirkusvorstellung", „Das Christkind kommt", „Das Bahnhofspiel" (Abb. 8) oder „Cowboys in der Prärie", in denen die Grundorganisationsform immer öfter aufgegeben wird. In dieser Situation wird es erforderlich, daß die Kinder das durch die Helferin gesicherte Pferd zu führen lernen. Als Christkind hat man keine Angst mehr, das Pferd zu dirigieren, und wie von selbst „schwebt das himmlische Roß nebenher". Die Annahme fiktiver Rollen gewährt einerseits die ersatzweise Verwirklichung kindlicher Wünsche und ermöglicht andererseits über die Identifikation mit Personen, Dingen und Tieren die Verarbeitung von Emotionen während der Spielhandlung. Gerade durch den Kontakt mit einem sich selbst gefühlsmäßig äußernden Lebewesen wird erreicht, daß durch Übertragung und Spiegelung Situationen entstehen, die emotionsbewußtes

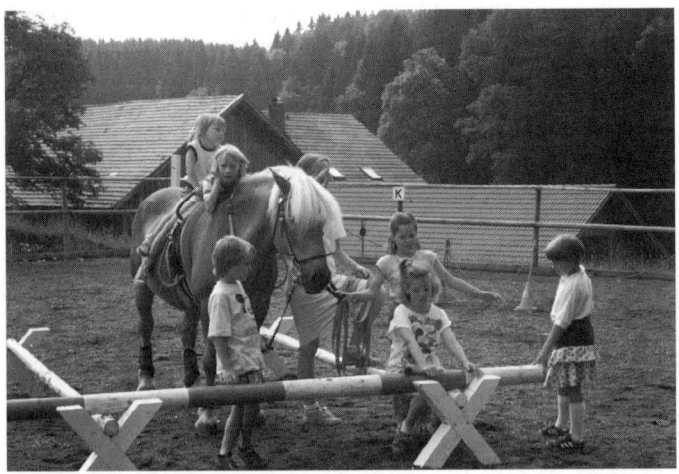

Abb. 8

Handeln hervorrufen und fördern helfen. Ein Thema, das in der therapeutischen Arbeit mit hyperaktiven Kindern meist von großer Bedeutung ist.

Den Stundenausklang bilden verschiedene, kurze, meist von den Kindern gefundene Verabschiedungszeremonien, wie Abschiedsklopfen, -massage oder „Wir beladen das Pferd noch einmal mit soviel Kindern wie raufgehen und laden alle am Ausgang ab!". Manchmal gibt es auch noch eine kleine turnerische „Mut"probe: „Porutsche" (vorwärts oder rückwärts), „Purzelbaum" oder „Abflieger". Dabei sollte man die Kinder zuerst den Rücken des Pferdes ertasten lassen, damit sie selbst herausfinden, wo das Draufstehen dem Pferd wehtun könnte. Um sich besser in die Empfindungen des Pferdes hineinfühlen zu können, läßt man die Kinder die eigene Wirbelsäule gegenseitig mit den Fingern entlangfahren. Kaum ein Kind empfindet das Gerubbel an den Dornfortsätzen der Wirbelkörper als angenehm und weiß dadurch, wo es seine Füße auf dem Pferderücken nicht hinstellen darf, um dem Pferd keine Schmerzen zuzufügen. Die selbst gemachten Erfahrungen müssen vorgefertigten verbalen Erläuterungen immer vorausgehen.

Generell lassen sich durch die Veränderung der Reitposition auf dem Pferd und die Bewegungsrhythmen der unterschiedlichen Gänge des Pferdes die Variationsmöglichkeiten während aller Aktivitäten beträchtlich steigern. Alle Angebote müssen durch den Therapeuten im Sinne der Mototherapie aufbereitet und begleitet werden. Es geht nicht um die Durchführung netter Spielchen mit dem Pferd. Nur durch den Einsatz der angesprochenen mototherapeutischen Vorgehensweisen besteht die Möglichkeit, die Kette von eingeschliffenen Verhaltensmustern bei hyperaktiven Kindern zu durchbrechen, um die notwendige Basis für den Aufbau neuer Verhaltensreaktionen zu schaffen.

Spielend reiten lernen – reitend spielen. Ein Angebot für Kinder ab 9 Jahren

Ältere Kinder bzw. Jugendliche haben entwicklungsgemäß andere Wünsche, Vorstellungen und Erwartungen an das Pferd und die Aktivitäten mit ihm. Dementsprechend sieht schon die Organisation anders aus. Immer zwei Kinder kümmern sich um ein Pferd und zwar sowohl bezüglich der Vor- und Nachbereitung des Pferdes als auch beim Reiten. Vor allem, wenn die Kinder noch keinerlei Vorerfahrungen im Sinne des vorher dargestellten Angebotes haben, brauchen sie viel Zeit, ein elementares Vertrauen zu entwickeln. Indem sich die Kinder zunächst immer gegenseitig führen, kann der Partner wichtige Stütze und Hilfe sein. Dabei sollte der Entstehung von Beziehungsstabilität insofern Rechnung getragen werden, als das Kinderpaar zunächst immer ein und dasselbe Pferd erhält.

Eine komplette Reiteinheit umfaßt eineinhalb bis zwei Stunden. Lange Zeit wird das Pferd ohne Sattel geritten, um einerseits vielfältige Positionsveränderungen auf dem Pferd zu ermöglichen; andererseits gewährt der direkte Kontakt zum Pferderücken eine intensivere taktile und propriozeptive Pferdwahrnehmung.

Aufgabenstellungen wie „An welcher Stelle der Halle mußt du anfangen, das Pferd aufmerksam zu machen, wenn es am blauen Punkt (an der Bande) halten soll?" oder „Schlangenlinien durch den Hütchenwald" sind geeignet, den Führer zu veranlassen, sich in der kommunikativen Zeichengebung dem Pferd gegenüber klar und eindeutig zu verhalten. Für den „Reiter" geht es in dieser Phase vor allem darum, die unterschiedlichen Bewegungsanforderungen in unterschiedlichen Positionen und bei Richtungsänderungen zu bewältigen, sich im Einklang mit dem Pferd zu fühlen.

Nachdem grundlegende Bewegungserfahrungen gemacht wurden und Verhaltensstrategien im Führen entwickelt wurden, kommen die Kinder mehr und mehr vom passiven Auf-dem-Pferd-Sein zum aktiven Reiten. Die Möglichkeit, öfter mit dem Reiten und Führen oder anderen organisatorischen Dingen wie Aufstellen von Hindernissen und Gegenständen abwechseln zu können, kommt der spezifischen Bedürfnislage hyperaktiver Kinder sehr entgegen. Immer wieder werden vom Reittherapeuten Spielsituationen geschaffen, wie Sandsäckchentransport, Reifenrallye oder Durchreiten (bzw. Führen) eines mit Stangen, Labyrinth, Hütchen und Flattergasse gespickten Hindernisparcours, in denen die Kinder sich mit dem Pferd auseinandersetzen. Dies erfolgt nicht durch Beherrschung des Tieres, sondern beruht vielmehr darauf, herauszufinden, auf welche Zeichengebung mein Pferd reagiert. Das „Brezelschnappen" kann nur gelingen, wenn alle drei Beteiligten (Führer, Pferd und Brezelschnapper auf dem Pferd) ihr Tun gut aufeinander abstimmen (Abb. 9).

Immer wieder geht es um Fragestellungen wie „Mit wie viel Schenkeldruck oder mit wie wenig Zügelannehmen komme ich aus?" Wenn die Kinder sich dabei mal ganz bewußt in die Lage des Pferdes versetzen und beispielsweise auf allen vieren durch ein Stangenlabyrinth krabbeln, können sie nachvollziehen, wie schwierig die differenzierte Benutzung der Beine für das Pferd ist, und daß viel Ruhe und Konzentration von Pferd und Reiter absolute Voraussetzung für ein Gelingen der Übung sind. Über die Identifikation mit dem Bedürfnis des Pferdes nach Abwechslung und immer wiederkehrenden Erholungsphasen finden gerade hyperaktive Kinder einen gleichfühlenden Partner. Auch stellen sie fest, daß Pferde, genau wie sie selbst, nicht jeden Tag und zu jeder Stunde gleich reagieren, also ge-

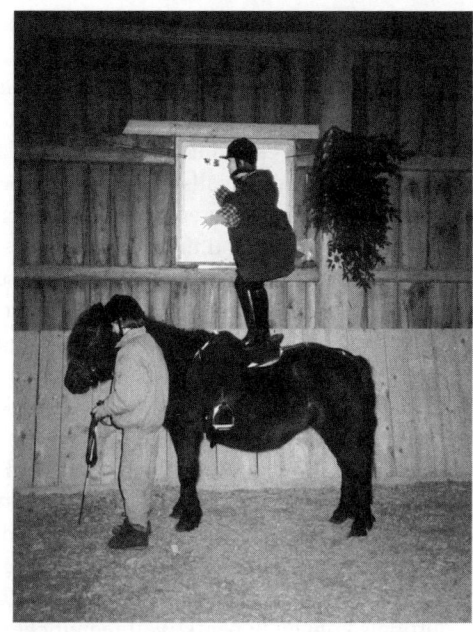

Abb. 9

wissen Formschwankungen ausgesetzt sind. Gelingt den Kindern ein Transfer, erhöht dies auch die Akzeptanz in der Reitgruppe untereinander. Gerade die Therapie mit Kindern muß Entwicklungsgegebenheiten beachten. Dazu gehört das Lernen im Spiel. Spielen (und Leben) fordert Anpassung. Wenn man sich nicht auf den Spielpartner einstellt, bricht dieser das Spiel ab. Dies gilt nicht nur für menschliche Spielpartner, sondern selbstverständlich auch für das Pferd als Spielpartner. Je mehr Kompetenz die Kinder im Umgang mit dem Pferd entwickeln, desto eher sind sie in der Lage, Anforderungen an sich selbst und das Pferd zu formulieren, gemeinsame Aktivitäten der Reitgruppe zu planen, zu organisieren und durchzuführen. Hat man herausgefunden, daß sich das Pferd bei sicherer Körperbeherrschung des Reiters ohne weiteres mit loser Zügelführung oder auch einhändig führen läßt, kann der nichtreitende Partner verschiedene Spiel- oder Hilfsaufgaben übernehmen: „Reifen oder Ringe werden über Hütchen oder Stäbe geworfen." (Abb. 6, S. 179) „Ein Ring wandert an einem Seil auf und ab." Das Reiten verschiedener Hufschlagfiguren kindgerecht aufbereitet, d. h. z. B. Zirkel verkleinern und vergrößern wird zum Schneckenhausreiten, kann die Raumorientierung fördern helfen. Wird es nicht als Selbstzweck betrieben, sondern im Hinblick auf das Reiten von verschiedenen Formationen, macht es den Kindern sehr viel Spaß und steigert das Vertrauen in die eigenen Fähigkeiten (Meyners 1991).

Ein flexibler Einsatz des Körpers durch Anpassung an die jeweilige Bewegungssituation des Pferdes wird verlangt, wenn das Reitviereck verlassen wird. Das Bergauf- und Bergabreiten, das Durchreiten eines Grabens, das Bewältigen eines Walls oder gar das Überwinden eines kleinen Sprunges erfordern einen anderen Reitsitz in guter Balance. Ein fein entwickeltes Rhythmusgefühl und die selbst auf eigenen Füßen gemachten Erfahrungen helfen bei der Umsetzung. Spielerische Aufgaben auf der Wippe, im Stangenstern oder beim Reiten über eine Brücke (Abb. 7, S. 180) unterstützen die Wahrnehmung für die Bewegungen des Pferdes und für den eigenen Körper. Während des gegenseitigen Führens haben die Kinder lange Zeit vorher erste Erfahrungen im Reitpark sammeln können. Diese Einheiten gehen idealerweise dem ersten Ausritt voraus. Im freien Gelände sind Pferde schreckhafter, haben eher das Bedürfnis, vorwärts zu gehen. Aber vielleicht kann gerade für ein hyperaktives Kind ein geführter Ausritt oder ein Ritt auf einem mitgeführten Handpferd schon vor dem Erwerb umfassender Kompetenz zu einem mitreißenden, tiefgreifenden Naturerlebnis werden.

Oftmals können hyperaktive Jugendliche ihre Probleme schon recht gut verbalisieren und wissen um die Schwierigkeiten, die andere Menschen mit ihnen haben. Die bestehende Verhaltensproblematik und die negative Erwartungshaltung erschweren eine Eingliederung innerhalb vereinsgebundener Freizeitangebote enorm. Das mototherapeutische Reitkonzept ermöglicht diesen Jugendlichen, über den Kontakt und das Erlebnis mit dem Pferd eine vielseitige, körperorientierte Freizeitbeschäftigung kennenzulernen, die sie ein Leben lang betreiben können.

Wesentliche Rahmenbedingungen

Sowohl bezüglich der Organisation als auch in bezug auf den durchführenden Therapeuten und eventuell benötigte Hilfspersonen, als auch hinsichtlich der eingesetzten Pferde muß auf der Einforderung bestimmter Bedingungen bestanden werden. Der Einsatz eines Lebewesens als therapeutisch wirksames Medium fordert – nicht nur bezogen auf verhaltensstabilisierende Maßnahmen bei hyperaktiven Kindern – eine hohe Verantwortung aller Beteiligten.

Qualifikation des Reittherapeuten

Um alle Aspekte des Pferdeerlebnisses vermitteln zu können, die umfassenden Möglichkeiten der therapeutischen Auswirkungen des Pferdes auf den Menschen optimal zu nutzen und einen weitgehend gefahrlosen Ablauf der Einheiten zu gewährleisten, kommt der Reittherapeut ohne langjährige, fundierte und vielseitige Pferderfahrung nicht aus. Eine hochsensible und feinfühlige Wahrnehmung, wie sie für den gefühlsbetonten Einsatz des Pferdes Voraussetzung ist, ist nicht aus Büchern erlernbar und bedarf umfassender praktischer Erfahrung.

Es gibt in Deutschland und im deutschsprachigen Ausland keine allgemein anerkannte Ausbildung zum Reitpädagogen oder Reittherapeuten. Angeboten werden von ihrer methodisch-didaktischen Qualität her verschieden zu beurteilende Zusatzqualifikationen. Soll der mototherapeutische Ansatz auf den Einsatz des Pferdes übertragen werden, ist es unabdingbar, an einer entsprechenden Ausbildung oder Weiterbildungsmaßnahme für diesen bewegungsorientierten Ansatz teilgenommen zu haben. Auch hier müssen Theorie und Praxis innerhalb der Fortbildung in einem ausgewogenen Verhältnis stehen.

Im Idealfall kümmert sich der Reittherapeut um die von ihm eingesetzten Pferde selbst. Das erleichtert und optimiert die therapeutische Arbeit enorm. Er kennt die Pferde, wie sie auch ihn, weiß sie einzuschätzen und sieht, wann welche ausgleichende Arbeit mit ihnen getan werden muß. Eine emotional geprägte, stabile Beziehung zwischen Therapeut und Pferd bildet die Basis für eine Beziehungsanbahnung zwischen Kind und Pferd.

Die eigene Stabilität und Sicherheit prägen generell das Persönlichkeitsbild eines guten Therapeuten. Benutzt man nun in der therapeutischen Arbeit auch noch ein Medium wie das Pferd, das als Lebewesen völlig andere Aspekte in den Lern- und Erfahrungsprozeß mithineinbringt, wird die Forderung nach innerer Klarheit und Selbstsicherheit des Reittherapeuten noch stärker. Auch ein Reittherapeut sollte sich lediglich als Wegbereiter sehen, indem er durch seine Angebote für das Kind Erfahrungsräume mit dem Pferd schafft. Entwicklung läßt sich nicht vorherbestimmen und sollte auch nicht direktiv beeinflußt werden.

Einzusetzende Hilfspersonen müssen über umfangreiche Erfahrungen in der Handhabung von Pferden verfügen und gegebenenfalls mit der voltigierbezogenen Longiermethode vertraut sein.

Wahl und Ausbildung der Pferde

Da Ponys kleiner und im Umgang oft geduldiger als Großpferde sind, sind sie meist besser geeignet. Aber auch hier ist auf eine sorgfältige Auswahl vor allem bezüglich des Charakters zu achten. Ein gutmütiges, kontaktfreudiges und neugieriges Wesen sollte Voraussetzung sein. Beim Einsatz mehrerer Pferde ist es von großem Vorteil, wenn man über charakterlich verschiedene Tiere verfügen kann. Ängstlichere, vorsichtigere Kinder brauchen anfangs ein ruhiges, vertraueneinflößendes Tier. Viele hyperaktive Kinder dagegen lernen eher in der Auseinandersetzung mit einem selbstbewußten, eigenwilligeren Pferd ihre eigenen Grenzen kennen und akzeptieren.

In der Ausbildung der Tiere geht es um andere Qualifikationen als im traditionellen Reitsport. Alle Pferde sollten kommandosicher in ruhigem Tempo an der Longe gehen. Immer wieder kann es einmal notwendig werden, ein Kind für kurze Zeit an die Longe zu nehmen, damit es sich nur auf seinen Körper, auf das Finden der Balance konzentrieren kann. Ebenso wichtig wie die Longenarbeit ist eine fundierte Ausbildung an der Hand. Das Pferd sollte ruhig und vertrauensvoll neben seinem Führer hergehen oder ihm in schwierigen Situationen, beispielsweise beim Überschreiten einer engen Brücke, vertrauensvoll folgen.

Die verwendeten Verständigungssignale (über Stimme, Gerte oder Peitsche und Körper) müssen klar und eindeutig vermittelt werden. In der Erziehung von Pferden gelten ähnliche Prinzipien wie in der Erziehung von Kindern. Freundlichkeit, Ruhe, Klarheit und Konsequenz sind prägende Leitlinien innerhalb der Ausbildung. Für die Arbeit unter dem Sattel gilt ähnliches. Nach Möglichkeit sollten die Tiere gut genug auf Gleichgewichtshilfen reagieren, um sowohl mit angenommenem als auch mit losem Zügel reitbar zu sein. Ein Pferd, das vermehrt mit kleinen Kindern eingesetzt wird, also an der Longe, muß in der Nieren- und Flankengegend absolut unempfindlich sein und sollte über relativ wenig Rückenbewegung verfügen.

Neben den mehr reiterlichen Qualifikationen müssen die im mototherapeutischen Bereich verwendeten Pferde an verschiedenste Spielmaterialien gewöhnt werden. Für ein Fluchttier wie das Pferd sind schnellbewegte Objekte um es herum, wie Bälle, Ringe usw., flatternde Tücher und Bänder, rasselnde Büchsen und Schellen durchaus angstauslösend. In der Gewöhnungsphase kann man in dieser Hinsicht auf individuelle Grenzen beim Einsatz bestimmter Gegenstände stoßen, die nicht zu überwinden sind. Wenn das Tier allerdings ansonsten geduldig und bereitwillig mitmacht, sollte man ein einzelnes Problem akzeptieren.

Um die Tiere auf einem gewissen Ausbildungsstand halten zu können, müssen sie parallel zu ihrem therapeutischen Einsatz ständig von einer kompetenten Person bewegt bzw. korrigiert werden. Ansonsten gehen erworbene Fertigkeiten schnell verloren. Dabei wird deutlich, wie wichtig es ist, daß die Tiere körperlich stabil genug sind, um auch einen Erwachsenen tragen zu können. Sowohl in der Ausbildung als auch im Einsatz muß immer darauf geachtet werden, daß durch unterschiedlichste Anforderungen (Gelände, Dressur, Spiele, Springgymnastik, Longenarbeit usw.) Spaß und Freude an den gemeinsamen Aktivitäten mit dem Menschen gewahrt bleiben.

Optimale Haltungsbedingungen bilden die Grundlage für psychische Ausgeglichenheit und kontaktfreudiges Mitmachen der Tiere. Als Lauf- und Herdentier wird man den Lebensanforderungen und Verhaltensbedingungen von Pferden am ehesten gerecht, wenn sie in Gruppenhaltung in einem Offenstall untergebracht sind, der in den Sommermonaten durch großzügige Weiden ergänzt wird. Nur dann verhalten sich die Pferde auch im Einsatz artgerecht, und unliebsame Zwischenfälle, wie übermütiges Bocken oder Schlagen gegen andere Tiere, kommt äußerst selten vor. Wenn Kinder das Pferd als Lebewesen mit all seinen artspezifischen Reaktions- und Lebensweisen kennenlernen sollen, die Möglichkeit bekommen sollen, über die Identifikation mit dem Pferd eigene Verhaltensmuster gespiegelt zu sehen, um letztendlich Empathie dem Tier gegenüber entwickeln zu können, muß die immer noch weitverbreitete Boxenhaltung von Pferden kategorisch abgelehnt werden.

Erst durch die vom Reittherapeuten geschaffenen Rahmenbedingungen kann Kindern die ganze Vielfalt der Erlebniswelt Pferd nahegebracht werden. Gerade hyperaktive Kinder können somit im Miteinander und nicht in der Beherrschung der Natur durch das Erfahren einer tiefen inneren Befriedigung und Erfüllung ihr seelisches und körperliches Gleichgewicht finden.

Literatur

Adolph, H.; Euler, H. A. (1994): Warum Mädchen und Frauen reiten. Eine empirische Untersuchung. Universität Gesamthochschule Kassel

Ayres, A. J. (1984): Bausteine der kindlichen Entwicklung. Springer, Berlin/Heidelberg/New York

Baum, M. (1991): Das Pferd als Symbol. Fischer, Frankfurt/M.

Blendinger, W. (1977): Psychologie und Verhaltensweisen des Pferdes. Hoffmann, Heidenheim

Bruns, U.; Tellington-Jones, L. (1985): Die Tellington-Methode: So erzieht man sein Pferd. Rüschlikon, Zürich

192   Juliane Deppisch

Hartmann, J. (1987): Zappelphilipp Störenfried. Hyperaktive Kinder und ihre Therapie. Beck, München

Danneil, G. (1987): Parallelen zwischen „sensorischer Integrationstherapie" und „Therapeutischem Reiten". Therapeutisches Reiten 14, 1, 7-14

Deppisch, J. (1988): Voltigieren – Ein motopädagogisch orientiertes Konzept zur Entwicklungsförderung von Vorschulkindern. Unveröffentl. Diplomarbeit. Marburg

– (1990/1991): Bewegungserziehung und Wahrnehmungsschulung für drei- bis achtjährige Kinder. freizeit im sattel, 1. Folge 32, 7, 360-364; 2. Folge 32, 9, 486-489; 3. Folge 32, 11, 596-599; 4. Folge 33, 1, 12-15

– (1992): Reiten als Bewegungserlebnis, Motorik 15, 1, 3-9

– (1994/1995): Spielend reiten (lernen) – reitend spielen. Sinn- und freudvoller Reitunterricht für Kinder ab 9 Jahren. freizeit im sattel, 1. Folge 36, 10, 730-733; 2. Folge 36, 11, 881-883; 3. Folge 37, 1, 52-54

Erikson, E. H. (1950/1989): Identität und Lebenszyklus. Suhrkamp, Frankfurt/M.

Feldenkrais, M. (1978): Bewußtheit durch Bewegung. Der aufrechte Gang. Suhrkamp, Frankfurt/M.

– (1987): Die Entdeckung des Selbstverständlichen. Suhrkamp, Frankfurt/M.

Fischer, K. (1993): Hyperaktivität im frühen Kindesalter aus entwicklungstheoretischer Sicht. In: Passolt (1993), 47-60

Gäng, M. (Hrsg.) (1994): Heilpädagogisches Reiten und Voltigieren. 3. Aufl. E. Reinhardt, München/Basel

– (Hrsg.) (1995): Ausbildung und Praxisfelder im Heilpädagogischen Reiten und Voltigieren. E. Reinhardt, München/Basel

Hetzer, H. et al. (1979): Angewandte Entwicklungspsychologie des Kindes- und Jugendalters. Quelle & Meyer, Heidelberg

Kaune, W. (Hrsg.) (1993): Das Heilpädagogische Voltigieren und Reiten mit geistig behinderten Menschen. FN-Verlag, Warendorf

Kiphard, E. J. (1988): Das Problem der Hyperaktivität aus motopädagogischer Sicht. Motorik 11, 1, 2-9

– (1993): Das hyperaktive Kind aus psychomotorischer Sicht. In: Passolt (1993), 64-84

Klüwer, C. (1981): Therapeutisches Reiten – Psychosomatisches und psychosoziales Geschehen. Therapeutisches Reiten 8, 3, 13-14

Kükelhaus, H.; zur Lippe, R. (1985): Entfaltung der Sinne. Fischer, Frankfurt/M.

Meyer, H. (1982): Das Erlebnis Reiten. Psychologie und Soziologie des Reitens. Quadriga, Köln

– (1987): Psychologie des Reitens. reiten St. Georg, 1. Folge 7, 70-75; 2. Folge 8, 42-86

Meyners, E. (1991): Zur Bedeutung des Reitens in Gruppen für Kinder und Jugendliche. Praxis der Psychomotorik 16, 3, 140-149

Neuhaus, C. (1993): Was ist dran am sogenannten Zappelphilipp? In: Passolt (1993), 118-143

Oerter, R.; Montada, L. (Hrsg.) (1987): Entwicklungspsychologie. Psychologie Verlagsunion, München/Weinheim

Passolt, M. (1993): Hyperaktive Kinder: Psychomotorische Therapie. E. Reinhardt München/Basel

Schäfer, M. (1993): Die Sprache des Pferdes. Franckh-Kosmos, Stuttgart

Skrodzki, K. (1993): Langzeitbeobachtungen bei Kindern mit Hyperkinetischem Syndrom und Alltagsmanagement ihrer Probleme. In: Passolt (1993), 144-167

Spitz, R. (1976): Vom Dialog. Studien über den Ursprung der menschlichen Kommunikation und ihre Rolle in der Persönlichkeitsentwicklung. Klett, Stuttgart

Strauß, I. (1991): Hippotherapie. Neurophysiologische Krankengymnastik auf dem Pferd. Hippokrates, Stuttgart

Swift, S. (1989): Reiten aus der Körpermitte. Rüschlikon, Zürich

Voßberg, J. (1990): Anbahnung und Gestaltung positiver Beziehungen mit Kleinpferden. In: Gäng (1994), 152-209

Schwimmen und Wasser:
Zur Arbeit mit hyperaktiven Kindern

Von Reiner Cherek

An Marc kann ich mich noch lebhaft erinnern. Seine Mutter hatte ihn telefonisch zum Schwimmenlernen angemeldet. Er sei für sein Alter von knapp sechs Jahren sehr lebhaft, hatte sie im Anmeldungsgespräch erwähnt. Nun war die Mutter mit ihrem Sohn in die Schwimmschule gekommen, um ihm die Örtlichkeiten zu zeigen und noch einige Formalitäten zu erledigen. Nach nur kurzer Zeit neben der Mutter begann Marc, alle Dinge im Büro zu inspizieren. Die Kaffeekanne, ein paar geklebte Schwimmtiere, Kinderbilder an der Wand – alles konnte seine Mutter in letzter Minute vor seinen Händen retten, bevor er im angrenzenden Warteraum verschwand. Dort ging er wahllos von einem Kind zum anderen, nahm körperlichen Kontakt auf und erschien dann wieder bei der Mutter. Er begann sofort zu quengeln, er wolle ins Schwimmbad, wann es endlich losgehe, ihm sei langweilig, er wolle jetzt gehen. Als ich im Raum erschien und Marc erfuhr, daß er bei mir das Schwimmen lernen würde, war er für ein paar Minuten abgelenkt. Nachdem er mich eingehend betrachtet und mir beide Hände entgegengestreckt hatte, wartete er meine Reaktionen erst gar nicht ab, sondern wiederholte, nun endlich ins Schwimmbad bzw. – nach wenigen Minuten – nach Hause zu seinen Freunden gehen zu wollen. Bei der Verabschiedung der Mutter – Marc war schon aus dem Raum verschwunden – sagte sie noch, daß der Kinderarzt auch befürwortet habe, Marc bei uns anzumelden, da wir ja gewohnt seien, mit auffälligen Kindern zu arbeiten.

In unsere Anfängergruppen mit sieben Kindern integrieren wir bis zu drei bewegungs- und/oder verhaltensauffällige Kinder. Daher stellte Marcs sprunghaftes, distanzloses, unruhiges, forderndes und im Mittelpunkt stehenwollendes Verhalten kein ungewöhnliches Problem dar. Da der Schwimmunterricht stark strukturiert ist, die Besonderheiten des Wassers spezielle Wirkungen auf den Menschen ausüben, der Körper im Wasser deutlicher wahrgenommen wird und der Wasserwiderstand die Kinder auch ermüden läßt, wirkt sich unsere Methode des Schwimmunterrichts recht positiv auf hyperaktive Kinder aus. Das Toben, Rollen und Ins-Wasser-Springen bieten vielfältige vestibuläre Reize, die neben Hautreizen beru-

higend wirken. Besondere didaktische Vorgehensweisen helfen den hyperaktiven Kindern, erfolgreich am Schwimmunterricht teilzunehmen. Das
Ablegen der Seepferdchen-Prüfung zum Ende des Kurses ist sichtbares
Zeichen für konzentrierte, koordinierte Bewegungen, und dieser Erfolg hilft,
andere Situationen besser zu meistern.

Überlegungen zum Schwimmen mit Kindern

Der Schwimmunterricht findet ohne Eltern in tiefem und warmem Wasser
statt (Cherek 1989). Die Kinder tragen spezielle Oberarmauftriebshilfen,
die mit zunehmender Sicherheit und Koordination der Arm- und Beinbewegungen reduziert werden, bis alle selbständig in Brust- und Rückenlage
schwimmen können. Das warme Wasser führt zu einer Muskeltonussen-
kung und läßt auch Entspannungsphasen zu, während man sich im kalten
Wasser ständig bewegen muß, um nicht zu frieren – für hyperaktive Kinder eine kontraindizierte Situation.

Ordnungsstrukturen

In der ersten Stunde lernen alle Kinder, mit der Tiefwassersituation und der
veränderten Gleichgewichtskontrolle zurechtzukommen. Neben dem gegenseitigen Kennenlernen im Kreis werden Verhaltensregeln zur Sicherheit besprochen und auf die Konsequenzen bei Regelverstößen hingewiesen. Da ein Badeunfall häufig fatalere Folgen hat als ein Unfall an Land,
sehen Kinder und Eltern ein, daß die Baderegeln strikt eingehalten werden
müssen. Kinder brauchen ein gut strukturiertes Umfeld, in das sie hinein-
wachsen können (Jetter 1993).

Unterrichtsaufbau

Der 40minütige Unterricht ist immer gleich strukturiert. Zu Beginn der Stunde können sich die Kinder frei bewegen, was Marc natürlich ausnutzte, um
Wasser zu spritzen, sich um die Körperachsen zu drehen und verschiedenste Bewegungen auszuführen. Bei diesem übermütigen Toben holte sich
Marc viele vestibuläre Reize, die ihm sonst fehlten und die es ihm dann er-
möglichten, im nächsten Stundenabschnitt zuzuhören.
   Nun sollen die Kinder Bewegungen erfinden (z. B. wie ein Hund, eine
Ente, eine Schlange zu paddeln, zu schlängeln, zu schwimmen). Neben Kreativität verlangen diese Aufgaben, mit dem Körper umzugehen. Um die eigene Kraft richtig zu spüren und zu dosieren – was hyperaktiven Kindern

äußerst schwer fällt – versuchen die Kinder, die Aufgaben laut oder leise, mit vielen oder wenigen Wellen umzusetzen. Bei diesen Aufgaben sind die Kinder konzentriert, vor allem, wenn die Aufgaben in eine besondere Geschichte gekleidet sind (z. B. Schleichen wie ein Indianer). Den optischen oder akustischen Informationen entsprechend werden die Kräfte eingesetzt. Bei wechselnden schnellen und langsamen Bewegungen ändert sich auch jeweils der Wasserwiderstand. Der unterschiedliche Druck verbessert die Tiefensensibilität; gleichzeitig bewirkt das am Körper vorbeiströmende Wasser eine muskuläre Entspannung. Um diese offenen Unterrichtssituationen abwechslungsreich zu gestalten, können die Kinder (neben dem Erfinden neuer Bewegungsformen) versuchen, mit Materialien wie Bällen und Reifen verschiedener Größe, mit Luftmatratzen und Iso-Matten, mit normalen oder selbstgebauten Booten sowie Bewegungslandschaften im Wasser umzugehen. Schwimmflossen beeinflussen die Beinmotorik und tragen zu einer besseren Körperwahrnehmung bei.

Sensorische Integration

Da Beschleunigungen oder Verlangsamungen sowie Richtungsänderungen vestibuläre Reize verursachen, werden bei diesen Übungen alle körpernahen Wahrnehmungsbereiche einschließlich der visceralen Reize angesprochen, was zu einer verbesserten *sensorischen Integration* führt. Kesper/Hottinger (1994) weisen darauf hin, daß durch diese Basalstimulation eine bessere Strukturierung des ZNS bewirkt und die Übererregbarkeit bei Kindern gemindert wird. Diese Tatsache ist um so einsichtiger, wenn man bedenkt, daß der Mensch im Mutterleib seine Entwicklung im Fruchtwasser schwimmend erlebt und dabei sukzessiv anfangs über sich selbst (körpernahe Reize) und später auch über die Umwelt (körperferne Reize) Informationen sammelt und über diese Reize seine sensomotorisch-neurologische Organisation im ZNS aufbaut (Kiphard 1993 a).

Bewegungslernen

Da immer wieder zwischen bewegungsintensiven und -armen Phasen gewechselt wird, fällt es auch hyperaktiven Kindern in Phasen des körperlichen Erholens nicht allzu schwer, zuzuhören und aufmerksam zu sein. Wenn etwas erklärt oder allmählich das Tauchen verbessert werden soll, bilden alle einen Kreis, in dem man sich gegenseitig sehen und verstehen kann. Hyperaktive Kinder sollten dabei vorzugsweise neben dem Lehrer ihren Platz finden.

Beim Lernen der Schwimmbewegungen werden die Bewegungen mit Worten begleitet, die die Bewegungen inhaltlich beschreiben. So sind die „Zauberwörter" für den Beinschlag: „Krumm – auseinander – zusammen". Ist die Bewegung später automatisiert, wird ein Wort benutzt, dessen Wortrhythmus dem Bewegungsrhythmus entspricht. Zusätzlich wird für jedes Wort eine bestimmte Stimmlage eingesetzt. Diese *akustisch-semantische Rhythmisierung* lautet z. B. für den Brustbeinschlag: „Zu-sam-men", während der Armzug mit: „Schö-ne, gro-ße Krei-se" begleitet wird. Die Kinder werden angehalten, die Wörter zusammen mit dem Lehrer mitzusprechen. Meichenbaum (1979) nennt dies eine *kognitive Selbstanweisung,* wobei durch das Hören und Mitsprechen ein inneres Sprechen entsteht – eine Technik der Selbstkontrolle für hyperaktive Kinder.

Bewegungskontrolle

Ist der Beinschlag gelernt, sausen die Kinder mit schnell aufeinanderfolgenden Bewegungen in Rückenlage durchs Wasser. Nun soll nach jedem Beinschlag eine Pause eingelegt werden, „um nicht mitten im Schwimmbad zu ermüden". Die Kinder lernen, ihre Bewegungen abzubremsen, und sollen dabei spüren, daß sie trotz Bremse vorwärts schwimmen. Sie werden folglich belohnt für ihre Bewegungszügelung, für hyperaktive Kinder eine besondere Leistung. Kiphard (1993 b) weist mehrfach darauf hin, wie wichtig es ist, daß hyperaktive Kinder lernen, ihre ungebremsten Bewegungsimpulse zu kontrollieren und zu strukturieren, denn bloßes Sichaustoben genügt auf Dauer nicht.

Springen

Wasserspringen erfordert nicht nur Mut, sondern auch Konzentration, Körperbeherrschung und ein gut funktionierendes Körper-Raum-Gefühl. Anlaufsprünge werden nur vom Sprungbrett gestattet, Sprünge außerhalb des Brettes bergen große Gefahren! Wir üben daher, die Zehen um den Beckenrand zu krallen, um nicht auszurutschen. Als Ritual prüfen die Kinder zusätzlich, ob eine Hand zwischen die Füße paßt. Diese Handlung zwingt das Kind, vor dem Sprung zu verharren. Erst nach Vergewisserung, ob niemand schwimmt oder taucht, darf ins Wasser gesprungen werden. Diese Verhaltensregeln dienen zur Überwindung der unkontrollierten Impulsivität.

Werden anfangs einfache Fußsprünge geübt, können im Kursverlauf aus dem Stand dann Weit- oder Zielsprünge durch oder in einen Reifen versucht werden. Später folgen dann „Purzelbäume" vom Rand ins Wasser, aus denen in der Zukunft der Salto und der Kopfsprung abgeleitet werden.

Schwimmtherapie mit älteren Kindern

Ältere Kinder, die schon schwimmen können, nehmen an Aufbaukursen teil, in denen andere Schwimmtechniken wie Kraul- oder Delphinschwimmen gelernt werden. Das Trainieren für Frei- und Fahrtenschwimmer können weitere Kursinhalte sein. Schwimmen über längere Strecken verlangt eine stetige, gleichmäßige Bewegung. Hyperaktive Kinder werden durch das angestrebte Ziel, ein neues Schwimmabzeichen zu erhalten, derart motiviert, daß sie sich über längere Zeit „im Griff" haben. Durch neues Können gewinnen sie immer mehr Anerkennung. Die oben geschilderten didaktischen Maßnahmen sind bei allen Kursen gleich.

Zusammenfassung

Schwimmen als Prophylaxe und Therapie bei hyperaktiven Kindern stellt eine Besonderheit im Kanon der Fördermaßnahmen dar. Einmal ist Schwimmen vordergründig betrachtet keine Therapie, sondern gehört zum allgemeinen sportlichen Handeln. Neben dem sichtbaren Erfolg neu erlernter Fertigkeiten, auf die man auch sehr stolz sein kann, kann man beim Schwimmen mit hyperaktiven Kindern durch einzelne Lernschritte, die in den Lernprozeß der Schwimmtechniken eingebettet sind, eine allgemeine Förderung erreichen. Kiphard (1993 b) hat in seinen Phasen mototherapeutischer Verhaltens- und Bewegungsarbeit mit hyperaktiven Kindern Förderungsmöglichkeiten beschrieben, die teilweise auch in der Schwimmtherapie ihren Stellenwert haben:

1. Lustvolle, vestibulär anregende Bewegungsaktivitäten
2. Aufbau von Bremskraft und Bewegungskontrolle
3. Überwindung der Impulsivität
4. Sportliches Handeln als Mittel zur Selbstbeherrschung

Daneben bietet das Wasser mit seinen Besonderheiten *Wasserdruck, Auftrieb* und *Wärmeleitung* besondere Möglichkeiten, den eigenen Körper wahrzunehmen und die gesamte Wahrnehmungsverarbeitung zu verbessern. Die intensiven kutanen, vestibulären und propriozeptiven Reize führen zu einer Entspannung und motorischen Beruhigung.

Marc lernte in den vorgesehenen 20 Unterrichtsstunden das Schwimmen. Sicher eckte er zu Beginn des Kurses mehrfach bei Kindern und mir an. Jedoch überwog immer die Freude am Schwimmenlernen, wenn er mal bockig ausscheren wollte, und er kam dann schnell zur Gruppe zurück. Im Kindergarten bemerkte man, daß sich die Konzentration verbessert hatte und er nicht mehr so wild war. Mittlerweile hat Marc seinen Freischwimmer und freut sich auf die Schule, die demnächst beginnen soll.

Literatur

Cherek, R. (1981): Babyschwimmen als Entwicklungsanregung behinderter und unbehinderter Kinder. Zschr. Motorik 4, 150-159
– (1983): Schwimmen mit Oberarmauftriebshilfen. Zschr. Praxis der Psychomotorik 3, 81-86
– (1989): Im tiefen Wasser schwimmen lernen. Zschr. Sportpraxis 2, 45-48; 3, 9-12
– (1990): Wahrnehmungsförderung durch Säuglings- und Kleinkinderschwimmen. Zschr. Motorik 1, 23-29
– (1992): Crashkurse für Kinder. Zschr. Olympische Jugend 9, 16-17
Jetter, K. (1993): Hyperaktive Kinder – Kinder im Chaos? Zschr. Behinderte 5, 5-16
Kesper, G; Hottinger, C. (1994): Mototherapie bei sensorischen Integrationsstörungen. 3. Aufl. E. Reinhardt, München/Basel
Kiphard, E. (1993 a): Das hyperaktive Kind aus psychomotorischer Sicht. In: Passolt, M. (Hrsg.): Hyperaktive Kinder: Psychomotorische Therapie. E. Reinhardt, München/Basel, 64-85
– (1993 b): Hyperaktivität aus motodiagnostischer und -therapeutischer Sicht. Zschr. Behinderte 5, 23-34
Meichenbaum, D. W. (1979): Kognitive Verhaltensmodifikation. Urban & Schwarzenberg. München/Wien/Baltimore
Prekop, J.; Schweizer, Ch. (1993): Unruhige Kinder. Kösel, München

Erlebnispädagogik als Chance für hyperaktive Kinder: natürliche Wege aus dem Chaos

Von Ruth Haas und Franz-Josef Wagner

Die pädagogisch-therapeutische Arbeit mit hyperaktiven Kindern muß dort ansetzen, wo die Kinder ihre Stärken haben: in der Bewegung, im Aktivsein. Dieser Beitrag zeigt, inwiefern die Erlebnispädagogik als Konzept des handlungsorientierten Lernens diese Arbeit bereichern kann.

Warum immer was los sein muß: Hyperaktivität

Zu Beginn eine Geschichte:

Ort des Geschehens: ICE 933, Strecke München-Frankfurt. Der Zug ist voll belegt. Die Menschen im Großraumwagen gehen den unterschiedlichsten Aktivitäten nach.

Am Vierertisch unterhalten sich zwei befreundete Paare über ihren Urlaub, von dem sie gerade zurückkehren. Es war wohl sehr schön und vor allem teuer, das haben die anderen Mitreisenden nun auch erfahren. Ab und zu ist ein rhythmisches Klappern zu hören. Dazwischen mischen sich harte Töne aus dem Walkman. Der Herr hinter mir steht nun zum sechsten Mal innerhalb der letzten Viertelstunde auf, um Abfall vom Reiseproviant in den Müll zu „stopfen". Ein Klirren kündigt den Wagen mit den Erfrischungen an.

Dann vernehme ich ein schnalzendes Geräusch von der gegenüberliegenden Wagenseite. Ein kleiner Junge, ich nenne ihn Kim, spielt mit dem Gepäcknetz des Vordersitzes. Abwechselnd zieht er daran, läßt das Gummiband los und freut sich „riesig", wenn es gegen die Lehne klatscht. Unermüdlich probiert er aus, mal im Stehen, mal sitzend, dann rutscht er wieder auf dem Polster hin und her. Als dieses Spiel ganz ausgetestet ist, richtet sich seine Aufmerksamkeit auf den ausklappbaren Tisch. Kim entdeckt, daß man diesen kleinen Hebel nach oben drehen kann, und prompt fällt ihm die Platte auf den Kopf. Er weint, möchte von seiner Mutter getröstet werden, um sich dann seinen Entdeckerfreuden wieder hinzugeben. Seine Mutter jedoch beginnt ungeduldig zu werden. Immer öfter dreht sie sich nach den Mitreisenden um. Kim nimmt nach einer lautstarken Tränenphase sein Spiel wieder auf. Jetzt weiß er, daß er auf die Tischplatte aufpassen muß. Virtuos, in unterschiedlichen Tempi, läßt er jetzt das Ablagebrettchen auf die Rücklehne knallen. Jeden Knall begleitet er mit einem freudigen Juchzen. Plötzlich packt ihn seine Mutter, hält Kim auf ihrem Schoß fest. Zuerst wehrt er sich mit Händen, Füßen und Schreien, um dann nach etwa einer halben Stunde „besiegt" einzuschlafen.

Lebendigkeit, Entdeckerfreude und Bewegungslust sind grundlegende Merkmale des „Kind-Seins". Kinder erkunden ihre Welt im Tun, im Handeln; sie lernen so die Welt kennen, be-greifen ihre Um-Welt und beginnen sie zu verstehen. Kleine Mißgeschicke, aufgeschlagene Knie, schmutzige Kleidung und auch Lärm gehören als eine Art „Nebenwirkung" dazu. Die Erwachsenenwelt bietet Kindern oft nur wenig Anreize; trotzdem unternehmen sie ihre Entdeckungsreisen und finden Möglichkeiten, ihre so wesentlichen Bewegungsimpulse auszuleben. Dazu müssen die Erwachsenen ihnen erlauben, sich ihre Spielräume zu nehmen, oder kindgerechte Lebensräume schaffen.

Kim ist vermutlich kein hyperaktives Kind. Aber er ist auf dieser Zugfahrt einer Fülle visueller Reize ausgesetzt. Bewegen kann und darf er sich kaum. Wenn er in Frankfurt ankommt, wird er den Weg nicht mehr nachempfinden können. Ein klares Gefühl über Geschwindigkeiten, Zeiträume, Entfernungen erhält er bei dieser Reise nicht. Er ist von zu Hause weg und plötzlich angekommen, obwohl die Reise so unendlich lange und lang-weilig war. Die Einseitigkeit sinnlicher Reizangebote führt zu einer Art sensorischer Deprivation (Luckert 1993, 30). Kinästhetische, taktile und vielseitig akustische und visuelle Reize werden unseren Kindern insbesondere in städtischer Umgebung nicht mehr ausreichend angeboten. Moderne Verkehrstechnik erweitert zu schnell die kindliche Welt. Soziale Notwendigkeiten zwingen zum Stillsitzen; das bedeutet keine Ausdrucksmöglichkeit über Stimme und Bewegung. Es entsteht ein zu großer oder einseitiger „Input" und weniger „Output".

All die genannten Phänomene gehören zum Ursachengefüge, das bei der Erforschung der Entstehung hyperaktiver Reaktionen bei Kindern eine Rolle spielen kann. Hyperaktivität kann verstanden werden als Bewältigungsstrategie, eine Art „Selbsthilfeverhalten" zum Ausgleich eines Stimulationsdefizites (Altherr 1993). Der zum Hyperkinetischen Syndrom gehörige Symptomkomplex (Überschuß an motorischer Bewegung, Aufmerksamkeitsstörung, mangelnde Impulskontrolle und inadäquate emotionale Reaktionen) und die große Anzahl an Sekundärstörungen (Neurotisierung, Lernschwierigkeiten, Störungen in der Körperkoordination in Fein- und Grobmotorik, sozialer Rückzug und der große Drang nach Zuwendung; (vgl. Oehler 1990) zeigen, daß hyperaktive Kinder nicht nur auf einer Ebene ihrer Persönlichkeit Unterstützung benötigen.

Therapieprogramme, die nur einen Aspekt behandeln, wie z. B. Diätmaßnahmen, Medikation, Schulung der motorischen Fähigkeiten, Selbstkontrollprogramme ziehen häufig zwar Sekundärwirkungen nach sich, aber erfassen die Situation des hyperaktiven Kindes in seiner Komplexität nicht. Die Zusammenarbeit mit den Eltern stellt einen wesentlichen Schritt dar, um die Problematik des Kindes im Rahmen seines Lebenskontextes zu verstehen.

Darüber hinaus stellt sich jedoch die Frage, welche Bedürfnisse diese Kinder haben, die sie in unserer Gesellschaft nicht ausreichend erfüllt bekommen. Äußere Regeln, Strukturen, Verbote sind offensichtlich nicht wirksam. Möchte der „Zappelphilipp" nicht gerne brav sein, mit den anderen Kindern spielen und sich mit ihnen auseinandersetzen? Notwendig ist das Schaffen von intrinsischer Motivation und von äußeren Rahmenbedingungen, die einerseits motorisches Ausagieren ermöglichen und dann wieder in klare Strukturen zurückführen.

Angebote, welche die ganze Person des Kindes in Anspruch nehmen und im Blick behalten, sind gefordert. Das hyperaktive Kind ist in seiner Art der Kommunikation mit der Welt sehr verunsichert. Ein Mensch – andauernd mit dem konfrontiert, was er nicht kann – wird zwangsläufig entweder zornig oder sehr frustriert. Einen sinnvolleren Ausgangspunkt für Therapie stellt deshalb der große Bewegungsdrang der Kinder dar. Dies wird auch in der Motopädagogik genutzt (Kiphard 1988).

Natürliche Momente der Stille, Möglichkeiten zum Ausagieren und aufgabengerichtete Konzentration findet man häufig bei Bewegungsangeboten, die in der Natur stattfinden, wie z. B. beim Wandern, Bergsteigen, Kajak fahren. Sie bieten ein soziales Übungsfeld, in dem Kooperation oberste Prämisse ist und jedes Mitglied einer Gruppe wichtig wird. Ein Gefühl für eigenes Tempo, Entfernungen und Raumorientierung erwächst aus den Erfordernissen der Aufgabe. Dies sind zentrale Themen der Erlebnispädagogik.

Was ist Erlebnispädagogik? Was ist *Outward Bound?*

Seitdem sich in den achtziger Jahren die Pädagogik handlungsorientierten Ansätzen zugewandt hat, die sich größtenteils unter der zumeist abwertend gebrauchten Bezeichnung „Bindestrich-Pädagogik" subsumieren lassen, ist auch die Erlebnispädagogik als Methode wieder in Mode gekommen. Bei intensiver Beschäftigung mit dem derzeit sehr gefragten Ansatz stößt man auf Wurzeln, die zumeist zur Reformpädagogik der Jahrhundertwende (K. Hahn, H. Lietz, J. Dewey), mit einzelnen Ästen aber auch bis zum 18. und 19. Jahrhundert (J.-J. Rousseau, D. H. Thoreau) oder noch weiter zurückreichen (Heckmair/Michl 1994, 3 ff.).

Schon bei der Betrachtung der Wurzeln wird deutlich, daß die Erlebnispädagogik keine in sich geschlossene Theorie, geschweige denn Praxis besitzt, sondern vielmehr ein Zusammenspiel von unterschiedlichsten Gedanken, Ansätzen und Strömungen darstellt. Gemeinsam ist dabei der Wunsch nach *ganzheitlicher Erziehung,* die sich nicht am klassischen schulischen Lernen, sondern an der Förderung des mit „Kopf, Herz und Hand" tätigen Menschen orientiert. Michl (1994) nennt als Grundgerüst der Erlebnispädagogik die drei Bereiche *Erlebnis, Natur* und *Gemeinschaft,* die in einer zielgerichteten pädagogischen Vorgehensweise zusammenfließen. Sieht man sich die methodischen Prinzipien, nach denen in der Erlebnispädagogik gehandelt wird, näher an, so wird deutlich, worin sie sich von anderen pädagogischen Ansätzen einerseits und von rein sportlicher Betätigung andererseits unterscheidet (Wagner 1995):

Drei Anforderungen an die Aktion

Aktionen und Aktivitäten, die mit ihren Dimensionen Natur, Gemeinschaft und Erlebnis neue Erfahrungen ermöglichen, bilden die Grundlage des Lernens. Dabei sind drei Anforderungen zu erfüllen: Erstens müssen sie in einem *Bezug zum Lebensalltag* der handelnden Person stehen bzw. gebracht werden. Zweitens sollten sie einen gewissen *Neuigkeitsgrad* aufweisen sowie drittens einen bestimmten *Intensitätsgrad* haben. Diese Erfahrungen für Verhaltensänderungen oder -erweiterungen zu nutzen, bedarf des Zusammenspiels von Aktion und Reflexion, welches auf recht unterschiedliche Weise gestaltet werden kann (Schad 1993, 49 ff.).

Grenzen erfahren

Neue Handlungsfelder, wie sie die Erlebnispädagogik bietet, fordern heraus, zeigen auch Grenzen und Begrenzungen auf. Wo der Umgang mit subjektiven Grenzen – sei es durch Überschreiten, sei es durch Akzeptieren – erfahrbar wird, kann der/die einzelne sich selbst und auch die Gruppe neu kennenlernen.

Gruppenselbststeuerung

Die starke Orientierung auf LeiterIn, LehrerIn, FührerIn einer Gruppe hindert in vielen – auch pädagogischen – Prozessen die TeilnehmerInnen, selbst aktiv zu werden und Initiative zu ergreifen. Sieht sich die verantwortliche Person weniger als LeiterIn und vielmehr als BegleiterIn, eröffnet sie damit der Gruppe die Chance, eine eigene Struktur herauszubilden. Gruppenselbststeuerung darf nicht mit Laissez-faire gleichgesetzt werden, sondern ermöglicht allen Beteiligten einen größtmöglichen Handlungsspielraum, der einerseits durch die Ansprüche, Erwartungen und Zugeständnisse der übrigen Gruppenmitglieder, andererseits durch die Sicherheitsbelange der einzelnen Aktivitäten und äußere Zwänge abgegrenzt wird.

Ganzheitlichkeit und Vielfalt

Lernen mit „Kopf, Herz und Hand" war das Motto Kurt Hahns, auf dessen Idee von Erziehung die Erlebnispädagogik basiert. Möglichkeiten zum kognitiven, affektiven, motorischen und sozialen Lernen lassen sich in den verschiedenen Aktivitäten miteinander verbinden, so daß das Kind/der Jugendliche mehrdimensional angesprochen wird.

Freiwilligkeit

Das Menschenbild der Erlebnispädagogik, so vielfältig und vielschichtig es auch sein mag, geht immer vom Menschen als selbstbestimmtes und selbstverantwortliches Wesen aus. Von daher versteht es sich von selbst, daß die Freiwilligkeit ein wesentliches Kriterium ist. Freiwilligkeit bedeutet zum einen, sich überhaupt auf eine erlebnispädagogische Aktion einzulassen, zum anderen auch die Möglichkeit, im Verlauf einer Aktion „Stop" zu sagen und eigene Grenzen zuzulassen. Allerdings kann diese „Stop"-Möglichkeit naturgemäß durch die Art der Aktion eingeschränkt sein (z. B. beim Bergwandern).

Authentizität

In ihrem ursprünglichen Ausgangspunkt sind Situationen in der Erlebnispädagogik zunächst unecht. Denn in unserer heutigen, westlichen Zivilisation muß niemand unbedingt einen Berg besteigen, mit einem Schlauchboot einen Fluß befahren, auf einem Segelboot über See oder Meer schippern. Hat man sich aber einmal auf diese Aktivität eingelassen, dann gibt es häufig kein Zurück mehr, sondern nur noch ein Durchstehen und Bestehen der Situation. Beim Marsch im Regen, beim anstrengenden Paddeln oder Pullen ist während der Aktion weder Ausweichen noch Verweigerung möglich. Durch diese Ernsthaftigkeit und Unausweichlichkeit eröffnet sich für die Beteiligten die Chance, neue Verhaltensweisen im Umgang mit den Anforderungen auszuprobieren und zu bewerten.

Orientierung am Individuum

Auch wenn es auf den ersten Blick widersprüchlich erscheint, da Erlebnispädagogik zumeist in Gruppen abläuft: Mittelpunkt der pädagogischen Überlegungen und Anstrengungen ist der einzelne Mensch. Auf seine individuellen Bedürfnisse, auf seine Fähigkeiten und Fertigkeiten richten sich die einzelnen Aktivitäten. Dies schließt nicht aus, daß in bestimmten Situa-

tionen der einzelne zugunsten der Gruppe in den Hintergrund tritt, besteht
doch hierbei die Überzeugung, daß der Gruppenprozeß für jeden einzelnen
wichtig und bedeutsam ist.

Diese Prinzipien bilden die Grundlage des pädagogischen Handelns bei
Outward Bound. Diesen Begriff – ursprünglich aus der Seefahrersprache
kommend und das zum Auslaufen fertige Schiff bezeichnend – benutzten
der englische Reeder Lawrence Holt und der deutsche Pädagoge und Poli-
tiker Kurt Hahn als Bezeichnung für ihr pädagogisches Konzept, mit dem
sie erstmals im Jahre 1941 englischen Jugendlichen die Gelegenheit gaben,
sich durch einen sechswöchigen Aufenthalt in einer Art Kurzzeit-Land-
erziehungsheim auf das Abenteuer Leben vorzubereiten. Mittlerweile steht
der Name *Outward Bound* weltweit für erlebnispädagogische Programme
von einer Dauer zwischen drei und dreißig Tagen. In Deutschland finden
an den fünf Einrichtungen von *Outward Bound* e. V. – alle in exponierten
Naturlandschaften gelegen – Kurse für Schüler und Auszubildende, Stu-
denten und Berufstätige statt, die sechs bis zwölf Tage dauern. Durch eine
starke Nachfrage von seiten sozialer Einrichtungen finden seit einigen Jahren vermehrt maßgeschneiderte Angebote für die unterschiedlichsten Zielgruppen statt (soziale Trainingskurse, Kurse mit behinderten Menschen,
Fortbildungen für MitarbeiterInnen aus der Jugendarbeit u. a.).

Die Bedeutung der Erlebnispädagogik für die Arbeit mit hyperaktiven Kindern

Für die Arbeit mit hyperaktiven Kindern bietet die Erlebnispädagogik die
Gelegenheit, alte und gewohnte Gleise zu verlassen und neue Impulse aufzunehmen. Im folgenden werden einige grundsätzliche Chancen, aber auch
die Grenzen und Probleme dargestellt:

Chancen

• In der Erlebnispädagogik ist das *aktive Tun* Ausgangspunkt für Lernen
und mögliche Verhaltensmodifikationen. Dies kommt der gewohnten Ver-
haltensstruktur hyperaktiver Kinder sehr viel mehr entgegen als stillsitzendes
Lernen in der Schule. Durch geeignete *Reflexionen* sollen neue Erfahrungen als Grundlagen für die Zukunft gewonnen werden.

• Erlebnispädagogik, die sich nicht im Zimmer, sondern in der Natur ab-
spielt, schafft für die Beteiligten *Frei-Räume.* Weg von der gewohnten städ-

tischen Enge erleben hyperaktive Kinder ihre Umtriebigkeiten für die Umwelt und schließlich auch für sich selbst weniger belastend.

• In direktem Bezug dazu geben die Natur und die Aktivitäten draußen ihre eigenen *Regeln und Strukturen* vor. Diese intrinsischen Grenzen werden von den Beteiligten verstanden und akzeptiert. Dadurch eröffnet sich für hyperaktive Kinder die Möglichkeit, Regeln und Strukturen einmal nicht als von außen willkürlich gesetzte Maßnahmen zu erleben. Sie verstehen ihre Notwendigkeit unmittelbar.

• Die Vielfalt der erlebnispädagogischen Aktivitäten läßt eine *Orientierung am Individuum* (und seiner speziellen Problematik) zu. Dies gilt nicht nur für die Dauer der Maßnahme. Neue Akzente können auch in die gewohnte Förderung vor Ort einfließen.

• Schließlich bietet die Erlebnispädagogik die wunderbare Gelegenheit zur Arbeit mit *Kindern und Eltern:* Verkrustete Strukturen im Rollenverständnis und -verhalten zwischen Kindern und Eltern werden aufgebrochen, im gemeinsamen Tun können Rollen neu verteilt und ein anderes Miteinander ausprobiert werden.

• Weil erlebnispädagogische Aktivitäten weitab vom gewohnten Umfeld stattfinden, vermitteln sie allen Betroffenen *Aha-Erlebnisse:* Hyperaktive Kinder (und auch die Eltern) bemerken an sich bisher unbekannte Fähigkeiten, aber auch eigene Grenzen; Eltern agieren zusammen mit den Kindern in einer für alle neuen Umgebung.

Probleme und Grenzen

• Wie bei jeder erlebnispädagogischen Arbeit ist auch hier die Frage des *Transfers,* der Übertragbarkeit auf den Alltag von Bedeutung (Bühler 1986; Heckmair/Michl 1993). Um diesem Problem zu begegnen, müssen zum einen die Aktionen der Zielgruppe und ihrer Alltagssituation angepaßt werden, zum anderen wird durch Reflexion der Bezug zum Alltag hergestellt.

• In engem Zusammenhang damit steht die *Einbettung in andere Maßnahmen.* Finden erlebnispädagogische Maßnahmen in Abstimmung mit anderen Förderaktivitäten statt, dann hängen sie nicht im luftleeren Raum, eine bessere Vor- und Nachbereitung sind möglich. Die Förderung wird um eine neue Dimension bereichert.

• Erlebnispädagogische Aktionen finden nicht von heute auf morgen statt. Bei der Frage der *Realisierbarkeit* spielen verschiedene Faktoren eine Rolle: Zeitbedarf und Finanzierung sind Hindernisse, die sich mit etwas Ausdauer und Engagement in der Regel überwinden lassen. Die Bereitschaft der Kinder, sich auf dieses Erlebnis einzulassen, ist zumeist kein Problem, größer sind die Widerstände bei den Eltern. Hier muß häufig viel Überzeugungsarbeit geleistet werden.

Eine Woche *Outward Bound* – ein Beispiel

Im folgenden wird das Konzept einer gemeinsamen erlebnispädagogischen Woche für Familien mit hyperaktiven Kindern exemplarisch dargestellt. Schwerpunktmäßig zielt das Angebot darauf ab, Eltern und Kindern im Kontakt mit anderen Betroffenen und professionellen Helfern neue Sichtweisen voneinander zu zeigen und eingefahrene Rollenmuster bewußt zu machen. Gleichzeitig können neue Rollenverteilungen für diese Woche übernommen werden. Das Hauptgewicht liegt im Erlebnis des Hier und Jetzt außerhalb der Alltagswelt.

Mindestens ein Elternteil sollte an der Woche teilnehmen, beide Eltern oder die ganze Familie wären wünschenswert. Begleitet wird die Gruppe (ca. 8 bis 10 Kinder und ebensoviele Erwachsene) von drei ErlebnispädagogInnen mit sozialpädagogischer bzw. therapeutischer Ausbildung. Sowohl Eltern als auch Kinder haben ihre AnsprechpartnerIn für die eigenen Belange. Abwechselnd finden die Aktivitäten in Kleingruppen (nur Kinder/nur Eltern) und in der gemeinsamen Großgruppe statt. Die Angebote werden an die Bedürfnisse der Kinder und Eltern jeweils angepaßt.

Eltern und Kinder sind gleichermaßen für den Ablauf und die Organisation mitverantwortlich. Tätigkeit und handelndes Lernen sind der Ausgangspunkt der einzelnen Tagesgestaltung. Klare Tagesstrukturen sowie ritualisierte Orte der Begegnung (z. B. das allabendliche Lesen einer Geschichte, die sich über die Woche fortsetzt) stellen den Rahmen dar, um Selbststeuerung zu ermöglichen. In der Kleingruppe werden die spezifischen Bedürfnisse berücksichtigt. Eltern und Kind übernehmen die Verantwortung für die eigene Lebenswelt und dürfen Verantwortung teilen oder abgeben (soziales Netzwerk der Betroffenen). Raum für gemeinsame Erlebnisse, Auseinandersetzung und das Erarbeiten einer „Konfliktkultur" gibt allen Beteiligten die Großgruppe. Bei besonderen Notwendigkeiten sind auch Einzelgespräche mit den LeiterInnen möglich. Den konkreten Ablauf der Tage zeigt Tabelle 1.

Tabelle 1: Struktur einer Woche *Outward Bound*

Tag	Aktivität	Klein- bzw. Großgruppe	Inhalte	Lernziele
1. Tag	Anreise Kennenlernen	GG = Großgruppe	Übungen und Spiele, die Kennenlernen und gemeinsames Aktivsein ermöglichen	Kennenlernen Verbale und nonverbale Kontaktaufnahme
2. Tag	Kennenlern- und Initiativübungen	KG = Kleingruppe		Abbau von Berührungsängsten Klärung von Erwartungen und Befürchtungen
	Tour	KG	Erkundung der Umgebung – bei den Kindern spielerisch – bei den Erwachsenen informativ	Kennenlernen der Umgebung (Konzentrische Raumeroberung)
3. Tag	Floßbau und Floßfahrt	KG/GG	Aus zur Verfügung stehenden Materialien werden in den Kleingruppen Flöße gebaut. Dabei bauen die Kinder das Floß für die Erwachsenen und umgekehrt. Anschließend Fahrt mit den Flößen auf einem See	Teamarbeit Eindenken in andere Personen Entwicklung von Problemlösungsstrategien Materiale Erfahrung
4. Tag	Bewegungs-, Kommunikations- und Naturerfahrungsübungen	KG	Die verschiedenen Sinne werden mit Übungen und Spielen aktiviert.	Neue Erfahrungen im affektiven, kognitiven und motorischen Bereich Sinneserfahrungen
	Vorbereitung der Tour zur Selbstversorgerhütte	GG	Absprachen bezüglich Kochen und Abendessen müssen getroffen, der Einkauf organisiert werden.	Kommunikationsfähigkeit Problemlösungsverhalten in lebenspraktischen Belangen

Tag	Aktivität	Gruppe	Beschreibung	Ziele
5. Tag	Klettern und Abseilen	KG	In verschiedenen Klettergebieten probieren Kinder und Erwachsene das „Spiel mit der Schwerkraft".	Neue Bewegungserfahrungen Körperbewußtsein Verantwortung und Vertrauen Umgang mit der Angst und eigenen Grenzen
	Selbstversorgerhütte: Abendessen und Übernachtung	GG	Gemeinsames Kochen und Abendessen sowie gemütlicher Abend in einer Selbstversorgerhütte.	Neues Rollenverständnis Handlungskompetenz in der Alltagsbewältigung
6. Tag	Tour	KG/GG	Bei der Tour wird das gemeinsame Ziel auf unterschiedlichen Wegen in Kleingruppen erreicht, wobei sich die Kleingruppen gegenseitig „führen". Nach dem Treffen am Ziel (z. B. Berggipfel) erfolgt der gemeinsame Rückweg.	Umgang mit Abhängigkeiten Erfahren gemeinsamer Aktivitäten Raumorientierung Verantwortungsbereitschaft
	Auswertung	KG/GG	Eine Gesamtauswertung, die vor allem auf die Bedeutung der Erfahrungen im Alltag abzielt, wird zunächst in den Kleingruppen und dann in der Großgruppe durchgeführt.	Transfersicherung Aufarbeitung von Konfliktresten
	Erarbeitung eines Abschlußrituals	GG	Gemeinsam wird eine nonverbale Bewegung für den Abschluß kreiert.	Teamarbeit Loslösung
7. Tag	Abschlußritual Abreise			

Ausblick

Die Erlebnispädagogik lebt in der Gefahr, gerade aufgrund ihrer derzeitigen Popularität, als Allheilmittel für sämtliche Defizite menschlichen und gesellschaftlichen Daseins herhalten zu müssen. Weil die meisten VertreterInnen der Erlebnispädagogik in aller Regel von „ihrem" Ansatz sehr überzeugt sind und ihn nach außen darstellen, steigen die Erwartungen nur allzuoft in nahezu unerreichbare Höhen. Hier gilt es, Ansprüche und Vorstellungen in einem realistischen Rahmen zu halten, keine falschen Hoffnungen zu wecken und statt dessen kleine Schritte als einen Erfolg anzusehen, der zum Weitermachen ermutigt.

Erlebnispädagogische Elemente sind nicht nur im Rahmen solcher Kompaktwochen möglich. Auch „Erlebnistage" im Konzept von Selbsthilfegruppen oder erlebnisorientierte Elemente in der psychomotorischen Förderung sind integrierbar und sinnvoll (Kiphard 1993; Michalke-Haffke 1994). Bei allen Aktivitäten müssen Sicherheitsaspekte, sorgsame Vorbereitung und Information als Selbstverständlichkeit betrachtet werden, um die pädagogisch-therapeutische Intention nicht unnötig zu gefährden.

Dann ermöglichen pädagogische Aktivitäten für alle Beteiligten neue Erlebnisse, in der Natur, im Miteinander mit anderen, in der Auseinandersetzung mit der eigenen Person. Wenn diese Erfahrungen – sei es in noch so kleinen Bereichen – im Alltag weiterwirken, dann ist schon sehr, sehr viel erreicht.

Literatur

Altherr, P. (1993): Das Hyperkinetische Syndrom des Kindesalters aus kinderpsychiatrischer Sicht: Diagnostik und Therapiemöglichkeiten im Überblick. In: Passolt, M. (Hrsg.): Hyperaktive Kinder: Psychomotorische Therapie. E. Reinhardt, München/Basel
Bühler, J. (1986): Das Problem des Transfers. Kritisches zur erlebnisorientierten Kurzzeitpädagogik. Deutsche Jugend 2, 71-76
Heckmair, B.; Michl, W. (1994): Erleben und Lernen. Einstieg in die Erlebnispädagogik. 2. Aufl. Luchterhand, Neuwied/Kriftel/Berlin
Kiphard, E. J. (1988): Das Problem der Hyperaktivität aus motopädagogischer Sicht. Motorik 1, 2-9
– (1993): Ungewöhnliche Bewegungserlebnisse als Nervenkitzel und Abenteuer. Praxis der Psychomotorik 1, 10-15
Luckert, H. (1993): Hyperaktivität als Zivilisationsstörung. In: Passolt, M. (Hrsg.): Hyperaktive Kinder: Psychomotorische Therapie. E. Reinhardt, München
Michalke-Haffke, M. (1994): Ein Urwald in der Turnhalle. Abenteuersport – Sportabenteuer. Praxis der Psychomotorik 1, 39-47
Michl, W. (1994): Erlebnispädagogik und Behindertenhilfe – Chancen und Grenzen. Erleben und Lernen, Zeitschrift für handlungsorientierte Pädagogik 5, 4-9

Oehler, K.-U. (1990): Das hyperkinetische Kind im Vorschulalter. Frühförderung interdisziplinär 4, 145-152

Schad, N. (1993): Erleben und miteinander reden – Reflexionsmodelle in der Erlebnispädagogik. Erleben und Lernen, Zeitschrift für handlungsorientierte Pädagogik 2 & 3, 49- 53

Wagner, F.-J. (1995): Gemeinsam Hindernisse überwinden. Erlebnispädagogik mit behinderten Menschen. In: Kölsch, H. (Hrsg.): Wege Moderner Erlebnispädagogik. Fachhochschulschriften, München

Anwendung des Kestenberg-Bewegungsprofils in der Tanz-/Bewegungstherapie bei hyperaktiven und aufmerksamkeitsgestörten Kindern*

Von Hillary Merman

Was ist Tanz-/Bewegungstherapie? Die amerikanische Vereinigung für Tanztherapie definiert Tanz/Bewegungstherapie als „die psychotherapeutische Anwendung von Bewegung als einen Prozeß, der die emotionale, körperliche und kognitive Integration von Menschen fördert"; insofern ist sie eine Form der Psychotherapie, in der die Bewegung das Medium der Interaktion und Persönlichkeitsveränderung darstellt.

Marian Chace gilt als Gründerin der Tanz-/Bewegungstherapie in Amerika. Sie war ursprünglich Tänzerin und Lehrerin für Kindertanz. Sie erhielt das Angebot, am St.-Elizabeth-Krankenhaus in Washington D. C. mit ehemaligen Soldaten des Zweiten Weltkriegs zu arbeiten, da diese auf traditionellere Formen von Psychotherapie nicht ansprachen. Mrs. Chace betrat die Stationen mit einem Plattenspieler und spielte sanfte, rhythmische Musik. Sie stellte kleinste Reaktionen bei den Männern fest, deren Diagnose „Kriegsneurose" lautete. Sie verhielten sich erregt oder zurückgezogen, oft sprachen sie nicht. Als sie begann, (in Labanscher Terminologie:) die Qualität ihrer Bewegungen zu reflektieren (eher spiegelnd als nachahmend), sich einem und dann einem anderen Patienten zuzugesellen, gelang es ihr, sie zum Mitmachen zu bewegen und mit ihnen einen Kreis zu bilden. Chace nannte 1964 in ihrer Definition von Tanztherapie folgende Methoden und Ziele:

„Tanztherapie ist die spezielle Anwendung rhythmischer körperlicher Bewegung, die als Instrument in der Patientenrehabilitation dient (…), der Tanztherapeut wendet verbale und nonverbale Kommunikation an, um einen Patienten in die Lage zu versetzen, Gefühle auszudrücken, sich in menschlichen Beziehungen einzubringen, ein größeres Selbstwertgefühl zu entwickeln, zu einem realistischeren Begriff des eigenen Körperbildes zu finden und dadurch ein Gefühl von Entspannung und Spaß zu erhalten" (Chace in Chaiklin 1975, 144).

Beim Aufbau von Vertrauen und ernsthaftem Kontakt zu Patienten besteht die Hauptmethode darin, im Spiegeln die Bewegungen mitzumachen. Levy (1988) beschreibt dieses überzeugende, von Chace entwickelte Konzept als

---

* Übersetzung: Joachim Welsch, Bad Camberg-Erbach
  Redaktion: Silke von der Heyde, München

„Reflektion einer tiefen emotionalen Annahme und Kommunikation (…) Indem sie die nonverbalen und symbolischen kommunikativen Äußerungen der Patienten ernstnahm, ihnen half, sie weiterzuentwickeln und zu erklären, demonstrierte Chace ihren unmittelbaren Wunsch und ihre Fähigkeit, die Patienten dort abzuholen, ‚wo sie sich' emotional ‚befanden' und sie so auf eine tiefe und echte Weise zu verstehen und anzunehmen (…) In diesem Sinne trug sie dazu bei, die Erfahrungen, die die Patienten mit sich selbst gemacht hatten, zu bestätigen" (S. 25-26).

Die Aufgabe des Therapeuten besteht zunächst darin, mit dem Patienten in Kontakt zu treten, indem er mitmacht und die Art und das Gefühl für die Bewegung miterlebt und reflektiert und indem er die Vorlieben des Patienten dazu benutzt, die Bewegungsmuster allmählich zu erweitern, so daß Bewegungsradius, Ausdrucksfähigkeit, Organisations- und Interaktionsfähigkeiten zunehmen. So entsteht langsam ein Dialog. Ein Entwicklungsmodell kann hier zur Erklärung dienen: Wenn die Mutter den Gefühlszustand ihres Babys spiegelt, erhöht sich dessen Erregungsgrad und infolgedessen die Kommunikation von seiten des Kindes; es entsteht ein Dialog, der wiederum umfangreichere Interaktionen hervorbringt; so bildet sich ein Gefühl für das Selbst (Stern 1985, Lichtenberg 1991).

Die Tanz-/Bewegungstherapie unterscheidet sich darum von anderen Formen der Psychotherapie, Körperarbeit und Bewegungstherapie. Wenn auch einige Prinzipien übereinstimmen (z. B. Psychodynamik, Entspannung, Ausrichtung und Kommunikation), handelt es sich doch um eine ganz andere Methodik. Wenn auch die Tanztherapie bisweilen Lehre und Entwicklung von Fähigkeiten beinhaltet, basiert die Tanz-/Bewegungstherapie auf den heilenden Prozessen des Tanzes (Schmais 1985). Zudem bildet die Tanz-/Bewegungstherapie eine Brücke zwischen psychologischer Theorie und kreativem Ausdruck und beinhaltet insbesondere folgende Prinzipien: Die Persönlichkeit wird in der Bewegung reflektiert (z. B. sind die Bewegungen von Menschen mit psychotischen Symptomen bruchstückhaft und chaotisch, entsprechend ihrer zerrissenen Denkprozesse und ihrer emotionalen Erregung oder Isolation; dieses Verhalten ist kommunikativ; Veränderungen im Bewegungsstil führen zu Persönlichkeitsveränderungen, und je umfangreicher das Bewegungsrepertoire wird, desto differenzierter können die eigenen Bedürfnisse und die Anforderungen der Umgebung bewältigt werden (Lewis 1972, Schmais 1974).

Was ist Laban-Bewegungsanalyse?

Laban-Bewegungsanalyse (Laban Movement Analysis, LMA) ist eine Methode, Bewegungen zu beobachten, aufzuzeichnen und auszuführen. Da es sich um ein auf Bewegung basierendes System mit einer eigenen bewegungsbezogenen Terminologie handelt, hat die Laban-Bewegungsanalyse sich für viele Tanz-/Bewegungstherapeuten bei der Beobachtung, Einschätzung und Bewertung von Patienten und in der Behandlung als nützlich erwiesen. Das System wurde von Rudolph von Laban (1879–1958) entwickelt, einem Architekten, Künstler, Tänzer und Choreographen. Laban beobachtete die Kampfkunst, Tanzformen, Rituale, religiöse Zeremonien und schließlich Arbeitsbewegungen. Er definierte Prinzipien und Symbole, um die Qualität von Bewegungen zu beschreiben, die als „Bewegungsantriebe" („efforts") bezeichnet werden (wie Bewegung geschieht, anstatt welche Bewegung ausgeführt wird oder wohin sie gerichtet ist). Bewegungsantrieb hat mit den Eigenschaften und der Dynamik von Bewegung zu tun, der Art und Weise, wie jemand den Realitäten von Raum, Gewicht, Zeit und Fluß begegnet. Bewegungsantrieb drückt Gefühlszustände und den Persönlichkeitsstil aus (Laban 1947 und 1960), fördert die Effektivität von Bewegungen und wird in der Auseinandersetzung mit der Umwelt angewandt. Die Antriebsfaktoren sind: Raum, Gewicht, Zeit und Fluß. Jeder Bewegungsfaktor besteht aus zwei Eigenschaften auf einem Kontinuum, einer kämpferischen und einer nachgebenden: Die bevorzugte Haltung dem Raum gegenüber kann direkt oder indirekt sein, dem Gewicht gegenüber stark oder leicht, der Zeit gegenüber beschleunigt oder verzögert; der Bewegungsfluß gebunden oder frei sein. Zum Beispiel versucht jemand, die Zeit einzuholen, indem er sich beeilt, um den Zug noch zu bekommen (kämpferische Haltung gegenüber der Zeit), oder er gönnt sich Zeit für einen Spaziergang.

Auf der Basis von Labans Notationssystem konstruierte Warren Lamb 1965 Symbole für Formen und definierte Zusammenhänge zwischen den Bewegungsantrieben und Raumwegen. Dieser Parameter, Form (shape) genannt, umfaßt Formfluß („shape flow": der Körper richtet sich entsprechend der Atmung auf oder schrumpft zusammen), und den angemessenen, interaktionalen, expressiven Einsatz von Richtungen und Ebenen. Wie bei den Bewegungsantrieben gibt es bei den Formen entgegengesetzte Eigenschaften, zum Beispiel oben und unten in der vertikalen oder einschließende und ausbreitende in der horizontalen Ebene. Geschlossene Formen gelten als kämpferisch und offene als nachgebend.

Ein Beispiel für den Zusammenhang zwischen Bewegungsantrieb und Form wäre die direkte Aufmerksamkeit dem Raum gegenüber im Bewegungsantrieb bei gleichzeitigem Einschließen in der horizontalen Ebene (zum Beispiel, wenn man jemanden umarmt). Eine zwiespältige Botschaft in der Bewegung wäre gegeben, wenn jemand einen anderen Menschen umarmt, ihn also einschließt, und gleichzeitig überall herumschaut, als wäre er mit den Gedanken woanders. Bewegungsantrieb kann als „Inhalt" und „shape" als „Form" oder Behältnis für die Eigenschaften der Bewegung angesehen werden (Dell 1970).

Was ist das Kestenberg-Bewegungsprofil?

Das Kestenberg-Bewegungsprofil (Kestenberg Movement Profile KMP) basiert auf der Laban-Bewegungsanalyse, Auswertung des Aktionsprofils (Action Profiling), Objektbeziehungen und psychodynamischen Theorien (Loman/Merman 1995). Es handelt sich um ein umfangreiches Instrumentarium zur Beobachtung, Aufzeichnung und Interpretation von nonverbalem Verhalten. Von Laban beeinflußt, kommen in diesem System über die Laban-Bewegungsanalyse hinaus Verbesserungen, neue Kategorien und ein entwicklungspsychologischer Ansatz/Bezug hinzu. Das ursprüngliche Interpretationssystem, das Kestenberg zur wissenschaftlichen Bestätigung ihrer Ergebnisse anwandte, war das Entwicklungsprofil von Anna Freud.

Das Kestenberg-Bewegungsprofil geht auf Dr. Judith Kestenberg zurück, eine Ärztin und Psychoanalytikerin, die sich für das Wesen und die Bedeutung nonverbalen Verhaltens interessierte. In den 50er Jahren widmete sie sich zusammen mit Schülern von Laban (Irmgard Bartenieff, Warren Lamb und anderen) dem Studium der Analyse von Bewegungsantrieben und Formen. Sie sah den Fluß (flow) als eine eigenständige Kategorie an. Sie beobachtete natürlich verlaufende Bewegungen und fügte Freihandzeichnungen hinzu, um Bewegungsantriebe und Formen für eine Datengewinnung festzuhalten.

Um 1953 hatte Kestenberg mit Längsschnittstudien von Bewegungsmustern dreier Kleinkinder begonnen, die sie zwanzig Jahre lang beobachtend begleitete (Kestenberg 1967, Kestenberg/Sossin 1979). Sie arbeitete mit der Sands Point Movement Study Group, die aus vier Psychiatern, einem Bewegungsspezialisten und einer Tanztherapeutin bestand. Diese suchten nach einer Methode, die es erlauben würde, an Kleinkinder, Kinder und Erwachsene vergleichbare Maßstäbe anzulegen. Die Gruppe beobachtete Bewegungen von Säuglingen auf Neugeborenenstationen, in Vorschulen und in Kinderkliniken und zeichnete sie auf. 1968 und 1970 besuchte Kestenberg mehrere Kibbuze in Israel und erstellte etwa 150 Profile von kleinen Kindern.

Von 1972 bis 1990 arbeitete das Eltern-Kind-Zentrum für die Ziele der Primären Prävention. Auf der Grundlage des Kestenberg-Bewegungsprofils wurden Kinder von der Geburt bis zum vierten Lebensjahr untersucht und behandelt, wobei die Eltern miteinbezogen wurden. Dabei entstand, aus der direkten Beobachtung und aus Film- und Videoaufzeichnungen, eine große Zahl von Bewegungsprofilen. Das Kestenberg-Bewegungsprofil wurde zur Einschätzung der zwischenmenschlichen Dynamik unter den Familienmitgliedern ebenso eingesetzt wie zur Beurteilung angeborener Bewegungspräferenzen, zur Einschätzung im Bereich von Entwicklungsverzögerungen oder Vulnerabilität, des aktuellen Entwicklungsstandes und von Faktoren, die auf kognitive und soziale Fähigkeiten bei Kindern hinweisen.

Ein Hauptaugenmerk des Zentrums war darauf gerichtet, die Kommunikation zwischen Eltern und ihren Kindern zu verbessern. Dazu wurden nonverbale Methoden wie gegenseitiges Sich-aufeinander-Einstellen (attunement), wechselseitige Festhaltemuster, Atemunterstützung und kreative Medien angewendet. Mit Hilfe von Bewegungsumschulung wurde den Eltern und Erziehern ein besseres Verständnis für die verschiedenen kindlichen Entwicklungsphasen vermittelt. So konnten anfängliche Probleme aufgedeckt und die normale Entwicklung gefördert werden (Loman 1994). Das Kestenberg-Bewegungsprofil besteht aus neun Kategorien:

1. Spannungsfluß-Rhythmen
2. Spannungsfluß-Eigenschaften
3. Antriebsvorläufer
4. Antrieb
5. Bipolarer Formfluß
6. Unipolarer Formfluß
7. Formfluß-Design
8. räumlich gerichtetes Formen
9. Formen in dimensionalen Ebenen

Diese neun Kategorien umfassen insgesamt 120 verschiedene Bewegungsfaktoren. Hierzu gehören die Beschreibung von Körperhaltungen und quantifizierbare numerische Daten. Die Methoden der Datenerhebung sind das Freihandzeichnen zur Notation des Spannungsflusses (Abb. 1) sowie Variationen für die Beschreibung der regulären Bewegungsantriebe und der Formen.

Man kann die neun Kategorien des Kestenberg-Bewegungsprofils auch in zwei Hauptsysteme unterteilen: Die Kategorien 1–4 bilden das System 1, das Spannungsfluß-Bewegungsantrieb-System (tension-flow-effort-system); die Kategorien 5–9 bilden das System 2, das System der Formung des Formenflusses (shape-flow-shaping-system).

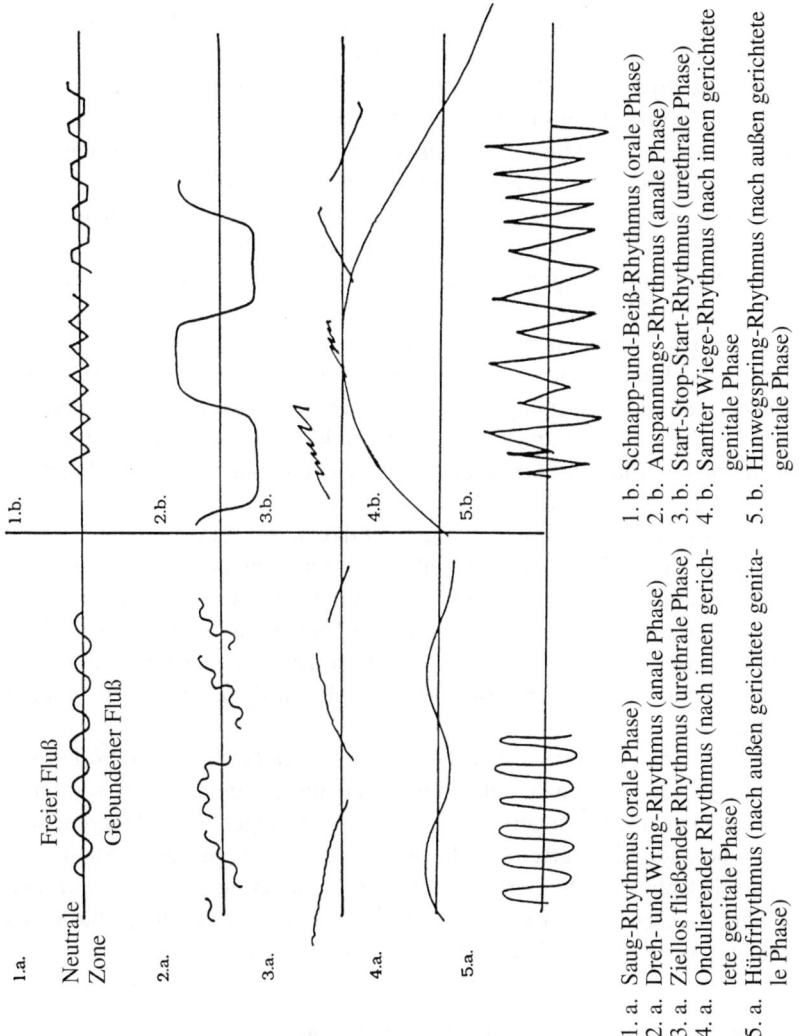

1.a.

Neutrale Zone

Freier Fluß

Gebundener Fluß

1.b.

2.a.

2.b.

3.a.

3.b.

4.a.

4.b.

5.a.

5.b.

1. a. Saug-Rhythmus (orale Phase)
2. a. Dreh- und Wring-Rhythmus (anale Phase)
3. a. Ziellos fließender Rhythmus (urethrale Phase)
4. a. Ondulierender Rhythmus (nach innen gerichtete genitale Phase)
5. a. Hüpfrhythmus (nach außen gerichtete genitale Phase)

1. b. Schnapp-und-Beiß-Rhythmus (orale Phase)
2. b. Anspannungs-Rhythmus (anale Phase)
3. b. Start-Stop-Start-Rhythmus (urethrale Phase)
4. b. Sanfter Wiege-Rhythmus (nach innen gerichtete genitale Phase)
5. b. Hinwegspring-Rhythmus (nach außen gerichtete genitale Phase)

Abb. 1: Notation des Spannungsflusses

Abb. 2 zeigt das Kestenberg-Bewegungsprofil eines 13 Monate alten Jungen. Die linke Spalte zeigt System 1, die rechte Seite des Profils enthält System 2.

System 1 dokumentiert eine Entwicklungslinie, die mit den Bewegungsmustern des Fötus und des Neugeborenen (Spannungsflußrhythmen – tension-flow rhythms und Spannungsflußattributen – tension-flow attributes) beginnt. Sie beschreibt innere Bedürfnisse, Gefühle und Affekte, und bei den erwachseneren Mustern werden Reaktionen auf Herausforderungen der Umwelt (Vorläufer von Bewegungsantrieben) reflektiert. System 2 dokumentiert eine Entwicklungslinie, die mit Beziehungen zu Menschen und Objekten zu tun hat. Das oberste Diagramm, der bipolare Formfluß, stellt Bewegungsmuster dar, die allgemeine Gefühlszustände von Wohlsein und Unwohlsein beschreiben, die ein Fötus und ein Neugeborenes erleben können (sich in einem warmen Raum ausstrecken, sich in einem kalten Raum zusammenziehen); unipolarer Formfluß stellt Bewegungsmuster dar, die Anziehung und Abstoßung auf konkrete Reize wiedergeben (sich in eine Richtung zu einer wärmenden Feuerstelle hin ausstrecken, sich von einer lauten Lärmquelle zurückziehen, indem man eine Schulter anzieht und den Kopf neigt); Formfluß-Design beschreibt Bewegungsbahnen zu sich und etwas anderem hin oder davon weg. Das Formen in Richtungen (shaping in directions) stellt Muster dar, die einerseits Linien und Brücken bilden und andererseits Barrieren gegenüber Objekten im Raum (einen Arm in Richtung des Gesichts der Mutter ausstrecken; ungeliebtes Essen von sich wegschieben), und das Formen in Ebenen (shaping in planes) beschreibt, wie sich jemand in komplexen Beziehungen zu anderen verhält.

Psychoanalytisch ausgedrückt erfolgt auf der linken Seite des Profils (System 1) die Reflektion der Ich-Entwicklung und auf der rechten (System 2) die der Objektbeziehungen. Das Kestenberg-Bewegungsprofil umreißt den Grad der individuell erreichten Entwicklungsebenen, Bewegungspräferenzen (einschließlich Stärken, Potentialen, Defiziten und Schwächen), Bereiche psychischer Harmonie und Konflikte sowie Beziehungsmuster zu anderen (in Vergangenheit und Gegenwart) (Loman 1990).

Bedeutung für die Tanz-/Bewegungstherapie

Das Kestenberg-Bewegungsprofil eignet sich ganz natürlich für die Anwendung in der Tanz-/Bewegungstherapie, so wie nonverbales Verhalten mit psychologischer Theorie und Interpretation zusammengehören (Merman 1990). Die näheren Ausführungen zur Laban-Bewegungsanalyse und

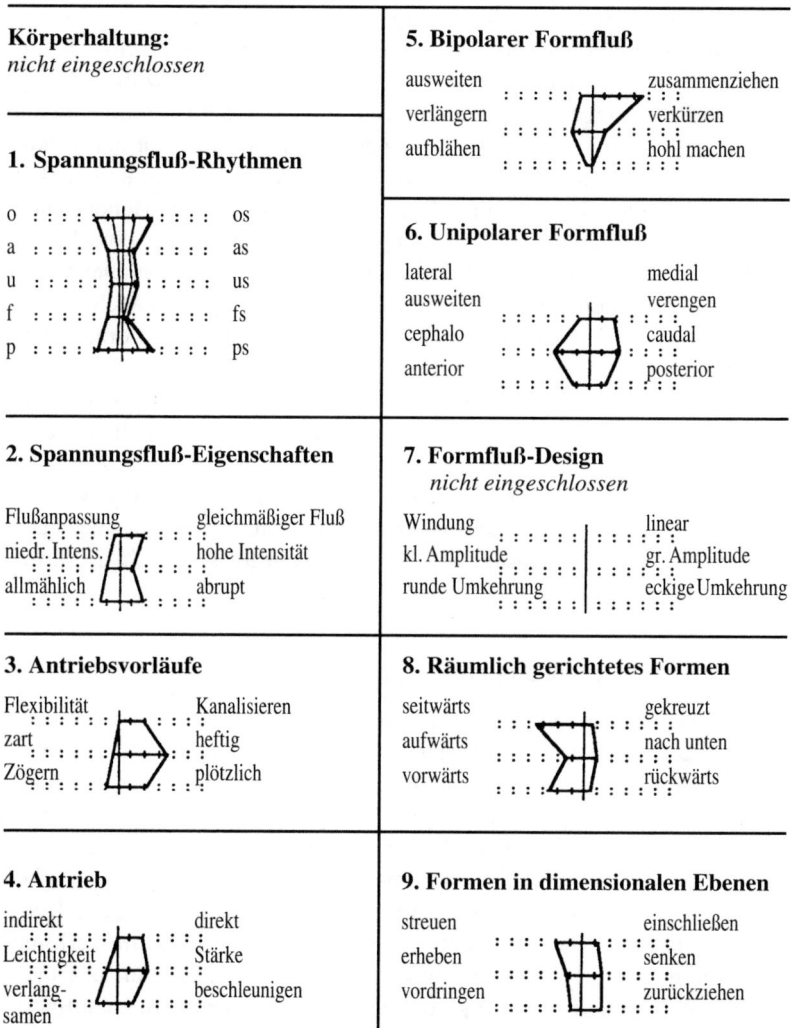

Körperhaltung:
nicht eingeschlossen

1. Spannungsfluß-Rhythmen

o   os
a   as
u   us
f   fs
p   ps

5. Bipolarer Formfluß

ausweiten	zusammenziehen
verlängern	verkürzen
aufblähen	hohl machen

6. Unipolarer Formfluß

lateral	medial
ausweiten	verengen
cephalo	caudal
anterior	posterior

2. Spannungsfluß-Eigenschaften

Flußanpassung	gleichmäßiger Fluß
niedr. Intens.	hohe Intensität
allmählich	abrupt

7. Formfluß-Design
nicht eingeschlossen

Windung	linear
kl. Amplitude	gr. Amplitude
runde Umkehrung	eckige Umkehrung

3. Antriebsvorläufe

Flexibilität	Kanalisieren
zart	heftig
Zögern	plötzlich

8. Räumlich gerichtetes Formen

seitwärts	gekreuzt
aufwärts	nach unten
vorwärts	rückwärts

4. Antrieb

indirekt	direkt
Leichtigkeit	Stärke
verlang-samen	beschleunigen

9. Formen in dimensionalen Ebenen

streuen	einschließen
erheben	senken
vordringen	zurückziehen

Abb. 2: Kestenberg-Bewegungsprofil eines 13 Monate alten Jungen (ohne Zahlenwerte) (verändert nach: Lewis/Loman 1974)

die von Kestenberg hinzugefügten Ergänzungen bieten einen entwicklungs-psychologischen Bezug und sensibilisieren den Beobachter in seinen Fähig-keiten, zu unterscheiden, sich zu beteiligen und kleinste, bizarre oder ag-gressive Bewegungen zu verstehen. Man kann von der Terminologie und den Begriffen auch dann profitieren, wenn das Profil nicht formal struktu-riert ist. Auf der Grundlage des Kestenberg-Bewegungsprofils und mit Hil-fe von Zeichnungen in der Laban-Bewegungsanalyse, in Form einer Check-liste, schuf Merman einen Beurteilungsbogen und stellte ein Forschungs-instrument bereit (Merman 1986 und 1990). Merman, Loman und andere haben die Vorstellungen des Kestenberg-Bewegungsprofils auch in ihrer klinischen Arbeit mit Erwachsenen und Kindern angewandt (Loman 1991, Loman/Merman 1995).

Der Bezugsrahmen des Kestenberg-Bewegungsprofils ermöglicht es dem Therapeuten, einen Diagnose- und Behandlungsplan aufzustellen. Bewe-gungsmuster entwickeln und verändern sich mit der Zeit, so daß der The-rapeut die Effektivität der Maßnahmen innerhalb einer Sitzung, von Sit-zung zu Sitzung und über einen längeren Zeitraum hinweg beobachten kann. Einzelne Bereiche des Kestenberg-Bewegungsprofils können in der Arbeit mit bestimmten Populationen besonders nützlich sein.

Aufmerksamkeitsstörung und Hyperaktivität

Die drei Hauptsymptome der mit Hyperaktivität einhergehenden Aufmerk-samkeitsstörung (Attention Deficit Hyperactivity Disorder, ADHD) sind kurze Aufmerksamkeitsspannen, Impulsivität und Hyperaktivität. Viele Symptome dieser Störung haben mit Bewegung zu tun:
Die häufigsten Merkmale sind: Hyperaktivität (äußert sich oft durch Zap-peln, Hin-und-her-Rutschen und Beteiligung an körperlich gefährlichen Aktivitäten), Störung der Bewegungswahrnehmung, unzulängliche Koor-dination der Fein- und Grobmotorik, Konzentrations- oder Aufmerksam-keitsstörungen (kurze Aufmerksamkeitsspannen, Ablenkbarkeit, unermüd-liche Beharrlichkeit, Unfähigkeit, etwas zu Ende zu führen, Unaufmerk-samkeit, geringe Konzentration), Impulsivität (erst handeln, dann denken, plötzlicher Wechsel von Aktivitäten, mangelnde Organisation, Aufsprin-gen in der Klasse), Gedächtnis- und Denkstörungen, spezifische Lernbe-einträchtigungen, Störungen des Hörens und Sprechens sowie unklare neurologische Signale und Auffälligkeiten im EEG (Kaplan/Sadock 1991, 726–727). Kinder mit diesen Problemen sind meistens frustriert und wer-den häufig gemaßregelt und abgelehnt, was zu emotionaler Labilität (Reiz-barkeit, Depression, Ängstlichkeit) und einem geringen Selbstwertgefühl

führt. Diese Kinder ziehen sich entweder zurück oder werden noch auffälliger in ihrem Verhalten; sie geraten in einen Teufelskreis, in dem sie immer unfähiger werden, sich sozial einzubringen und zu lernen.

Tanz-/Bewegungstherapie mit aufmerksamkeitsgestörten, hyperaktiven Kindern

Aufmerksamkeitsgestörte hyperaktive Kinder zeigen Schwächen in Bereichen, die für die verbale Therapie und Erziehung eine Rolle spielen: Sie sind unfähig, sich ruhig zu verhalten; sie sind sprachentwicklungsverzögert, und es fällt ihnen schwer, sich verbal zu verständigen; sie haben Probleme mit der Abstraktion; Zusammenarbeit fällt ihnen schwer (warten, Konsequenzen einsehen). In ihrem Bewegungsverhalten lassen sich oft Angst, Unreife, Durcheinander und Beziehungslosigkeit zu anderen erkennen. Jedoch zeigt dieses Verhalten eine Menge über die Ich-Entwicklung und über innere Objektbeziehungen des Kindes.

Die Zuhilfenahme einer Struktur wie das Kestenberg-Bewegungsprofil bietet nützliche Informationen und hilft bei der Beurteilung von Schwächen, Stärken, Entwicklungsständen sowie Rück- und Fortschritten während der Behandlung. Auf der Grundlage des Kestenberg-Bewegungsprofils läßt sich ein Therapieplan entwickeln, der den besonderen Bedürfnissen des einzelnen Kindes gerecht wird. Kinder benötigen eine Struktur, und es ist wichtig, ihre Aufmerksamkeit zu fokussieren; darum beinhaltet die Arbeitsmethode bei diesen Kindern das Lehren im Rahmen der therapeutischen Interaktion. Die Bewegungserfahrung ist jedoch kinästhetisch, intrinsisch und generalisierbar.

Frühe Ziele beziehen sich auf die Entwicklung des Körperbildes. Leventhal stellte 1974 fest, daß auf der Grundlage des Körperschemas alle Wahrnehmungen gemessen werden: „zum Beispiel ist es nicht möglich, Räumlichkeit (und damit die eigene Umgebung) wahrzunehmen, wenn die räumliche Ausdehnung des eigenen Körpers nicht wahrgenommen werden kann" (S. 44). In Leventhals Methode der Tanz-/Bewegungstherapie mit solchen Kindern werden taktile und kinästhetische Stimulierung gemeinsam mit der Bewußtmachung von Körperteilen und der Entwicklung des visuell-kinästhetischen Bewußtseins angewandt. Entwicklungsmäßig sind dies die frühesten Organisationserfahrungen des Kleinkindes im Rahmen der Mutter-Kind-Beziehung.

Nach Kestenberg werden frühe Erfahrungen von der Mutter gestaltet. Die Mutter und das Kleinkind stellen sich hinsichtlich des Spannungsflusses (der Grundlage für Empathie) aufeinander ein, während der Formfluß die

Vertrauensbasis bildet (Kestenberg 1975). Die Spannungsfluß-Rhythmen liefern Informationen über den Entwicklungsstand oder eine mögliche Fixierung, die Spannungsfluß-Attribute informieren über Temperament, Erregungszustände und Bemühungen im Hinblick auf Selbstkontrolle. Die Konzentration auf andere Bewegungsfaktoren sowie die Bewegungsausführung hinsichtlich Richtungen und Ebenen werden im System von Kestenberg entwicklungsbezogen eingeführt; sie stehen mit Aufmerksamkeit und Absicht beziehungsweise Entscheidung im Zusammenhang. Damit die Tanz-/Bewegungstherapie einsetzen kann, müssen diesen Kindern anfangs Strukturen gesetzt werden, möglichst in Einzelsitzungen in einer konstanten, reizfreien Umgebung. Aufmerksamkeitsunterstützende Markierungen sollten so lange aus dem Blickfeld herausgehalten werden, wie sie nicht zur Vermeidung von Ablenkung eingesetzt werden. Rhythmus (Stimme, Trommelschlag, Musik) kann die Bewegungsarbeit unterstützen. Es ist wichtig, Worte für Handlungen und Gefühle, Kommunikation und Ausdruck zu verwenden. Wenn das Kind sich zunehmend besser konzentriert, organisiert und entspannt, kann die Bewegung im Raum und in kleinen Gruppen fortgeführt werden.

Es folgen nun Beobachtungen und klinische Fallbeschreibungen aus verschiedenen therapeutischen Settings, die die Anwendung des Kestenberg-Bewegungsprofils in der Tanz-/Bewegungstherapie mit aufmerksamkeitsgestörten, hyperaktiven Kindern erläutern.

Fallbeschreibung 1: Clarence, 8 Jahre alt

Clarence, ein achtjähriger Junge, der in einem Wohnheim lebte, war als zurückgeblieben diagnostiziert. Er litt außerdem an Hyperaktivität, seit er als Kleinkind bleihaltige Farbe zu sich genommen hatte.

Dieses nichtsprechende Kind wiegte ununterbrochen den Kopf hin und her, nestelte mit den Händen und lief auf den Zehenspitzen. Er lief in der Sagittalebene vorwärts, federte auf und ab, in urethral-rhythmischem Laufen. Hierbei warf er sich zunächst nach vorne. In einem ähnlichen Rhythmus klatschte Clarence auch gern in die Hände, wobei dies eine eher sprunghafte Qualität hatte. Diese Art Rhythmus deutet auf eine mögliche Fixierung um das dritte Lebensjahr hin. Der Vorläufer von „Beweglichkeit" war in der Kopf- und Handgestik zu sehen; sie diente dem Vermeidungsverhalten (ebenso wie der Autostimulation). Diese Bewegungen waren von der beruhigenden Art eines oralen Saugrhythmus und stellten so ein verfügbares Befriedigungsmuster dar. Entwicklungsmäßig könnte man sagen, daß seine niedrigste Ebene die orale und seine höchste die urethrale war.

Offensichtlich nicht vorhanden waren der Gebrauch der Vertikalen und die Tendenz zu einer kontrollierten Bewegungsabfolge beim Fallen, einem typischen Anzeichen für die anale Entwicklungsphase. In dieser Phase entstehen Selbstbehauptung, symbolhaftes Denken und Selbstkontrolle. Eine Behandlung würde darum zunächst darauf abzielen, diesem Kind zu einer inneren Stabilität zu verhelfen, eine Beziehung aufzubauen und die oben beschriebenen Tendenzen umzugestalten.

Ich traf mich mit Clarence zweimal wöchentlich zu 20minütigen Einzelsitzungen. Anfangs benutzten wir einen kleinen Raum mit Teppichboden und einem Spiegel. Wir arbeiteten barfuß und saßen uns auf dem Boden mit überkreuzten Beinen direkt gegenüber. Dies half Clarence dabei, eine feste Unterlage zu spüren und sich zu konzentrieren. Um Kontakt mit ihm aufzunehmen, ahmte ich die rhythmischen Schaukelbewegungen seines Kopfes echohaftig nach, indem ich seinen Namen im gleichen Rhythmus immer wiederholte („Clarence, hallo, Clarence"). Dann winkelte ich meine Knie an und klopfte den Rhythmus mit meinen Füßen, wobei ich ihn einlud mitzumachen („Kannst du das?"). Für Momente war Clarence dafür offen, aber er zeigte dasselbe ruckartige Muster beim Anheben der Beine wie beim Händeklatschen. Eine notwendige Voraussetzung für zu erwartende Fortschritte war die taktile Stimulation; so verbrachten wir einige Sitzungen damit, unsere bloßen Füße auf dem Teppichboden in der sagittalen Ebene vorwärts und rückwärts zu reiben, wobei ich die Bewegungen sprechend begleitete („Wir gehen vorwärts, rückwärts, reiben, wir fühlen den Boden, du fühlst deine Füße, ich fühle meine Füße" usw.). Clarence erforschte seine Füße mit den Händen und indem er sie auf verschiedenen Oberflächen rieb.

Nun war die sagittale eine seiner bevorzugten Ebenen, so daß Clarence sich ziemlich wohl dabei fühlte und fähig war, während der Bewegung sitzenzubleiben, ohne aufstehen und umherlaufen zu müssen. Schließlich führte die taktile Stimulation so weit, daß er seine Füße gegen meine Füße drückte. Beide Erfahrungen, begleitet von differenzierenden Bemerkungen („deine Füße, meine Füße"), halfen ihm, ein Gefühl für seine Körpergrenzen zu entwickeln. Das Gegeneinanderdrücken der Füße führte darüber hinaus zur „Aufmerksamkeitslenkung" (channelling), ein Vorläufer für den Bewegungsantrieb (pre-effort). Die „Aufmerksamkeitslenkung" spielt in der Wahrnehmungssteuerung und der Konzentration eine unterstützende Rolle (Kestenberg 1975, Merman 1990). Clarence mußte sich nun mit den Händen links und rechts sowie nach hinten abstützen, um sein Gleichgewicht zu halten. Der Kontakt dieser Körperteile mit dem Boden half ihm bei der Verankerung auf dem Boden (grounding). Die Verankerung auf dem Boden steht im Zusammenhang mit dem Gefühl für die eigene Energie, Gewicht und Verbindung zum Untergrund und unterstützt das Empfinden der Verbindung zur äußeren Realität und einer Balance oder Zentrierung in sich selbst (Lowen 1976).

Drücken ist eine typische Kleinkindaktivität, die dieselben Eigenschaften nutzt wie der Kampf um das Aufstehen oder Sich-Hinhocken (sogar der intensive gebundene Fluß wie im Anspannungs-Rhythmus der analen Phase und im Ausdruck von Vorsicht). Clarence' frei fließende Bewegungen wurden nun von einem gebundenen Fluß (bound flow) beherrscht. Bisweilen wurde in seinem Repertoire der Bewegungsantrieb „Stärke" sichtbar, eine Eigenschaft, die mehr einem Kind seines Alters entsprach. Heilungserfolge stellten sich ein, als wir unsere Füße in die Luft warfen und schüttelten, ein Muster ähnlich seinem Händeklatschen. Wir begannen, auf den Boden zu stampfen, und ich weitete die Arbeit darauf aus, mit ihm zu stoppen und anzulaufen (urethrales Start-Stop-Start-Muster, urethral run-stop-go-pattern). Das Beherrschen der zweiten Hälfte der urethralen Phase hilft dabei, etwas ohne äußere Kontrolle (z. B. eine Wand oder die Eltern) zu beginnen oder zu beenden. Das Kind wird fähig, Impulse zu steuern, bekommt ein Gefühl für Zeit und lernt zu warten sowie Entscheidungen vorwegzunehmen und zu treffen. Die Arbeit hieran wurde auf verschiedene Weise im Laufe der Behandlung von Clarence fortgesetzt.

Die Arbeit an der Verankerung auf dem Boden führte natürlicherweise zu einem Anheben des Körpers bis zur aufrechten Haltung. Wir arbeiteten, indem wir uns gegenüber standen und abwechselnd in die Knie gingen und uns wieder erhoben. Dabei hielt er sich mit seinen Händen an meinen stützend fest. Die Vorbereitung auf dem Boden hatte die Voraussetzungen dafür geschaffen. Kniebeugen, Stampfen, Händeklatschen und Marschieren, typische Aktivitäten der analen Phase, folgten. Clarence war nun in der Lage, eine Bewegungsfolge einzuleiten, indem er Kraft und dann Beschleunigung einsetzte, anstatt sich unkontrolliert nach vorn zu werfen; in der Regel berührte er den Boden mit der ganzen Fußsohlenfläche. Wir waren dazu übergegangen, uns in einem größeren Raum mit aufmerksamkeitsunterstützenden Markierungen zu bewegen, und Clarence lief zu bestimmten Stellen innerhalb des Raumes, zunächst mit Hilfe von Anweisungen für den jeweils nächsten Schritt, dann für eine Schrittabfolge, die ich ihm vorgab. Zu diesem Zeitpunkt hatte sich sein Sprachverständnis, einhergehend mit der räumlichen Orientierung, verbessert. Wir setzten eine große Luftmatratze ein, die er ein- und ausschalten konnte (um sie aufzublasen oder die Luft herauszulassen), und auf der er turnen konnte. Er lag horizontal und und brauchte sich nicht selbst zu stimulieren, da die Matratze ihn in Schaukelbewegungen versetzte. Vorher hatten wir eine BoBo-Puppe benutzt, gegen die er drücken, die er umarmen, auf die er klopfen und auf der er schaukeln konnte. (Eine BoBo-Puppe ist eine aufblasbare, flaschenförmige etwa 1,20 m große Kunststoffigur, deren Schwerpunkt sich unmittelbar am Boden befindet, und die sich von selbst immer wieder aufrichtet.)

Gegen Ende der Behandlung hatte sich Clarence' Bewegungsrepertoire so erweitert, daß er zu Selbstkontrolle und vermehrter Entspannung in der Lage war. Er konnte nun seine Aufmerksamkeit besser steuern. Die zum Zeitpunkt der Testauswertung auseinanderstrebenden Entwicklungstrends hatten sich einander angenähert und integriert; fehlende psychische Aspekte und Bewegungsmuster der analen Phase hatten sich entwickelt. In dieser Fallbeschreibung kamen wesentliche Elemente zur Sprache, die die Arbeit mit einem schwer entwicklungsgestörten Kind bestimmen.

Fallbeschreibung 2: Gruppenarbeit mit Vorschulkindern

Vier und fünf Jahre alte Jungen und Mädchen besuchten eine kombinierte Musik- und Tanztherapiegruppe, die einmal wöchentlich in einer Montessori-Vorschule zusammenkam, in der behinderte Kinder integrativ betreut wurden. Einige dieser Kinder waren als aufmerksamkeitsgestört und hyperaktiv sowie lernbehindert diagnostiziert; ein Junge litt unter einem vorgeburtlichen Alkoholfolgeschaden (Alkoholembryopathie) und war extrem hyperaktiv.

Kinder in diesem Alter sind in der Regel ziemlich lebhaft, und diese waren nun zusätzlich hyperaktiv. Die erste Aufgabe für uns zwei Therapeuten bestand darin, eine überschaubare Umgebung zu schaffen, eine Gruppenstruktur aufzubauen und eine Abfolge von Aktivitäten festzulegen. Es war wichtig, die Gruppentreffen immer auf die gleiche Weise zu beginnen (im Gänsemarsch vom Klassenzimmer zum Therapieraum gehen, sich hinsetzen, ein Begrüßungs- oder Namenslied singen o. ä.). Der Musiktherapeut benutzte Rhythmusinstrumente und das Klavier, um eine Ordnung und Hilfestellung bei der Entspannung zu ermöglichen.

Grenzen zwischen den Kindern mußten aufgestellt werden, und wir begannen mit der Arbeit an den Körpergrenzen. Es wurde eine Kreisanordnung gewählt, wobei jedes Kind eine farbige Teppichfliese oder eine gemalte Unterlage erhielt, auf die es sich setzen oder stellen konnte, und die es als Ausgangspunkt für sich betrachten konnte. Ich arbeitete oft im Sitzen und konzentrierte mich darauf, verschiedene Körperteile zu benennen und auf unterschiedliche Weise zur Artikulation und Energieentladung einzusetzen. Wir benutzten eine Reihe aufmerksamkeitsunterstützender Markierungen (Schals, Bälle, Hinderniswege, bunte Formen, im Raum verteilte strukturierte Formen auf dem Boden). Anfangs waren die Aktivitäten konkret: „Gehe vom roten Punkt zum blauen Punkt, langsam, schnell, nun hüpfe, rolle" usw. Dieses unterstützte sowohl die Aufmerksamkeit im Raum als auch die Organisation. Dann kamen Bilder zum Einsatz, die die Kinder darstellen sollten, um unterschiedliche Bewegungsqualitäten gebrauchen zu müssen: „Bewege dich wie eine Schlange, wie ein Vogel" usw.

Als die Kinder die Gruppe als einen sicheren Ort zu erfahren begannen, nahm ihre Ängstlichkeit ab, und Selbstkontrolle und Ausdrucksfähigkeit wuchsen. Die Kinder beteiligten sich mehr und mehr mit ihren eigenen Vorstellungen, z. B. ein Löwe oder Superman zu sein (altersangemessene phallisch-ödipale Bilder von Superhelden und Monstern). Sie hüpften und sprangen und stellten ihre Vorstellungen dar, oft vermischt mit angstvollen Situationen, die sie im Spiel zu meistern versuchten. In der Bewegung konnte das Spannungsfluß-Attribut (tension-flow attribute) der plötzlich abgebrochenen Bewegung (abruptness), Anzeichen für Impulsivität, häufig beobachtet werden; auch der Vorläufer des Bewegungsantriebes (pre-effort) der Unmittelbarkeit (suddenness) trat häufig auf, zusammen mit Vorwärtsbewegungen (diese Kombination deutet auf eine Abwehr gegen Phobien hin) (Merman 1990). Diese kämpferischen Aspekte im Parameter „Zeit" mußten angesprochen werden. Während altersspezifische Charakteristika augenscheinlich waren, deuteten diese auf Ängstlichkeit, Unaufmerksamkeit und Hyperaktivität hin.

Der andere Therapeut und ich benannten Gefühle und Wünsche und boten Alternativen zur Verarbeitung in Form von Worten und Bewegungen. In der Bewegung wurden Möglichkeiten der Selbstregulierung erforscht, z. B. die Anweisung „zu sehen, wie stark, wie langsam du sein kannst"; gegensätzliche Bewegungen wurden eingeübt, wie z. B. hochspringen und sich dann fallen lassen. Start- und Stop-Spiele, die an die späte urethrale Phase erinnern, wurden eingesetzt, um zu erfahren und zu lernen, was es bedeutet zu warten, etwas zu beginnen, etwas zu planen und Entscheidungen zu treffen. Genußreiche Erlebensmöglichkeiten, wie z. B. sich wiegen und schaukeln, wurden unter Begleitung von sanfter Musik eingeführt. Der Einsatz des Fallschirmtuchs half, mit dem Antriebsfaktor „Zeit" strukturiert zu arbeiten (schnell von einer zur anderen Seite zu laufen, stehenzubleiben, um die Ecke zu ergreifen und das Tuch hochzuhalten, um es dann langsam, ganz langsam herabzulassen).

Bei diesen Kindern wäre Einzelarbeit der Gruppenarbeit vorzuziehen, aber aufgrund äußerer Umstände mußten hier individuelle Bedürfnisse im Rahmen der Gruppe angesprochen werden. Konzepte des Kestenberg-Bewegungsprofils wurden kontinuierlich zur Überprüfung und Behandlung eingesetzt. Tanz-/Bewegungstherapie in einer Kindergruppe erfordert eine Struktur, entwicklungsgemäße Rahmenbedingungen, Hilfestellungen für altersangemessene Entwicklungsschritte und Bereitstellung von Möglichkeiten für den persönlichen Ausdruck, Kommunikation und positive Sozialisationserfahrungen für die Kinder. Die grobmotorischen Fähigkeiten, Aufmerksamkeitsspannen, Kommunikation und Kooperationsverhalten verbesserten sich in dieser Gruppe mit der Zeit.

Fallbeschreibung 3: Alicia, 10 Jahre alt

Das folgende Beispiel verdeutlicht Anwendungen von Konzepten des Kestenberg-Bewegungsprofils im Rahmen einer Spieltherapie. Es handelt sich um Alicia, ein zehn Jahre altes Mädchen, das seit dem dritten Lebensjahr in einer Pflegefamilie lebt. Wegen Verdachts auf sexuellen Mißbrauch und Vernachlässigung war sie aus dem Elternhaus genommen worden. Das Mädchen ist als wahrnehmungsgestört und hyperaktiv diagnostiziert und zeigt typische Symptome. Es zappelt, dreht sich hin und her, kann nicht sitzen bleiben, läuft plötzlich weg und zeigt Wutausbrüche. Sie hat Lernausfälle und ist emotional labil und depressiv. Sie spricht, drückt sich aber meistens während der Sitzungen durch symbolisches Spielen aus. Die dabei hauptsächlich angesprochenen Themen sind Verlust und Wut sowie Angst vor körperlicher Verletzung und Ablehnung. Während der letzten anderthalb Jahre nahm sie einmal wöchentlich an einer 45minütigen Sitzung teil.

In einer Sitzung entdeckte Alicia den kleinen Schaumstoffball. Sie stand mir gegenüber, warf ihn mir zu, und ich warf ihn zurück. Dann nahm sie zwei Holzteile von einem in der Nähe liegenden Spielzeug und legte ein Rechteck jeweils vor uns auf den Boden; dahinter sollten wir stehenbleiben. Wir blieben direkt hinter unserer Linie stehen und warfen uns den Ball gegenseitig zu.

Folgende Bewegungsmuster ließen sich beobachten: Manchmal warf Alicia mit intensivem freiem Fluß (free flow, dem Vorläufer für den Bewegungsantrieb der „Heftigkeit", pre-effort of vehemence), manchmal zeigte sie das Merkmal des Bewegungsantriebes der „Stärke". Ihre Bewegung im Raum war gezielt, und sie erholte sich mit intensiver Flexibilität (flexibility with high intensity, excited avoidance, erregte Vermeidung – ein Muster ähnlich dem Tun und Rückgängigmachen). Alicia bewegte sich gezielt im Raum und baute Brücken zu Objekten und Barrieren dagegen. Die heftigen Würfe wurden manchmal ganz wild. Bisweilen verzog sich ihr Gesicht sehr heftig in gebundenem Fluß (high intensity bo- und flow), besonders in der Mundregion. Dies war ein Versuch, die Wut in gleichmäßigem Fluß (even flow) unter Kontrolle zu bringen; das vorherrschende Gefühl in diesen Momenten war die Wut.

Als sie die Abgrenzungsmarkierungen auf den Boden legte, dachte ich, sie versuchte, Grenzen zu setzen und sich von dem Objekt abzugrenzen, um Sicherheit für beide zu gewährleisten. Ich beteiligte mich, indem ich mich Alicias Qualität der Direktheit anpaßte, wobei ich mit aller Kraft jedoch nur auf Gegenstände warf, die am Boden lagen. Sie hatte ein Spiel begonnen, in dem sie versuchte, auf Gegenstände in meiner Nähe zu schlagen. Sie wurde ganz erregt, wenn es ihr gelang und wartete, gleich einem Drama, um zu sehen, ob und was sie geschlagen hatte. Ein Teil der Erregung in diesem Spiel schien damit zu tun zu haben, daß es ihr erlaubt war, Aggressionen zu zeigen und die Angst, Fehler zu machen. Es hätte Schaden entstehen können, und sie war jedesmal erleichtert, wenn dies nicht der Fall war. Alicia hatte bei mir einen symbolischen Wutanfall, während sie damit verwandte Gefühle (Zorn, Gefallen, Furcht) und Wünsche (den Gegenstand zu zerstören) aus- und unterdrückte.

Ich bat sie dann, mir zu sagen, was denn los sei. Der Ball war „böse"; das zeigte sie, in dem sie nach ihm schlug und ihn wegwarf. Als Antwort auf meine Frage „was hat sie denn Böses getan?" kam ein ganzer Schwall von Tadeln: „Du hast dein Zimmer nicht saubergemacht, du hast deine Kleidung nicht aufgeräumt" usw. Dies führte zu „raus mit Dir" (vielleicht die größte Angst dieses Kindes), „raus aus meinem Haus". Ich lenkte dann vom Werfen ab und fing den Ball, umfaßte ihn behutsam, bevor ich ihn ihr behutsam zurückgab. Ich machte ihr vor, wie ich mich um den Ball kümmerte und sagte dazu „vielleicht dachte sie, sie hätte etwas so Schlimmes angestellt, daß sie hinausfliegen würde, aber kein Kind hat das verdient, egal, was es anstellt". Auch Alicia begann, den Ball zu umschließen (sie formte die Bewegung in der Horizontalen).

Während einer kurz davor stattgefundenen Sitzung, in der wir „essen" spielten, bemühte sie sich sehr angestrengt, viele Teller auf den Tisch zu stellen. Sie nahm Speisen mit abrupten, gezielten Vor-/Auf- und Zurück-/Nieder-Bewegungen. Wir boten einander etwas zum Probieren an, immer noch auf eine rigide, gerichtete Weise. Den nächsten „Bissen" reichte ich ihr mit einer leichten Drehbewegung meines Armes in der gleichen Richtung (vorwärts); sie näherte sich mir auf ähnliche Weise, und ein Tanz unserer Arme begann, in dem wir Bewegungen in der vertikalen und sagittalen Ebene vollzogen, bei denen Kopf und Oberkörper miteinbezogen wurden. Unmittelbar darauf nahm sie die ganzen Speisen in ihre Arme und sagte: „Ich wünschte, ich wäre bei meiner Mutter", eine sehr deutliche Aussage für dieses zurückhaltende und vermeidende Kind.

Zusammenfassung

Die Theorie der Laban-Bewegungsanalyse und das Kestenberg-Bewegungsprofil, verbunden mit der Beobachtung aufmerksamkeitsgestörter Kinder in der Tanztherapie, führen zu folgenden Erkenntnissen: Probleme mit Aufmerksamkeit und Konzentration zeigen sich im Umgang mit Räumlichkeit. In Sitzungen zeigten diese Kinder anstelle von direkten oder indirekten räumlichen Antrieben Flexibilität mehr zur Vermeidung als zum Lernen. Die Probleme mit der Hyperaktivität und der Impulskontrolle zeigen sich darin, daß die Bewegungsantriebe der Beschleunigung und Verzögerung im Zeitparameter nur mangelhaft angewendet werden. Kestenberg stellte fest, daß die Fähigkeit, sich zu beziehen, gestört ist, da sie keine Zeit dafür haben. Statt dessen zeigten diese aufmerksamkeitsgestörten Kinder abruptes Verhalten (abruptness) (eine Attributkategorie des Kestenberg-Bewegungsprofils), was auf Ungeduld hindeutet, Unmittelbarkeit (suddenness) im Vorläufer des Antriebs „Zeit" sowie urethrales Laufen bei Rhythmen, die nach vorwärts gerichtet waren. Diese Rhythmen deuten darauf hin, daß die Fähigkeit, sich ohne äußere Grenzen zu kontrollieren, mangelhaft ausgebildet ist. Das Kind nimmt sich selbst und andere als fließend (nicht abgegrenzt) und wandelbar wahr. Zusätzlich tritt ein hochintensiver gebundener oder freier Fluß auf, der intensive Gefühle und eine zu geringe oder zu starke Kontrolle widerspiegelt. Was zu fehlen scheint, ist der Einsatz vom Antrieb „Gewicht" – Stärke oder Leichtigkeit –, die Nutzung der vertikalen Ebene und Anspannungs-Rhythmen. Anscheinend wurden die analen Merkmale der Unabhängigkeit und die Ausbildung eines stabilen Selbstbildes und stabiler Objektrepräsentation nur unvollständig durchlebt. Die grobmotorischen Probleme stehen auch zu den Entwicklungsrückständen während der analen Phase in Verbindung, wenn die Übungsphase (practicing period) stattfindet (Mahler 1975). Weniger ausgebildete Merkmale im Spannungsfluß, bei den Attributen, bei Vorläufern der Antriebe und den gerichteten Formen herrschen gegenüber besser ausgebildeten Merkmalen vor: Die Interpretation eines Kestenberg-Bewegungsprofils würde darauf hinweisen, daß das Es und das Vorbewußte gegenüber der Ich-Reifung und der Entwicklung der Verarbeitungsfähigkeiten dominieren.

Mit Hilfe von Bewegung ist es möglich, die Entwicklung nachzuholen. Wenn die Kinder einzeln oder zu zweit ihren Lieblingsbeschäftigungen nachgehen konnten, wandten sie spontan direkte oder kanalisierte Bewegungen an (directness or channelling). In den Sitzungen hat sich die Arbeit im Hinblick auf das Kanalisieren als Vorläufer des Antriebes (pre-effort) als nützlich erwiesen, um Denken und Fühlen voneinander zu trennen, da es den Kindern so leichter fiel, die Aufmerksamkeit zu fokussieren und zu erhöhen (Merman 1990). Dies ist Voraussetzung, um Aufgaben erfüllen zu können und sich in Interaktionen einzubringen. Stabilisierung in der Vertikalen mit Gewichtsantrieben (weight efforts) und die zunehmende Fähigkeit zur Verankerung auf dem Boden (grounding) halfen dabei, ein dauerhafteres Gefühl für das Selbst sowie eine verbesserte Balance, Koordination und grobmotorische Fähigkeiten zu erlangen; dadurch wird die Grundlage für die nachfolgende urethrale Phase gelegt. Entwicklungsmäßig gesehen bedeutet die Beherrschung einer Phase jeweils die Grundlage für das Gelingen der nächsten (Erikson 1950). In der Tanz-/Bewegungstherapie hatten die Kinder die Gelegenheit, Bewegungsmuster früherer Phasen nachträglich zu erfahren, den sprachlichen Ausdruck und ihre Gedanken den Erfahrungen zuzuordnen und ihr Bewegungsrepertoire auf ein angemesseneres Maß auszuweiten.

Fazit: Die Tanz-/Bewegungstherapie, aus der Sicht des Kestenberg-Bewegungsprofils, ist hilfreich für die Behandlung aufmerksamkeitsgestörter hyperaktiver Kinder. Diese können bei ihren natürlich ablaufenden Bewegungen beobachtet werden. Ein entwicklungsbezogener Rahmen kommt für die Tests, die Behandlung und das Herbeiführen von Veränderungen auf der körperlichen und psychischen Ebene zur Anwendung. Wenn auch gewisse Defizite in der Ich-Entwicklung vorhanden sind, bieten diese Kinder doch ein reiches Bewegungsverhalten und können auf der ihnen gemäßen Ebene angesprochen werden. Es gilt, die vorhandenen Muster zu respektieren, jedoch zu strukturieren und auszuweiten. So können fehlende Entwicklungsschritte nachgeholt, Fixierungen abgebaut, auseinandergelaufene Entwicklungslinien integriert, bessere innere Organisation und der Aufbau von Grenzen erreicht und ein ausgeprägteres Körperbild entwickelt werden. Tanztherapie bietet ein sicheres Mittel, sich selbst auszudrücken, und eine Chance zur Beherrschung von Entwicklungsschritten und Interaktion. Ängste werden abgebaut, und es wächst die Fähigkeit, sich selbst auszudrücken und in Beziehung zu treten. Was innerlich in der Bewegung erfahren wird, kann dann verallgemeinert werden, so daß das Lernen im Klassenverband und soziale Fähigkeiten sich verbessern.

Erläuterung der Fachbegriffe

(Diese Auswahl beinhaltet nur die am häufigsten gebrauchten Termini. Für weitere Informationen sei der interessierte Leser an die in der Literaturliste angegebenen Quellen verwiesen.)

Anale Phase: Erstreckt sich über das zweite Lebensjahr. In ihr soll eine Grundlage für die Fähigkeit geschaffen werden, sich selbst und Objekte darzustellen und sie in einem bedeutungsvollen ideationalen Inhalt zu repräsentieren (Kestenberg 1975). Das Kleinkind verwendet *drehende Rhythmen* wie beim Kriechen und gelangt dann zu analen *Dreh-Anspannungs-Rhythmen (Attribute von gleichmäßigem und hochintensivem Fluß)*, um den Darm zu entleeren und den Körper in der Vertikalen zu stabilisieren. Mit dem symbolischen Denken kommt die Fähigkeit, „ein Bild der Mutter als unzerstörbares festes Objekt aufzubauen, und dieselben Merkmale überträgt das Kind auch auf sich selbst" (Kestenberg 1975). Der Gebrauch der Vorläufer des Gewichts-Bewegungsantriebes (weight pre-effort), Bewegungsantriebe (efforts) und gerichtete Bewegungen und gerichtetes Formen (shaping) treten auf.

Bewegungsantrieb (effort): Dient der Bewältigung der eigentlichen Umgebung. Ausdruck für Haltungen gegenüber und intentionalem Gebrauch von Raum, Gewicht und Zeit. *Räumliche* Bewegungsantriebe sind, auf einem Kontinuum betrachtet, *direkt* und *indirekt; Gewichtsbewegungsantriebe* sind *stark* und *leicht, Zeit*bewegungsantriebe sind *Beschleunigung* und *Verzögerung. Nachgebende* Bewegungsantriebe sind indirekt und leicht, außerdem gehört die Verzögerung dazu; *kämpferische* Bewegungsantriebe sind direkt, stark, und außerdem gehört die Beschleunigung dazu.

Flexibilität: räumlicher Antriebsvorläufer. Der Vorläufer „Indirektheit" im Antrieb dient der Abwehr „Vermeidung". Das zugehörige Spannungsflußattribut (tension-flow attribute) ist die Anpassung des Flusses (flow adjustment). In Lernprozessen erlaubt die Flexibilität, den Aufmerksamkeitsfokus zu verändern und Wissensbereiche in Transferleistungen miteinander zu verbinden.

Fluß (flow): Einer von Labans vier Bewegungsfaktoren: Raum, Gewicht, Zeit und Fluß.

– Spannungsfluß (tension-flow): Eigene Kategorie, von Kestenberg ausgeweitet und verbessert. Definiert als alternierende Merkmale im Fluß der Muskelspannung. Die Pole auf dem Kontinuum, zwischen denen die Merkmale sich bewegen, sind *gebundener* und *freier Fluß* (bound and free flow).

– Gebundener Fluß (bound flow): Tritt auf, wenn die Muskeln gleichzeitig mit ihren Antagonisten angespannt werden. Behindert die Bewegung, kann als Reaktion auf eine Gefahr auftreten und drückt Vorsicht aus. Eine geballte Faust ist ein Beispiel für gebundenen Fluß in der Bewegung.

– Freier Fluß (free flow): Tritt auf, wenn die Muskeln nicht gleichzeitig mit ihren Antagonisten angespannt werden (Kestenberg 1975). Ungehemmt, spiegelt ein sicheres und wohliges Gefühl wider. Einen Berg hinunterrollen ist ein Beispiel für freien Fluß in der Bewegung.

– Spannungsfluß-Rhythmen (tension-flow rhythms): Muster der Veränderung des Spannungsflusses, das dem Ungeborenen und dem Neugeborenen zur Verfügung steht, um Bedürfnisse zu befriedigen und Triebe zu entladen. Auf der Grundlage der spezifischen Körperzonen, in denen sie ihren Ursprung haben, lassen sich zehn Rhythmen unterscheiden, jeweils mit einem *nachgebenden* (libidinösen) und einem *kämpferischen* (aggressiven) Muster. In jeder Entwicklungsphase herrschen bestimmte Rhythmen vor und werden am ganzen Körper sichtbar: (0 – 1) Saug-Rhythmus (oral sucking), Schnapp-und-Beiß-Rhythmus (oral biting/snapping); (1 – 2) Dreh-und-Wring-Rhythmus (anal twisting), Anspannungs-Rhythmus (anal holding-releasing); (2 – 3) urethrales Weiterlaufen (urethral running on), urethrales Start-Stop-Start-Verhalten (urethral run-stop-go); (3 – 4) ondulierender Rhythmus (inner genital wavy), sanfter Wiegerhythmus (inner genital swaying); (4 – 5) Hüpfrhythmus (outer genital jumping), Hinwegspring-Rhythmus (outer genital leaping). (Die Begriffe können mit Termini der Psychodynamik oder bewegungsbezogen wiedergegeben werden, je nach Orientierung und Bedürfnissen des Praktikers).

– Spannungsflußattribute (tension-flow attributes): beschreiben die Elastizität der Muskelspannung sowie die Kontinuität und Diskontinuität der Bewegung. Ein früher selbstregulierender Mechanismus (der Rhythmen): „... bevorzugte Muster der Spannungsfluß [-Attribute] sind die Grundlage des menschlichen Temperaments" (Kestenberg/Sossin 1979). Die Attribute sind frühe Versuche der Kontrolle und entwickeln sich zu reiferen Antriebsvorläufern und schließlich zu Antrieben. Es handelt sich um: gleichmäßigen Fluß (even flow), Anpassung des Flusses (flow adjustment); hohe Intensität (high intensity), niedrige Intensität (low intensity); abrupt (abrupt), graduell (gradual). Zum Beispiel gelten gleichmäßiger Fluß und hohe Intensität als Merkmale des Haltens im Anspannungs-Rhythmus der analen Phase (wie beim Loslassen, um sich zu hocken). Gleichmäßiger Fluß trägt dazu bei, daß der Vorläufer für die Kanalisierung (channelling) entstehen kann.

Aufmerksamkeitsgestörte und hyperaktive Kinder verhalten sich abrupter als andere. Sie weisen mehr Rhythmen (Triebe) (drives) als Attribute (Kontrolle) auf (Kestenberg 1995, personal communication).

Formen in Ebenen (shaping in planes): Offene oder geschlossene zwei- oder dreidimensionale konkave oder konvexe Formen, die von unseren Bewegungen im Raum gestaltet werden (Kestenberg/Sossin 1979). Stellt komplexe Objektbeziehungen dar. In der horizontalen Ebene schließt jemand ein (encloses) oder streut aus (spreads); in der Vertikalen erhebt (ascends) oder senkt (descends) sich jemand; in der sagittalen Ebene zieht sich jemand, nachdem er vorgedrungen ist, wieder zurück (retreats of advances). Bei aufmerksamkeitsgestörten hyperaktiven Kindern scheint es mehr gerichtete Bewegungen (directional movement) als Formen (shaping) zu geben.

Gerichtete Bewegung (directional movement): Lineare (bogenförmige oder gerade) Bewegung, die Brücken zu Objekten baut. Ein Beispiel ist das Kleinkind, das auf die Keksdose zeigt, um auszudrücken „Ich will". Gerichtete Bewegung dient ebenso dem Selbstschutz, indem jemand sich von anderen abgrenzt. Gerichtete Bewegung geschieht in der *Dimension* der Ebenen. Die *horizontale gerichtete* Bewegung verläuft *kreuzend* oder *seitwärts;* die *vertikale* ist *nach oben* oder *nach unten,* die *sagittale vorwärts-* oder *rückwärtsgerichtet.* Offene Formen sind *nachgebend* und geschlossene *kämpferisch.*

Es scheint, daß aufmerksamkeitsgestörte hyperaktive Kinder mehr gerichtete Bewegungen als Formen (shaping) anwenden, einfacher reflektieren und Objektbeziehungen sowie Abwehrhaltungen gegen Objekte weniger gut beherrschen.

Kanalisieren (channelling): räumlicher Antriebsvorläufer. Vorläufer der Gerichtetheit im Bewegungsantrieb, dient der Abwehr „Isolation". Der Spannungsfluß ist beim Kanalisieren gleichmäßig gehalten. Kinder kanalisieren mit ihren Augen. In Lernprozessen ist das Kanalisieren nützlich für die Konzentration und die Fokussierung der Aufmerksamkeit auf eine Aufgabe (Merman 1990).

Unmittelbarkeit (suddenness): Zeitbezogener Vorläufer des Bewegungsantriebes (time pre-effort). Vorläufer des Bewegungsantriebes „Beschleunigung". Dient der Abwehr gegen Überraschungsangriffe und der Flucht in Gefahrensituationen. Das Spannungsflußattribut ist die Abruptheit (abruptness). Dient in Lernprozessen der plötzlichen Einsicht oder Erkenntnis. Wenn die Unmittelbarkeit (suddenness) mit einer gerichteten Vorwärtsbewegung einhergeht, kann dies auf eine Abwehrhaltung gegenüber Phobien hindeuten (Merman 1990).

Urethrale Phase (urethral phase): Erstreckt sich über das dritte Lebensjahr. Ihre Aufgabe ist die Entwicklung der Handlungskapazität durch Kontrolle über das Urinieren und der Fortbewegung. Das Kind wird sich der Zeit bewußt, ergreift Initiativen, trifft Entscheidungen und antizipiert die Reaktionen anderer auf sein Verhalten (Kestenberg 1975). In dieser Phase entwickeln sich die Vorläufer des Bewegungsantriebes „Zeit", Antriebe, gerichtete Bewegungen sowie das Formen.

Urethral-rhythmisches, ziellos fließendes Laufen (urethral running on rhythms): Herrscht im Alter von zwei bis zweieinhalb Jahren vor. Typisch sind weiche Übergänge und kleine, graduelle Spannungsveränderungen, wenn man z. B. passiv uriniert, ohne vollständige Kontrolle zu haben, oder wenn man sich ziellos treiben läßt. Ein Kleinkind kann zu laufen beginnen, indem es die Vorderseite seines Körpers berührt, bis es schließlich in der Lage ist, einen Gegenstand zu berühren, zu dem es sich über eine etwas größere Entfernung hinbewegen muß (Loman 1994). Selbst- und Objektbilder sind fließend.

Bei aufmerksamkeitsgestörten hyperaktiven Kindern gibt es das urethralrhythmisch ziellose Laufen offenbar häufiger als bei alterstypisch entwickelten Kindern.

Urethraler Start-Stop-Start-Rhythmus (urethral run-stop-go-rhythm): Herrscht im Alter von zweieinhalb bis drei Jahren vor. Typisch sind scharfe Übergänge im Spannungsfluß, die oft abrupt eintreten, obwohl die Fähigkeit zu graduellen Übergängen auch vorhanden ist. Kinder lernen in diesem Alter, ihre Blase zu kontrollieren und können in einer Bewegung plötzlich innehalten, ohne zu fallen oder sich an einer äußeren Grenze festhalten zu müssen. Die Bewegungsmerkmale zeigen mehr und mehr eine abrupte Schärfe verbunden mit dem Anschein der Dringlichkeit oder Ungeduld in der Zeit. Lieblingsbeschäftigungen sind z. B. das Spritzen mit Wasser und Start-Stop-Spiele wie beispielsweise „Reise nach Jerusalem" und „rotes Licht/grünes Licht" (Loman 1994). Findet statt während der Wiederannäherungskrise (rapprochement crisis) nach Mahler, einer Zeit der Ambivalenz und Wutanfälle.

Bei aufmerksamkeitsgestörten hyperaktiven Kindern gibt es offenbar mehr Start-Stop-Start-Rhythmen als bei alterstypisch entwickelten Kindern.

Vorläufer des Bewegungsantriebes (precursors to effort, pre-effort): Stellen Versuche dar, die eigentliche Umwelt durch die Kontrolle des Spannungsflusses beherrschen zu lernen. Sie dienen dem Lernen und den Abwehrmechanismen. Sie haben den Anschein des Ausprobierens, als wollten sie zwischen den inneren Bedürfnissen und der äußeren Realität vermitteln. Im Laufe der Heranreifung werden sie zu Bewegungsantrieben.

Vorläufer des räumlichen Bewegungsantriebes sind kanalisiert oder flexibel; Vorläufer des gewichtsbezogenen Bewegungsantriebes sind verrenkt (oder heftig) oder sanft; zeitbezogene Vorläufer des Bewegungsantriebes sind Unmittelbarkeit (suddenness) oder Zögern (hesitating). Bei aufmerksamkeitsgestörten hyperaktiven Kindern scheint die Unmittelbarkeit (suddenness) im Bewegungsrepertoire gegenüber anderen Merkmalen zu überwiegen. Sie sind auch in der Lage, im Hinblick auf Lieblingsbeschäftigungen zu kanalisieren (channeling). Während der Sitzungen kann darauf zurückgegriffen werden, um den Kindern zu helfen, die Aufmerksamkeit zu fokussieren und sich in Richtung des reiferen Merkmals der Direktheit (directness) zu entwickeln.

Literatur

Bartenieff, I. B.; Lewis, D. (1981): Coping with the environment. Gordon & Breach, New York

Chace, M. (1975): Dance Alone is not enough. In: Chaiklin, H. (Ed.): Marian Chace: Her papers. American Dance Therapy Association, Columbia

Dell, C. (1970): A primer for movement description. Dance Notation Bureau, New York

Erikson, E. H. (1950): Childhood and society. W. W. Norton & Co, New York

Kaplan, H. K.; Sadock, B. J. (1991): Synopsis of psychiatry. 6th edition. Williams & Wilkins, Baltimore

Kestenberg, J. S. (1967): The role of movement patterns in development. Dance Notation Bureau, New York

– (1975): Children and parents. Jason Aronson, New York

–; Sossin, K. M. (1979): The role of movement patterns in development. Vol. II. Dance Notation Bureau, New York

– (1990): The use of precursors of efforts in dance therapy. In: Lewis, P.; Loman, S. (Eds.): The Kestenberg Movement Profile: Its past, present applications and future directions. Antioch New England Graduate School, Keene

–; Loman, S. (1995) Kestenberg Movement Profile. A tool for the dance therapist. Gordon & Breach, Princeton

Laban, R.; Lawrence, F. C. (1947): Effort. MacDonald & Evans, London

– (1960): The mastery of movement. 2nd edition MacDonald & Evans, London

Lamb, W. (1965): Posture and gesture. Duckworth, London

Leventhal, M. (1974): Movement Therapy with Minimal Brain Dysfunction Children. In: Dance Therapy: Focus on Dance VII. AAHPER, Washington

Lewis, P. (1972): Theory and method in dance-movement therapy. Vol II. 2nd edition W. G. Brown-Kendal/Hunt, Dubuque

–; Loman, S. (Eds.) (1990): The Kestenberg Movement Profile: Its past, present applications and future directions. Antioch New England Graduate School, Keene

Levy, F. (1988): Dance/movement therapy: A healing art. American Alliance for Health, Physical Education, Recreation and Dance, Reston

Lichtenberg, J. D. (1991): Psychoanalytic Dialogues. The Analytic Press, New York

Loman, S. (1990): Introduction to the Kestenberg Movement Profile. In Lewis/Loman (1990)

– (1991): Refining movement interventions in dance/movement therapy: A model of nonverbal interaction utilizing the Kestenberg Movement Profile (KMP) system of movement analysis. In: Shadow & light: Moving toward wholeness. American Dance Therapy Association, Columbia

– (1994): Attuning to the fetus and young child: Approaches from dance therapy. In: Zero to Three. National Center for Clinical Infant Programs, Arlington

–; Merman, H. (1995): The KMP as a tool for dance/movement therapy. Unpubl. manuscript

Lowen, A. (1976): Bioenergetics. Penguin Books, New York

Mahler, M. S. (1975): The psychological birth of the human infant. Basic Books, New York

Merman, H. (1986): The development of a dance/movement therapy assessment tool. Certification Project. Laban Institute of Movement Studies, New York

– (1990): The use of precursors of effort in dance/movement therapy. In Lewis/Loman (1990)

Schmais, C. (1974): Dance therapy in perspective. In: Dance therapy: Focus on Dance VII. AAHPER, Washington

– (1985): Healing processes in group dance therapy. American Journal of Dance Therapy. Vol 8. ADTA, Columbia

Stern, D. (1985): The interpersonal world of the infant. Basic Books, New York

Prinzipien der Orff-Musiktherapie in der Behandlung unruhiger Kinder

Von Melanie Voigt, Renate Greifenstein und Ursula Maisch

Die Orff-Musiktherapie

Die Orff-Musiktherapie, von Frau Gertrud Orff am Kinderzentrum München entwickelt, wird dort seit über 20 Jahren angewandt. Diese Therapie soll dem (mehrfach) behinderten Kind in seiner ganzheitlichen Entwicklung dienen, d. h. in seiner kognitiven, auditiven, visuellen, motorischen und sozial-emotionalen Entwicklung. Die Orff-Musiktherapie hat sich aus dem Orff-Schulwerk entwickelt und ist mit diesem verwandt. Gemeinsam haben beide die Idee des kreativ-spontanen Musizierens, das Instrumentarium und die Einheit von Rhythmus, Melodie, Bewegung und Sprache. Während im Orff-Schulwerk diese Techniken angewendet werden, um musikalisches Wissen und musikalische Fähigkeiten und Fertigkeiten zu vermitteln und zu entwickeln, wird in der Orff-Musiktherapie die Musik eingesetzt, um Ziele in verschiedenen Entwicklungsbereichen anzugehen – z. B. im sozialen, sprachlichen, motorischen und akustischen Bereich.

Die Orff-Musiktherapie ist eine *aktive, multisensorische Therapie*. Die musikalischen Mittel, Sprache, Rhythmus, Bewegung, Melodie, sowie das Handhaben von Instrumenten sprechen alle Sinne an. Die musikalischen Mittel und die Spielmaterialien der Therapie haben nicht nur akustische, sondern auch taktile und optische Eigenschaften, die oft wichtig für die Förderung des Kindes sind (Orff 1985). Eine Handtrommel z. B. ist rund, hat einen Holzrahmen, eine flache, glatte Schlagfläche und kann verschieden groß sein. Das Fell ist gemustert, man kann verschiedene Klänge auf der Trommel erzeugen, und Vibrationen sind spürbar.

Zusätzlich verlangen musikalische Aktivitäten eine Integration von verschiedenen Grundfertigkeiten in den akustischen, visuellen, motorischen, sprachlichen und sozialen Bereichen (Nocera 1979). „Es ist fast unmöglich, eine einzige Grundfertigkeit in der Gestaltung einer musikalischen Aktivität zu isolieren" (Nocera 1979, 18). Diese Integration ist besonders beim Phänomen des bewußten Musizierens, das vor allem bei älteren Kindern vorkommt, zu beobachten. Aber auch in der Umsetzung einer musi-

kalischen Aktivität in Bewegung sind Grundfertigkeiten aus den akustischen, visuellen, motorischen und sozialen Bereichen notwendig, gegebenenfalls auch Grundfertigkeiten aus dem sprachlichen Bereich.
Musik und Bewegung sind eng miteinander verbunden. Gertrud Orff
schreibt, „das Phänomen der Musik aber ist, daß es ein Bild, ein Verständnis oder einen Zustand nur in Bewegung erzeugt, daß dieser nur in Bewegung erfahren werden kann" (1985, 132). So beinhaltet die Orff-Musiktherapie, obwohl kein bewegungstherapeutisches Verfahren, die Bewegung
als eines der grundlegenden Elemente ihrer musikalischen Mittel.

In der Orff-Musiktherapie steht die Entwicklung des Kindes – auch seine sozial-emotionale Entwicklung – im Mittelpunkt. Ein Menschenbild, das
sich an die humanistische Richtung der Psychologie anlehnt, wie auch ent-
wicklungspsychologisches Wissen bestimmen die Grundhaltung des Therapeuten zum Kind.

Die Vorgehensweise der Orff-Musiktherapie ist *interaktionsorientiert*.
In interaktionsorientierten Verfahren stärkt eine responsive Art und Weise
des Umgangs mit einem Kind die Bereitschaft des Kindes, sich ausdauernd
mit Objekten seiner Umwelt zu beschäftigen und sich selbständig mit her-
ausfordernden Problemen auseinanderzusetzen. Das heißt, daß der Erwachsene, der das Kind sensibel beobachtet, auch bereit ist, sich auf die Interessen und Initiativen des Kindes einzustellen (Sarimski 1993). In einer
konkreten Spielsituation wird der Erwachsene

„das momentane Verständnis des Kindes für die Situation ausloten und seine Unterstützung der sich entwickelnden Kompetenz des Kindes flexibel anpassen, d. h.
die Schwächen des Kindes ausbalancieren und das Entwicklungspotential des Kindes herausfordern. Er löst eine Aufgabe nicht selbst und läßt das Kind beobachten,
sondern beide sind aktiv am Geschehen beteiligt" (Sarimski 1993, 5).

Gertrud Orff drückt dieses Prinzip auf eine andere Art und Weise aus:

„Nun soll sich alles organisch, im individuellen Zeitmaß und analog der Kapazität
der Kinder entwickeln. (…) Die Behandlung vollzieht sich als Prozeß, bildlich als
ein Gehen auf einem Weg. Dabei sind die unbegradigten Wege vorzuziehen, eben
die Wege, (…) die für das Kind Weg bedeuten. Die Richtung allerdings, das Wohin wird vom Therapeuten indiziert" (1985, 16 – 17).

Diese interaktionsorientierte Vorgehensweise in der Orff-Musiktherapie ist
durch zwei Begriffe geprägt, **ISO** (aus dem Griechischen, gleich oder ähnlich) und **Provokation**. Das ISO wird definiert als ein Mitgehen mit dem
Kind in seiner Art und Weise (Orff 1984; 1985). Spielerische und/oder musikalische Aktivitäten des Kindes werden zugelassen, damit eine spannungs-
freie Situation geschaffen wird. Indem der Therapeut die Interessen des

Kindes wahrnimmt und darauf eingeht, kann sich das Kind in diesen verstanden fühlen. Gleichzeitig schafft dies dann gute Bedingungen für die Anregungen von seiten des Erwachsenen. Diese Anregungen vom Therapeuten werden „Provokation" genannt. Eine Provokation ist ein neuer Reiz, vom Therapeuten gebracht, der das Interesse des Kindes einfangen soll, und der eine weitere Entwicklung des Spiels bewirken soll. Der Reiz kann musikalisch sein, er kann aber auch ein Wort oder eine Geste sein (Orff 1984; 1985). Dieser Reiz kann dann zu einer Variation des laufenden Spiels führen und hat oft die Wirkung, daß die Konzentration des Kindes verlängert wird, und daß neue Spielmöglichkeiten vom Kind erkannt werden können.

Um angemessene Provokationen zu finden, muß der Therapeut die Äußerungen und die Aktivitäten des Kindes einordnen können. Dieses kann nur durch genaues Beobachten des kindlichen Verhaltens erfolgen, um festzustellen, wo die Aufmerksamkeit und das Interesse des Kindes liegen, ob das Kind versucht, mit seiner Umwelt in Interaktion zu kommen, ob es versucht, seine Absichten mitzuteilen, und anderes mehr.

Zusammengefaßt: Man geht mit dem Kind in seiner Art mit (ISO), aber man möchte, daß das Kind seine Handlungsweise erweitert, also setzt man Provokation ein. Grundlage des Ganzen ist die genaue Beobachtung des kindlichen Verhaltens, die dann auch die Provokationen des Therapeuten im Hinblick auf das Ziel der Therapie mitbestimmen.

Orff-Musiktherapie und unruhige Kinder

Gertrud Orff schreibt, „wir begegnen in der Therapie Kindern mit zu wenig, zu viel, zu ausladenden oder zu eingeengten Bewegungen" (1984, 22). Das unruhige Kind ist kein unbekanntes Kind für die, die im musiktherapeutischen Bereich arbeiten. Die Kinder, die in die Abteilung des Kinderzentrums München überwiesen werden, haben meistens erhebliche Lernschwierigkeiten oder eine geistige Behinderung verschiedener Ausprägung. Autistische Kinder gehören zu dieser Gruppe wie auch Kinder mit leichteren Teilleistungsstörungen. Wegen dieser umfassenden Problematik möchten wir in unserem Beitrag mehr vom unruhigen statt hyperaktiven Kind reden.

Beobachtet man das Verhalten dieser Kinder sehr genau, sieht man, daß nicht nur das unruhige Verhalten, wie scheinbar ziellose Aktivität im Raum, oder Probleme mit Konzentration und Ausdauer vorhanden sind. Oft kann man auch andere Schwierigkeiten im sozialen Bereich beobachten, wie die Vermeidung von Interaktion und Handlung bis hin zur Verweigerung,

Schwierigkeiten in der Dialogfähigkeit oder ein nichtkommunikativer Einsatz der Sprache. Das Ziel der Therapeutin ist dann nicht auf den „Abbau" von Unruhe beschränkt, sondern wird auf den „Aufbau" von alternativen, konstruktiven Aktivitäten und Verhaltensweisen erweitert.

Die oben beschriebenen Eigenschaften und Grundlagen der Orff-Musiktherapie werden auch bei der Behandlung unruhiger Kinder genutzt. Die Zielsetzung erfolgt nach den Stärken und Schwächen des jeweiligen Kindes, wie sie in der vorausgegangenen ärztlichen und entwicklungspsychologischen Diagnostik festgestellt wurden.

Beispiele zum praktischen Vorgehen

Die spontane Aktivität des unruhigen Kindes ist meist mit viel Bewegung, wenig Struktur und häufig mit einer sehr kurzen Aufmerksamkeitsspanne gekoppelt. In der Orff-Musiktherapie werden die Bewegungen des Kindes ins Spiel eingebaut – man folgt dem ISO-Prinzip (Orff 1985). Konkret heißt das, daß die Unruhe nicht unterbunden, sondern zugelassen wird. Impulse werden vom Therapeuten eingesetzt, um diese Unruhe zu strukturieren, so daß auch Ruhephasen eintreten.

Nehmen wir zur Verdeutlichung das Beispiel eines 9jährigen Mädchens, lernbehindert, mit einer Seh- und Hörstörung. Das Kind raste im Raum umher, um einen Zug darzustellen. Die Therapeutin stieg in das Spiel ein, baute dann immer bei „Bahnhöfen" Pausen ein, versuchte auch durch rhythmisches Kommentieren der „Zugfahrt" Geschwindigkeitsänderungen einzubauen. Die Unruhe des Kindes nahm in den Musiktherapiestunden ständig ab. In der 5. Stunde, nach einer besonders wilden „Fahrt", kam plötzlich eine Ruhepause, in der das Kind Buchstaben mit Ketten legte. Nach 5 Stunden begann sie, die Therapiestunde mit Liedbegleitung und der Erfindung von Liedern zu verbringen. Ziele dieser Stunden waren die Strukturierung von Eigenaktivität, die Fähigkeit zur Annahme von fremden Vorschlägen, und der Aufbau von Konzentration und Ausdauer.

Ein zweites Beispiel für dieses Vorgehen entnehmen wir der Stunde mit einem 6jährigen Jungen. Er kam in die Musiktherapie wegen stark überschießendem und unkontrolliertem Arbeitsverhalten. Die Therapeutin und das Kind spielten gemeinsam eine Improvisation. Die Therapeutin war am Klavier, der Junge hatte sich eine Art Schlagzeug aufgebaut. Das Spiel wurde immer wilder, und die Situation drohte aus den Fugen zu geraten. Plötzlich griff das Kind zu den Bällen und warf sie wild umher. Die Therapeutin griff dies auf, zielte aber auf Instrumente wie den Gong, um Klang zu erzeugen. Das Kind ging seinerseits auf diese Provokation der Therapeutin ein. Schließlich entstand ein geschicktes und konzentriertes Austauschspiel mit dem Ball, der von einer Handtrommel zur anderen gegeben wurde. In diesem Spiel konnte das Kind seine eigenen Reaktionen besser kontrollieren. Aus solchen gemeinsamen Aktivitäten versucht man im Laufe der Zeit, eine zunehmende Selbstkontrolle des Kindes aufzubauen.

Mögliche Strukturen für die musiktherapeutische Arbeit bieten Lieder, Rhythmen, Imitation und Spielregeln (Orff 1984). Diese Strukturen sind auch für die Arbeit mit unruhigen Kindern geeignet. Die einfachsten Kinderlieder – z. B. „Ringel, ringel Rosen" – haben einen sehr konkreten Ablauf. Die Kinder laufen während des Liedes im Kreis, zum Schluß, bei „alle Kinder setzen sich", führen sie diese Aktivität aus und setzen sich auf den Boden. Hier sieht man, im Lied eingebaut, einen Ablauf, in dem Bewegung mit Ruhe (das Sitzen) abwechselt, und zwar in einer sehr festen Struktur. Zusätzlich wird Sprache mit Handlung gekoppelt („alle Kinder setzen sich"). Auch Bewegungsspiele, die in der Therapiesituation entwickelt werden, können solche Spielstrukturen, auf die jeweilige Situation abgestimmt, anbieten.

Ein 3½jähriger Junge, geistig behindert mit sehr unruhigem Verhalten, lief mit seiner Mutter zum improvisierten Lied im Raum. Der Text des Liedes kommentierte die Aktivität („alle laufen rund herum") und zum Schluß das Stehenbleiben („und bleiben wieder stehen"). Während des Liedes spielte die Therapeutin rhythmisch auf der Trommel, beim Wort „stehen" schlug sie das Becken an als akustisches Signal, stehenzubleiben. Am Anfang war eine Unterstützung durch seine Mutter notwendig, später konnte der Junge die Aktivität selbst durchführen, schaute erwartungsvoll zur Therapeutin, nachdem er beim Signal stehengeblieben war, und wartete auf den neuen Anfang des Spiels. Nach mehreren Stunden war es möglich, daß das Kind die Signale spielte im Ablauf des Liedes, während Mutter und Therapeutin liefen. Ziele, die durch diese Aktivität verfolgt wurden, waren die Strukturierung von Eigenaktivität, die Fähigkeit, fremde Vorschläge anzunehmen und der Einsatz von Signalen als Kommunikationsmittel.

So wie Lieder oder Rhythmen einen Einfluß auf den Bewegungsablauf oder auf die Spielstruktur haben können, kann auch die Bewegung einen Einfluß auf die Spielstruktur haben.

Ein autistisches Mädchen, 3½ Jahre alt, lief hin und her im Raum und nahm kaum Kontakt zur Therapeutin auf. Die Therapeutin spielte rhythmisch auf der Trommel, sobald das Kind lief; spielte nicht, wenn sie stand. Nach kurzer Zeit schien das Mädchen diesen Ablauf zu verstehen; sie lachte, nahm öfters Blickkontakt bei Änderung ihrer Bewegung auf. Auf diese Art und Weise konnte eine Interaktion zwischen Kind und Therapeutin aufgebaut werden, während die Bewegung durch die rhythmische Begleitung und die Pausen eine Form bekam. Nach wenigen Stunden war es möglich, die Struktur von außen, d. h. von der Therapeutin aus, zu bestimmen, ähnlich dem vorherigen Beispiel.

Ein 4jähriger, schwerhöriger Junge, der Unruhe und provokantes Verhalten zeigte, spielte dauernd fortissimo auf der Trommel. Die Therapeutin und seine Mutter bewegten sich mit dementsprechenden heftigen Bewegungen durch den Raum. Plötzlich gingen die Erwachsenen auf Zehenspitzen, zusammengekauert. Der Junge schaute erstaunt, änderte seine Spielweise und spielte leise. Ab diesem Zeitpunkt begann er sein Spiel zu variieren, und auch sein Verhalten in den Stunden wurde differenzierter.

ISO heißt in der Orff-Musiktherapie „auf gleiche Art und Weise", bedeutet aber keinesfalls, daß der Therapeut alles, was das Kind macht, mitmacht. Bei unruhigen Kindern kann der Therapeut auch ein „ruhender Pol" für das Kind sein, indem er dem Kind nicht von Gegenstand zu Gegenstand folgt, sondern selbst bei einem Instrument oder einer Aktivität bleibt und von dort aus Impulse in die Spielsituation einbringt. Diese Impulse können eine nonverbale Spiegelung oder Begleitung der Aktivitäten des Kindes sein, oder eine verbale Kommentierung der Aktivität bzw. der vom Therapeuten erwünschten Aktivität oder das Einbauen und Umwandeln von Ausweichversuchen in das laufende Spiel.

Ein autistischer Junge, 13 Jahre alt, lief am Anfang der Stunde im Raum herum, klopfte überall mit einem Klöppel und sagte oder schrie „Aua!" dabei. Die Therapeutin spielte einen Ostinato auf den Pauken, ließ die Bewegung des Kindes durch den Raum zu. Die Lautstärke wurde geändert nach den Bewegungen und Äußerungen des Jungen. Mit der Zeit wurde der Junge durch rhythmische Sprechen in der 3. Person aufgefordert, zu den Pauken zu kommen und mitzuspielen. Dies tat er dann auch. Es entstand ein sehr rhythmisches, intensives Zusammenspiel auf den Pauken, das der Anfang von ruhiger Interaktion bis zum Ende der Stunde war.

Ein geistig behinderter Junge, 8 Jahre alt, mit sehr wenig Ausdauer und Konzentration und unruhig, spielte den Streichpsalter kurz an, gab ihn der Therapeutin zurück und sagte, auf seine Schuhe zeigend, „neue Schuhe". Die Therapeutin improvisierte ein Lied von 8 Takten über die schönen, neuen Schuhe und begleitete dieses auf dem Psalter. Dann kam die Frage von der Therapeutin, „sind die Strümpfe auch neu?" So entstand eine Aktivität von mehreren Minuten, in der über die verschiedenen Kleidungsstücke des Kindes gesungen wurde. Der Streichpsalter war noch als Begleitinstrument im Spiel. Diese gleiche Aktivität kam zwei Stunden später wieder vor, diesmal vom Kind verlangt und erweitert. Er spielte jetzt selbst das Instrument, bezog die anwesenden Praktikantinnen in das Spiel ein. Die Dauer der Aktivität betrug 20 Minuten.

Konkrete Spielregeln werden in der Orff-Musiktherapie eingesetzt. „Sie (die Spielregel) wirkt am besten, wenn sie von den Kindern stammt. Sie halten sich dann strenger daran als mancher Erwachsene. *Regel ist wie eine aufgerichtete Stange, sie bedeutet Sicherheit"* (Orff 1984, 52). Eine Spielregel kann spontan in einer bestimmten Situation entwickelt werden, sie kann aber auch vorher überlegt werden.

Ein schwerhöriges Kind, 5 Jahre alt, unruhig und oft aggressiv im Verhalten, lief im Raum herum und spielte wiederholt fortissimo auf dem Becken. Da das Becken lange nachklingt, wurde die Spielregel von der Therapeutin aufgestellt, so lange zu laufen, wie das Becken hörbar war. Der Junge lief, beugte sich jedesmal zum Becken, wenn er vorbeilief, und horchte. Erst wenn er nichts mehr wahrnahm, blieb er stehen und spielte das Becken wieder an. Das Spiel wurde wiederholt. Durch das Achten auf den Kontrast im Klang konnte auch sein Spiel an Differenzierung gewinnen. Nicht nur die Unruhe wurde hier in eine Struktur gebracht, sondern das Kind zeigte auch die Fähigkeit zur Annahme von fremden Vorschlägen und führte eine Übung in der Klangwahrnehmung durch.

Ein 6jähriger Junge mit Verhaltensauffälligkeiten im Umgang mit gleichaltrigen Kindern, mit leichten Teilleistungsstörungen und Unruhe war in einer Kleingruppe mit zwei anderen Kindern. Jedes Kind durfte ein Spiel bestimmen. Innerhalb seines Spiels variierte der Junge grundsätzlich zu seinem Vorteil. Es wurde dann vereinbart, daß die Spielregeln vor dem Spiel festzulegen waren, die Therapeutin half bei der Festlegung der Regeln. Ab diesem Zeitpunkt war die Akzeptanz und Frustrationstoleranz des Jungen größer, wenn er an das Einhalten der selbst aufgestellten Spielregeln erinnert wurde. Seine anfängliche Unsicherheit („Was kommt heute wieder auf mich zu?" „Versteht sie mein Spiel wieder nicht?") und seine Frustration aufgrund von Problemen im Anerkennen anderer Aktivitäten ist sozialer Kompetenz und Selbstbewußtsein gewichen, da er seine Spiele seinem Können entsprechend gestalten kann.

Literatur

Nocera, D. (1979): Reaching the special learner through music. Silver Burdett, Morristown, N. J.
Orff, G. (1984): Schlüsselbegriffe der Orff-Musiktherapie. Beltz, Weinheim
– (1985): Die Orff-Musiktherapie. Fischer, Frankfurt/M.
Sarimski, K. (1993): Interaktive Frühförderung. Psychologie Verlags Union, Weinheim

Die Autoren

Reiner Cherek, freiberuflicher Sportpädagoge, Leiter des „Päd*aqua"-Instituts für ganzheitliche Pädagogik im Wasser, langjährige theoretische und praktische bewegungstherapeutische Arbeit mit Säuglingen, Kleinkindern, Kindern und Erwachsenen im Wasser. Frankfurt/Main

Juliane Deppisch, Diplom-Motologin, Lehramt für Sport und Biologie, Reit- und Voltigierwartin, Feldenkrais-Lehrerin, Aufbau und Leitung des Erlebnisreithofs Upratsberg (Weiterbildungsveranstaltungen mit unterschiedlichen Schwerpunkten). Günzach/Allgäu

Horst Göbel, Diplom- und Sportpädagoge, Psychomotorik-Therapeut im Westfälischen Institut für Jugendpsychiatrie in Hamm, Dozent an der Akademie für Motopädagogik und Mototherapie im Aktionskreis Psychomotorik, Dozent an der Akademie „Das Fortbildungszentrum" für Krankengymnasten und Angehörige anderer medizinischer Berufe in Mainz. Hamm

Renate Greifenstein, Diplom-Psychologin, Orff-Musiktherapeutin, Musiktherapeutin am Kinderzentrum München. München

Anke Groschyk, 1. Staatsexamen Grund- und Hauptschullehramt, seit 1993 Ausbildung im Schwerpunktstudium „Sonderpädagogische Psychomotorik" mit Praktikumstätigkeit in einer Integrationsklasse. Hannover

Ruth Haas, Diplom-Motologin, Sport- und Religionspädagogin, cand. Tanztherapeutin (DGT/FPI), wissenschaftliche Mitarbeiterin am Institut für Sportwissenschaft und Motologie in Marburg, langjährige Tätigkeit in der Erwachsenenpsychiatrie. Marburg/L.

Richard Hammer, Diplom-Motologe, Gymnasiallehrer (Sport, Physik), Ausbildung in Gestalttherapie und systematischer Familientherapie, Erziehungsleiter in einem heilpädagogischen Kinderheim für erziehungsschwierige Kinder. Neunkirchen

Cornelia Hottinger, Heilerziehungspflegerin und Motopädin, Sozialpädiatrisches Zentrum der Kinderklinik Siegen. Siegen

Birgit Jarosch, Motopädin, Psychomotorik-Therapeutin im Westfälischen Institut für Jugendpsychiatrie in Hamm, Dozentin an der Akademie für Motopädagogik und Mototherapie im Aktionskreis Psychomotorik, Dozentin an der Akademie „Das Fortbildungszentrum" für Krankengymnasten und Angehörige anderer medizinischer Berufe in Mainz. Hamm

Gudrun Kesper, Sportlehrerin und Motopädin, Sozialpädiatrisches Zentrum der Kinderklinik Siegen. Siegen

Stephan Kuntz, Diplom-Pädagoge, Sonderschullehrer, Logopäde. Mitarbeit bei Dr. Affolter von 1989 – 1992 in St. Gallen. Fachhochschuldozent für Bewegungserziehung und Leiter des sprachheilpädagogischen Ambulatoriums in Rorschach, gesamtverantwortlich für die Weiterbildung „Motopädagogik" in der Schweiz. Rorschach, Schweiz

Ursula Maisch, Diplom-Sozialpädagogin (FH), Orff-Musiktherapeutin, Musiktherapeutin am Kinderzentrum München. München

Hillary Merman, MSW, M. Ed., ADTR, CMA, Magister der Sozialwissenschaft und der Pädagogik, Mitglied der Akademie für Tanztherapie in den USA, Certified Movement Analyst (Laban Institut / New York). Autorisierte Kestenberg-Bewegungsprofil-Trainerin. Arbeitet seit zwanzig Jahren mit Kindern und Erwachsenen (auch geriatrischen Patienten), wobei sie das Kestenberg-Konzept in die tanztherapeutische Diagnostik, Behandlung, Lehrtätigkeit und Supervision integriert. Derzeit Psychotherapeutin für Kinder und Erwachsene in einer Tagesklinik in New York, USA

Shlomit Naor-Yahel, Diplom-Physiotherapeutin und Neuro-Entwicklungstherapeutin; therapeutische Arbeit mit Kindern und ihren Familien. Rehovot, Israel

Detlef Panten, Dipom- und Sportpädagoge, Psychomotorik-Therapeut im Westfälischen Institut für Jugendpsychiatrie in Hamm, Dozent an der Akademie für Motopädagogik und Mototherapie im Aktionskreis Psychomotorik, Dozent an der Akademie „Das Fortbildungszentrum" für Krankengymnasten und Angehörige anderer medizinischer Berufe in Mainz. Hamm

Michael Passolt, Diplom-Motologe, Montessori-Zusatzausbildung, Dozent an der Akademie für Motopädagogik und Mototherapie im Aktionskreis Psychomotorik, Psychomotorik-Therapeut in freier Praxis, langjährige Praxiserfahrung mit Behinderten- und Integrationsgruppen, u. a. an den Montessori-Schulen im Kinderzentrum München. Zahlreiche Veröffentlichungen. München

Melanie Voigt, Bachelor of Music in Music-Education, Master of Music, Ph. D./Univ. Texas, Orff-Musiktherapeutin, Leiterin der musiktherapeutischen Abteilung am Kinderzentrum München. München

Franz-Josef Wagner, Diplom-Sozialpädagoge (FH), Sportstudium an der TU München, Mitarbeiter von *Outward Bound* Deutschland. München

Michael Wendler, Diplom-Motologe, wissenschaftlicher Mitarbeiter am Institut für Sportwissenschaft und Motologie, Leiter der Akademie für Motopädagogik und Mototherapie ak'M. Langjährige Arbeit im Psychomotorikverein Marburg. Marburg/L.

Renate Zimmer, Prof. Dr., seit 1981 Professorin für Sportpädagogik an der Universität Osnabrück. Zweitstudium in Erziehungswissenschaft und Psychologie. Praktische und wissenschaftliche Tätigkeit zur frühkindlichen Bewegungserziehung, der Grundschuldidaktik, Motodiagnostik und Psychomotorik. Zahlreiche Bücher, Aufsätze und Filme. Osnabrück

Sachregister

Ablenkbarkeit 97, 153
Aggression 33, 38, 41, 50, 89, 103, 124, 128f, 134, 175, 220, 228
Akzeptanz 35, 41, 140
Aktivität, Bewegungs- 18, 36, 40, 43, 45, 154, 240
Alltag 37f, 121, 143
Angst 18, 33f, 127, 131f, 170, 190, 208f, 220ff
Aufmerksamkeit 9, 18, 30, 73, 78, 96, 114, 153f, 165, 200, 212ff, 240
Auge-Hand-Koordination 95, 107
Auffälligkeit 36, 85
Autonomie 14, 19, 21, 35, 129, 181

Basiskompetenzen, motorische 18, 29, 33ff, 97, 143f, 151, 156, 170, 195, 239f
Bewegungslust 18, 29
Bewegungsplanung 18, 114, 134
Bindung 21f, 173
Blickkontakt 91, 118, 241

Chaos 47, 122f, 200
Clownerie 124, 129

Diät 10, 13, 128f, 200
Diagnostik 8, 12f, 22, 57ff, 73, 85f, 91, 102, 110, 123f, 129, 131, 134f, 138, 140, 153ff, 212ff, 239f
Dialog, dialogisieren 23, 50, 110, 113ff, 167ff, 213, 240
Depression 124, 128, 130, 136
Distanz, Nähe 45, 50, 125, 127ff, 172, 194

Einfühlungsvermögen 172, 177, 191
Eigenwahrnehmung 11, 15, 29, 35, 43, 127f
Ent-Spannung 38, 49, 113, 123f, 127, 133, 150f, 156, 177f, 195ff, 212f, 222, 238
Erlebnisfähigkeit 36, 49, 52, 170, 200ff
Erregbarkeit 38, 228

Familie 20, 22f, 29f, 32, 58, 120ff, 200
Frustration 17, 30, 34, 96, 122, 174, 243

Ganzheitlichkeit 10, 13, 42, 115, 118, 143, 167, 171, 202ff
Geborgenheit 51, 54
Geduld 19, 200
Gleichgewicht/Balance 9ff, 38, 42, 54, 63ff, 73ff, 94ff, 114, 148, 157, 168, 171ff, 183, 190, 195, 223f, 230
Grenzen 73, 81, 121f, 126, 129, 190, 203, 228, 230

Handlungserweiterung 18ff, 29ff, 158, 189, 221
Handlungsmöglichkeiten 8, 42
Hyperkinetisches Syndrom 9, 123f, 128, 200

Identität 30ff, 120ff, 136, 172
Impulsivität 9, 29f, 47, 153, 174, 197f, 201, 220, 226, 229
Integration 14, 237ff
Interaktion 11, 42, 88, 110, 212, 230f, 238f, 241

Kindergarten 29, 32
Kommunikation 43, 51, 88, 96, 213, 221f
Kompetenz, Handlungs- 35f, 40, 180
Konsequenzen 41, 190
Kontaktfreude, -aufnahme 17, 51ff, 73ff, 96, 126, 129, 133, 167ff
Konzentration 9, 29, 73, 76ff, 82, 97, 129, 135, 153ff, 160, 177, 186, 196ff, 202, 223, 240
Körperbild 33, 67, 230
Krankengymnastik 12, 57, 75, 77f
Kreativität 73, 184, 195, 213
Kreative Medien 57, 76ff

Lebensgeschichte 23, 36, 130ff
Lebensumwelt 10f, 19, 33, 120

Medikament   10ff, 58f, 73, 108, 123, 134ff, 200

Orientierung   45, 51, 127, 177ff, 187, 202, 206, 209

Paradigma   14
Passung, An-   17, 21f, 29
Position   18ff, 94, 172
Prognose   12f
Protektive Faktoren   22f
Psychomotorik, Psychomotorische Therapie   22, 29ff, 123, 143ff, 153ff

Raum (Zeit, Lage, Erleben)   7, 19, 31ff, 45ff, 64, 78, 82, 94, 104, 110, 117f, 125ff, 131, 138, 143ff, 153ff, 171, 179, 182, 187, 197, 200ff, 212ff, 241
Reflex   95, 98, 105, 164
Regeln   29, 40, 144, 146, 175, 179, 202, 206, 241f
Reize   10, 88, 157, 239
Rhythmus   13, 17, 48, 82, 157, 171, 176ff, 182, 185, 188, 197, 200, 212ff, 237ff
Rituale   41, 177, 183, 197, 202, 205, 207, 214
Rolle   37, 42, 130, 132, 150, 173, 184, 206, 209
Rückzug   33, 48
Ruhe   13, 18, 29f, 51, 65, 122, 129, 135, 151, 164f, 186, 190, 240ff

Säuglingsforschung   14, 18
Schule   19, 32, 120, 126
Schuld   21, 40, 123, 140, 144
Selbständigkeit   17, 21, 40, 43
Selbstbewußtsein   10, 17, 29, 43, 96, 137, 177, 180, 189

Selbstkontrolle   17ff, 42, 114, 136, 158, 168, 171, 197f, 207, 212ff, 240
Selbstkonzept   7, 23, 29ff, 124
Selbstwertgefühl   19ff, 35f, 40, 124, 134, 139, 220
Selbsthilfe   22, 42
Sensorische Integration   7, 31, 57, 85ff, 153, 196
Sprache   59, 70, 75f, 91, 102, 107, 110f, 118, 221, 224, 237, 240
Steuerung, -sfähigkeit   19f, 42, 114, 136, 158, 171, 207
Struktur   20, 104, 168, 202, 206, 221, 241
Symbolische Bedeutung   37, 42, 118, 132, 140, 146, 164, 173, 212ff
Systemische Sicht   8, 23, 120ff, 140

Teufelskreis   20, 33, 170, 221
Toleranz   19, 181, 243
Tonus   66, 73, 76, 110ff, 127, 153, 177f

Übergang, -sbewegung   7, 9ff, 114
Umwelt   10, 24, 85ff, 146, 154
Unfall   18, 47, 52

Verantwortung   39, 41, 180, 204, 207, 209
Verbote   41, 202
Vertrauen, Selbst-   17f, 29, 35f, 43, 51, 126, 133, 146, 173, 177f, 181ff, 212ff
Verweigerung   239

Wahrnehmung   31f, 45ff, 63, 85ff, 110ff, 143f, 154ff, 167ff, 174, 183, 186, 189, 194ff, 200, 221, 237ff

Michael Passolt (Hrsg.)

Hyperaktive Kinder: Psychomotorische Therapie

1993. 188 Seiten, 15 Abb. (3-497-01299-8)

Ist der Zappelphilipp wirklich ein „schlimmes Kind"? Oder sind hyperaktive Kinder einfach motorisch besonders agile Kinder, die neben einer Reihe von stillen, gebremsten Kindern sehr auffallen? – Dem Buch liegt die Einsicht zugrunde, daß die Bewegung mehr ist als ein rein physischer Vorgang: ein elementarer Lebensausdruck des ganzen Menschen und dessen, was ihn „bewegt". Die psychomotorische Pädagogik und Therapie gibt dem hyperaktiven Kind auf vielfältige und phantasievolle Weise Raum zum Selbstausdruck und zum Versuch der Selbststeuerung. In diesem Buch werden verschiedene mototherapeutische Ansätze vorgestellt und konkrete Hilfestellung und Anregungen für den Alltag mit dem Kind zu Hause gegeben.

Gudrun Kesper, Cornelia Hottinger

Mototherapie bei Sensorischen Integrationsstörungen

Eine Anleitung zur Praxis

3. Auflage 1994. 212 Seiten, 79 Abb., 1 Poster (3-497-01306-4)

In diesem Buch wird ein klinisch erprobtes, praxisorientiertes Konzept der Mototherapie vorgestellt. Auf den neurophysiologischen Grundlagen der Arbeiten von Jean Ayres sind in diesem Konzept verschiedene Methoden der sensomotorischen Förderung von Kindern eingebunden. – Der erste Teil des Buches beschreibt Diagnose und Therapie von Sensorischen Integrationsstörungen mit einer ausführlichen Erläuterung der Elternarbeit und Lehrerberatung. – Im zweiten Teil werden die Übungen nach einem entwicklungsorientierten Aufbau beschrieben, geordnet nach Therapieelementen. Genaue Anwendungshinweise für die im Diagnostik-Kapitel aufgeführten Störungsbilder und weitere Behinderungen (z. B. Down-Syndrom, Mehrfachbehinderungen) runden den Praxisteil ab.

Ernst Reinhardt Verlag München Basel